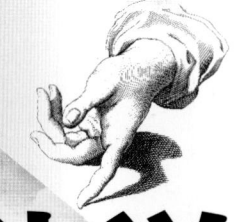

身体運動学

知覚・認知からのメッセージ

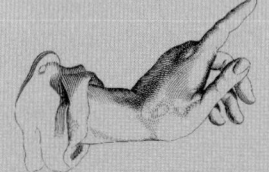

著者● 樋口貴広
　　　森岡　周

三輪書店

はじめに

　知覚・認知と身体運動の間には，真に不可分な関係が存在する．知覚・認知に関する知識は，身体機能に関する生理学的・解剖学的な知識と等しく，ヒトの身体運動を理解するうえで欠くことができない知識と認識すべきである．

　本書のねらいは，このような筆者らの主張に基づき，主としてリハビリテーションに携わる読者諸氏を対象に，身体運動に関わる知覚・認知機能について，体系的な知識を提供することにある．従来，身体運動学の中で扱われるトピックスは，運動生理学，機能解剖学，運動力学など，主として身体機能に関するものが中心であった．知覚や認知のトピックスは，それが身体運動のために重要であることは認識されているものの，あくまで身体運動に直接関わるシステムとは別のシステムとして，心理学や高次認知機能に関わる学問領域の中で扱われてきた．
　ところが近年，この認識を改めさせるのに十分な知見が次々と登場している．例えば，ある運動をイメージしている時には，大脳皮質一次運動野など，実際にその運動を実行する際に関与する運動関連領域が賦活することが明らかとなった．運動のイメージ中には，身体は実際には動いていない．にもかかわらず，脳の運動関連領域に活動がみられる．このような報告が相次いだことから，実際に運動をすることと運動イメージを想起することの間には，共通の脳のシステムが関与しているのではないかという考え方が定着しつつある．これはリハビリテーションに携わるものにとっても軽視できない．もし，両者が共通の脳内システムを利用しているのならば，患者に正しい運動イメージを想起してもらうだけで，実際の運動を伴わなくとも，その運動をつかさどる脳のシステムを賦活させ，運動技能の（再）学習に貢献できるかもしれない．具体的には，急性期患者のように，運動をすることが望ましくない患者の運動機能低下を防止する手段，あるいは運動量が制限される高齢者に対して，補助的な運動技能訓練をサポートする手段として，運動イメージが利用できるかもしれない．
　運動イメージ研究は，認知活動を通して身体運動機能にアクセスできる可能

性を示した．これとは逆に，身体運動を介してヒトの認知機能にアクセスできることを示唆する報告もある．例えば，半側空間無視の症状が無視側の上肢の肢位，あるいは受動的な運動によって改善するケースが報告されている．これは，空間の認識に対して身体を表象する脳内過程が深く関連していることを示す．このほか，身体と環境の相互作用として運動が創発されるという生態学的研究の視点から，知覚と身体運動が不可分な関係であることを示す研究が数多く報告されている．以上のような成果を概観すると，ヒトの知覚・認知機能と身体運動には不可分な関係が存在していることが強く印象づけられる．その関係性を利用することで，新たなリハビリテーションの可能性が広がるかもしれない．そんな期待をもたせるのに十分なインパクトを与えている．

　先見的なセラピストがこれらの可能性にいち早く気づき，情報を発信した結果，知覚や認知の重要性を理解するセラピストの数は確実に増えている．しかしながら，知覚・認知と身体運動の不可分性が認識されて日が浅いこともあり，現在のセラピスト養成校のカリキュラムにおいて，知覚と認知の知識を体系的に学ぶ機会は限定されている．今後さらに知覚・認知と身体運動の不可分性を示す科学的根拠が蓄積されていく可能性を考慮すれば，それらを正しく理解し，臨床場面で効果的に利用するための基礎知識を，学生の段階で習得できることはきわめて有益である．またこれらの正しい理解は，知覚と認知の可能性を盲目的に受け入れるあまり，かえってその効果を期待できる臨床ケースを見誤ってしまう危険や，肝心の身体機能に関する知識を軽視してしまう危険を回避するうえでも必要不可欠といえよう．

　本書は，知覚・認知機能が身体運動に対してどのような貢献をしているか，また知覚・認知の機能を理解することの臨床的重要性について解説することを目的として企画された．本書で紹介する研究成果の多くは，厳密な統制のもとで行われた基礎的な研究成果である．これらの成果に基づいて，リハビリテーションの現場で具体的に患者にどのような介入をすべきかについて，直接的な回答が難しい場合も少なくない．本書を読み進める中で，リハビリテーションの現場で患者に向き合うための具体的な介入方略が明示されていないことに落胆される読者諸氏もおられるかもしれない．基礎的な研究成果を臨床に応用するまでには，長年の研究の蓄積が必要である．蓄積の過程において，矛盾する結果が同時に報告されることも決して珍しくない．これらの矛盾を丹念に解決

していく研究は，さらに厳密な統制下で実験を行うため，臨床との直接的な接点がますますみえにくくなる場合もある．しかし，これこそが科学的な研究の真の姿である．読者諸氏には，科学的研究の有用性と制約の両面を理解いただきながら，本書で紹介する知見に触れ，臨床応用の可能性について判断いただきたい．

本書は知覚と認知の役割を排他的に主張するものではない．身体運動の実現のためには，身体の解剖学的要因，運動力学的要因，生理学的要因がきわめて重要である．身体の理解なくして運動の理解はない．この発想にはなんの異論もない．本書の主張は，知覚と認知の機能が，これら身体的な要因と"等しく"，身体運動の実現に重要であるという点にある．伝統的に身体運動学では，主として運動の出力に関わる身体的な要因のみが取り上げられてきた．知覚や認知に関する記述を見出す機会は少ない．身体の解剖学的要因，運動力学的要因，生理学的要因を取り上げるだけでも膨大な量の情報が存在することを考えれば，知覚や認知の重要性は十分承知していても，後回しにせざるをえなかったのかもしれない．知覚や認知に関わる重要な知見が必ずしも身体運動に直結していないことも，原因の一端といえよう．本書ではこれらの背景を踏まえ，知覚と認知に関わる知見の中から，身体運動に有益なものを精選するように努めた．このため，感覚器官の生理学的機序など，いわゆる知覚と認知における基本的事項を網羅する方式をとらなかった．これらの情報については参考図書を紹介するので，知覚と認知についてより深い理解を志す読者諸氏には，合わせて参照いただきたい．

本書は第1章～第4章を樋口が担当し，第5章～第6章を森岡が担当した（ただし，第1章第1節「関連用語の整理」は樋口と森岡の共著）．実験心理学を専門とする樋口と，リハビリテーションを専門とする森岡が，それぞれの専門領域の立場から，知覚・認知と身体運動の不可分な関係について解説した．結果として，同一の研究知見に対して両者がやや異なる視点で紹介しているケースも，比較的多くみられた．一つの知識体系について多角的な視点からアプローチすることは，異分野の研究者が協同で仕事をする醍醐味の一つであり，著者らにとっては既存の知識体系を新たな視点からみつめ直すうえで，たいへんよい機会となった．本書では，このような醍醐味を読者諸氏にも味わっていただけるよう，過剰な「交通整理」をせずに，そのままの形で出版することとした．

該当する知見には，それぞれ参照箇所が明記されており，折に触れて両者の視点の違いをお楽しみいただければ幸いである．

　最後に，本書の執筆にあたり多くの人の協力をいただいた．この場を借りて感謝を申し上げたい．三輪書店の青山智氏には，本書の企画に賛同し，執筆の機会を与えていただいただけでなく，タイトルの決定から章構成に至るまで有益なご助言をいただいた．三輪書店編集部の濱田亮宏氏には，細部にわたるご指導に加え，筆者の意向を原稿に反映させるために最大限の努力をしていただいた．瀬谷安弘氏（東北大学）には，研究者の立場から草稿に対して非常に有益なコメントをいただいた．安田和弘氏，渡邉観世子氏（ともに首都大学東京）には，研究の素養をもつ理学療法士として，本書をセラピストに理解しやすくするための具体的な提案をいただいた．このほか，著者らが交流を深める機会を提供してくださった山本尚司氏（運動連鎖アプローチ研究所）と，本書で紹介した多くの研究についての議論に日々おつきあいくださり，有益な示唆を与えてくださった今中國泰教授（首都大学東京）に，深く感謝を申し上げたい．

　知覚と認知の観点から身体運動をひもとく時，いったいどんな様相を呈しているであろうか．本書で紹介する知見が，この疑問に答える一助となれば幸いである．

2008 年 10 月吉日
樋口貴広

目次

第1章　知覚・認知と身体運動の不可分性………樋口貴広

第1節　関連用語の整理　2
第2節　知覚と身体運動　4
第3節　認知と身体運動　8
第4節　リハビリテーションとの接点　14

第2章　知覚の顕在性，潜在性と身体運動………樋口貴広

第1節　意識経験と身体　18
◆身体意識　19
　＊アウェアネスとしての意識　19
　＊筋紡錘と身体意識　21
　＊ピノキオ錯覚　23
　＊身体意識に関わる大脳皮質運動関連領域　24
　＊四肢の姿勢と位置覚　25
◆身体意識を物語る不思議な現象　27
　＊幻　肢　27
　＊身体失認　27
　＊模型の腕に感じる触覚　28
　＊ミラー・セラピー　30
　＊体外離脱　32
　＊身体意識の様相　34
　＊視覚意識に学ぶ脳の働き　35

第2節　意識と注意　40
◆空間的注意，視覚的注意　40
　＊注意による反応促進効果　41
　＊注意による検出感度の上昇　42
　＊顕在的注意と潜在的注意　43
　＊注意のメタファー　44
　＊注意を体感する──線運動錯視　44

- ◆非注意性盲目，チェンジ・ブラインドネス　46
  - ＊目の前のゴリラに気づかない？　46
  - ＊非注意性盲目──実験室的研究　47
  - ＊変化の見落とし　48
  - ＊実環境における検証　48
- ◆注意の瞬き　50
  - ＊注意の時間的制約　50
  - ＊注意の瞬き現象と認知情報処理　52
- ◆半側空間無視──注意の障害？　53
  - ＊注意障害説　53
  - ＊カニッツァ図形を利用した実証研究　54

第3節　意識にのぼらない知覚　55

- ◆意識にのぼらない知覚情報処理　55
  - ＊3つのアプローチ　55
  - ＊空間的注意を利用する方法　56
  - ＊マスキングを利用する方法　57
  - ＊神経心理学的な方法　57
- ◆意識にのぼらない知覚情報に対する意味的な処理　60
  - ＊プライミング効果　60
  - ＊無意識的プライミング効果　60
  - ＊無視された空間の刺激がもたらすプライミング効果　62
- ◆意識にのぼらない知覚情報処理と身体運動　63
  - ＊意識は騙されるが，運動は騙されない　63
  - ＊臨床報告　63
  - ＊錯視図形に対する意識経験と運動の乖離　64
  - ＊体性感覚刺激に対する意識経験と運動の乖離　64
  - ＊意識経験と運動の乖離をどのように考えるか　66
- ◆身体運動に意識は必要ないのか？　68
  - ＊行為を監視し，調整する高次の意識　68
  - ＊身体運動の抑制障害（環境依存障害）　69
  - ＊うっかりミス（アクション・スリップ）　71

第3章　知覚運動系という考え方　………樋口貴広

第1節　知覚と運動の循環論　78

- ◆生態心理学の発想　78
  - ＊脳の中枢制御を想定しない理論　78
  - ＊環境のもつ役割――アフォーダンス　83
- ◆知覚と行為の循環論　86
  - ＊知覚と運動の不可分性　86
  - ＊動きの中で発生する知覚情報　87
  - ＊認知科学からみた生態心理学　91

第2節　視線行動と身体運動　93
- ◆視線行動の基礎　93
  - ＊眼は絶えず動いている　93
  - ＊眼を動かす理由　95
- ◆視線行動と歩行　96
  - ＊目標指向的な視線の動き　96
  - ＊障害物をまたぐ際の視線行動　99
- ◆視線行動と上肢動作　101
  - ＊生活場面における視線行動　101
  - ＊先読みする視線　103
- ◆視線行動のもつ可能性　104
  - ＊身体運動の先導役を担う視線行動　104
  - ＊視線行動への介入と身体運動の改善　104

第4章　身体と空間の表象………樋口貴広

第1節　身体の表象　110
- ◆身体図式の特性　110
  - ＊身体図式とは　110
  - ＊身体図式と身体イメージ　111
  - ＊身体図式を支える神経活動　114
- ◆身体図式と道具，半側空間無視　116
  - ＊物を取り込む身体図式　116
  - ＊空間の左右を規定する身体図式　119

第2節　空間の表象――身体との接点　124
- ◆「手の届く空間」の表象　124
  - ＊手の届く空間だけを無視してしまう半側空間無視　124
  - ＊触消失の症例と空間表象　126

* 物を取り込む身体図式——触消失への影響　128
　　　* 棒が届く範囲全体が近位空間として表象されるのか　130
　　　* まとめ——手の届く空間の表象　132
　◆「移動する空間」の表象　134
　　　* 障害物の回避動作にみる空間の表象　134
　　　* 障害物を回避するための予測的な動作修正　136
　　　* 遠位空間の視覚情報と障害物回避　139
　　　* 遠方の障害物に対する視知覚判断の正確性　140
　　　* 狭い空間の表象と身体図式の役割　142
　　　* まとめ——移動する空間の表象　143

第5章　運動の認知的制御　………森岡　周

第1節　情報器官としての身体　150
　◆身体を通して獲得する情報とその情報処理　150
　　　* 身体受容表面とは何か？　151
　　　* 一次運動野における運動感覚情報処理　152
　　　* 神経可塑性と情報化システム　152
　　　* 感覚の情報処理と異種感覚統合プロセス　156

第2節　運動の認知的制御システム　162
　◆運動の認知的制御　162
　　　* 運動行動のための認知処理と並列分散処理機構　162
　　　* 行為のための認知機能　163
　　　* 感覚系から運動系への座標変換　166
　◆上肢動作の認知的制御　168
　　　* 手の到達・操作に関する運動制御　168
　　　* 内的言語化による運動産生システム　171
　　　* 手の運動におけるミラーニューロン・システム　178
　　　* 道具操作における片手および両手の運動制御システム　183
　◆歩行の認知的制御　185
　　　* 歩行の運動制御システム　185
　　　* 歩行制御における神経可塑性　186

第6章 運動学習……森岡 周

第1節 運動学習とは何か？ 194
◆運動学習の定義 194

第2節 運動学習の諸理論 197
◆発達・行動心理学に基づく学習の諸理論 197
* 古典的条件づけ理論 197
* オペラント条件づけ理論 198
* 認知・表象理論のはじまり 201

◆運動学習理論の展開 203
* 知覚動作サイクル 203
* 誤差検出・修正モデル 205
* 閉回路理論 208
* スキーマ理論 209
* 生態学的視点 211
* アクティブタッチモデル 215

第3節 運動学習の神経科学 219
◆運動学習の神経科学的基盤 219
* 運動学習に関連する脳領域 219
* シナプス可塑性 220
* ニューラルネットワーク 222
* 長期増強と長期抑圧 223

◆運動学習の神経科学モデル 226
* 強化学習モデル 226
* 教師あり学習 228
* 教師なし学習 232

【装 丁】柳川貴代

第1章
知覚・認知と身体運動の不可分性

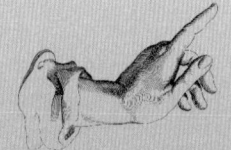

第1節 関連用語の整理

はじめに，知覚（perception）と認知（cognition）の用語について定義しておきたい．どちらも複数の要素を合わせもつ総称的な用語であるため，文脈によって異なる意味で用いられることは決して珍しくない．例えば知覚は，感覚（sensation）や意識（consciousness）と明確に区別される場合も，似たような意味合いで用いられる場合もある．本書においても知覚と認知の用語は複数の意味で用いられているため，ここでその使い分けについて簡単に説明しておきたい．

知覚とは，感覚器官を通して外界や身体内部に関する刺激を受容し，中枢神経系において刺激に関する情報を処理していく過程，およびそれにより生じる主観的経験を意味する．この定義には知覚が意味する2つの要素が含まれている．一つは情報処理のプロセスという要素であり，もう一つは主観的（意識的）経験という要素である．混乱を避けるため，プロセスとしての知覚を強調する場合には，「知覚情報処理（perceptual information processing）」と表現する．一方，主観的経験としての知覚は「知覚経験（perceptual experience）」あるいは「意識経験（conscious experience）」と表現する．知覚情報処理という場合，必ずしも刺激に対する意識経験を含むわけではない．第2章第3節「意識にのぼらない知覚」で紹介するように，知覚には意識にのぼることのない情報処理過程が多く存在し，それが身体運動にも大きな役割を果たしている．本書において単に「知覚」と表現する場合，両者の意味が包括的に含まれると理解していただきたい．

また本書では，知覚と感覚はほぼ同義として扱うため，原則として知覚で統一している．一般に心理学の領域で感覚と知覚を使い分ける場合，感覚は特定の物理刺激，あるいは生体側の特定の受容細胞が想定されている[1]．例えば「色彩感覚」という表現があるが，これは色の感覚が特定の波長をもつ刺激がもたらす主観的経験であることが想定されている．これに対して，知覚はより総称

的な意味で用いられる．例えば，リンゴをみた時にそれがリンゴであると認識する背景には，色や形状，大きさなど，複合的な要素が総合的に判断されている．この場合，リンゴであるという意識が生じる状態は，感覚よりも知覚のほうが適切である．ただし感覚も知覚も，情報処理のプロセスとしての意味合いと主観的経験としての意味合いをもつ言葉という意味では，同一である．また心理学以外の領域では，感覚がより総称的な意味合いで用いられる場合もある．よって，本書では混乱を避けるため知覚で統一している．ただし「皮膚感覚」のように，知覚よりも感覚を使ったほうが一般的な表現である場合には，限定的に感覚を使用している．

　認知とは，環境世界に意味を与えるプロセスである．それは生物が外界にある対象を知覚したうえで，それが何であるかを判断したり，解釈したりすることであり，前述した知覚情報処理に基づいて，過去の自分自身の経験に基づく記憶に照らし合わせ判断するプロセスを指し，それには知覚，注意，記憶，表象，象徴，言語，そして判断といった高次脳機能が統合的に関与する．これらの高次脳機能を動員し，身体を介して「知ること」が認知である．

　身体運動の循環の中で，自らの身体受容器を介した運動認知（motor cognition）によって，身体運動が組織化され，効率化される．その運動認知は外界を知るというプロセスのみならず，自らの身体の活動に気づき，それを知ることも含んでいる．そうして得た認知に基づき，絶え間なく続く身体運動による知覚情報処理と意識経験を円環的に解釈するプロセスを，認知プロセスと呼ぶ．

　運動学習プロセスや運動行動の組織化においては，認知を認知するメタ認知（meta cognition）も関与する．これは，ヒトが自分自身，あるいは自分自身の行為を認識する際，自らの思考や行動を対象化し，それを別次元から把握し認識することである．自分自身が行っている運動学習プロセスそのものを分析し，それを学習するといった学習ストラテジーにメタ認知が関与する．

第2節 知覚と身体運動

　運動の実現には，情報の入力に関わる知覚系と出力に関わる運動系とが，一つのシステムとして連携する必要がある．運動制御の領域では，知覚系と運動系の協調関係によって運動をコントロールしていく過程を「知覚運動制御（perceptual-motor control）」と呼ぶ．このうちコップや鉛筆を手に取る場合のように，視覚対象に対して手を伸ばし（reach），つかむ（grasp）行為については，「視覚運動制御（visuomotor control）」ともいわれ，長年の研究の蓄積がある．

　これらの研究成果が明らかにしたことは，知覚運動制御とは知覚系と運動系の分業という形で捉えることはできず，知覚運動系という一つのシステムのふるまいとして捉えるべきということである．例えば，かつて大脳皮質の一次運動野は，運動の最終出力にのみ関わる運動系の領域と考えられてきたが，実際にはさまざまな感覚情報処理がなされており，知覚系としても重要な領域であることが明らかになった．同様に，かつて身体とは運動を実行する器官という位置づけであったが，最近では身体とは多様な身体の情報を脳にフィードバックするための知覚系としても重要な働きをもつことがわかっている．これらの知見については，第5章「運動の認知的制御」の中で詳しく紹介されている．

　さらに，「目の前に広がる空間を知覚し，それを脳内で表象する」といえば，かつては視覚系からの入力情報に基づく過程のみが注目されていた．この場合，目の前に広がる空間は，単一の空間として知覚され，表象されると考えるのが自然である．ところが実際には，手の届く範囲の空間と，届かない範囲の空間は独立に脳内で表象されているという事実が，さまざまな臨床知見によって明らかとなった．この事実は，空間の表象には上肢の運動学的な要素が考慮されていることを示している．これらの知見については，第4章「身体と空間の表象」を参照されたい．やはりここでも，知覚系と運動系は常に一つのシステムとして機能していることが伺える．

　また知覚運動制御の特性については，第2章第3節「意識にのぼらない知

覚」，および第3章第2節「視線行動と身体運動」についても参照されたい．
われわれの知覚系には実に膨大な情報が入力されている．意識にのぼる情報はその中のごく一部にすぎない．しかしながら，脳内では意識にのぼらなかった情報に対しても，一定の情報処理がなされている（サブリミナル知覚，または閾下知覚）[2,3]．そしてこれらの情報は，運動を正しく実行するうえできわめて重要な役割を果たしている[4~6]．例えば，コップを手に取るためには，コップと手掌の大きさや距離の関係を正確に知覚しなくてはならない．この際，意識経験として知覚されたコップの大きさや手掌の位置は，必ずしも物理的な大きさや位置を忠実に反映していない．これは，意識経験が物理的な情報だけでなく，文脈などの情報を複合的に利用して生起されるためである（第2章第1節を参照）．このため，対象物や身体の物理的な特性は，意識にのぼらない潜在的な情報処理によって知覚され，運動に利用されている．第2章第3節「意識にのぼらない知覚」では，潜在的な知覚情報処理の特性に関するさまざまな知見を紹介している．

人間の眼は絶えず動いており，必要な視覚情報を取り込んでいる．上肢動作や歩行中の視線行動を詳細に分析した結果，眼の動きのパターンと四肢の動きのパターンには，強固な時間的・空間的な関係があることが明らかになってきた[7~9]．この発見は，眼球運動が視覚情報の入力と四肢の運動出力の連携に一役買っていることを示している．第3章第2節「視線行動と身体運動」では，これらの知見に加えて，視線行動に介入するだけで歩行機能に改善がみられたという，新しいリハビリテーションの可能性についても紹介する[10,11]．

このほか，知覚と身体運動の不可分性について忘れてはならないのは，第3章第1節「知覚と運動の循環論」で紹介するGibson[12]が創始した「生態心理学（ecological psychology）のアプローチ」である．Gibson[12]は動物と環境の相互作用を研究する生態学（ecology）の発想を心理学に導入して，伝統的な考え方とは著しく異なる運動制御理論を展開した．生態心理学では，身体運動の発現には人間（動物）と環境が対等に責任を負うという立場をとる．例えば人間の歩行は，人間が歩行するための能力を備えていることだけでなく，環境が歩行できる条件を備えていなければならない．環境を知るのは，知覚系の仕事である．伝統的な運動制御研究では，知覚された環境の情報に基づいて，人間が（あるいは中枢神経系が）運動を決定すると考える．すなわち運動の主体は人間であ

る．これに対して生態心理学では，人間の能力と環境の性質との関係性によっておのずと運動が決まるという立場をとる．人間は決して運動の主体ではなく，環境と等しい役割をもつ存在にすぎないというわけである．環境のもつ性質が運動にきわめて重要ならば，環境の性質を知るための知覚系の役割はまた，運動にきわめて重要ということになる．

　Gibson は，知覚が運動のために働くといった一方向的な関係を考えず，運動もまた知覚のために一役買っているという双方向的な関係を仮定した．Gibson はこの考えを，「私たちは動くために知覚するが，知覚するためには，また動かなければならない」[12]と表現した．例えば，野球のバットを振った時に腕に感じる感触は，バットを振るという運動なしには生起されない．この感触は，バットの性質を知るうえできわめて重要な情報であり，運動がそれを作り出している．このように知覚と運動は連関的に一つの機能を果たしている．知覚と身体運動の双方向的な関係は，知覚と行為の循環論として，さまざまな研究領域に絶大な影響力を与えている．具体的な研究事例については，第3章第1節「知覚と運動の循環論」を参照されたい．

　生態心理学の発想は，それまでの伝統的な心理学や認知科学の考え方，あるいは情報処理的な運動制御論において，常に人間が運動や思考の主体としていることを根本から否定するものである．そのため，1980年代には認知論と生態論を支持する研究者の間で非常に激しい論争が行われた．それらの妥協点を見出すような試みもみられたが，結果としてどちらの立場の研究者からも賛同されなかったように思われる[13]．現在では，激しい論争という状況にはなく，双方の理論が直接・間接的に他方の立場の影響を受けつつ，その理論を発展させているという印象を受ける．例えば伝統的な生態心理学の研究では，動物の行為に対する脳の関与を一切否定するような言及もみられたが，現在では環境・身体・脳を一つのシステムとみなす考え方，すなわち脳は決して運動の主体ではないが，まったく役割をなさないわけでもない，という論調も散見される[14]．他方，認知科学においても環境の役割を重視した認知モデル（第1章第3節を参照）や，生態心理学で見出された知覚の特性を認知科学のモデルに組み込もうとする研究が次々と登場している．これらの研究では，Gibson の主張する環境の役割や，知覚と運動の循環性について賛同するものの，それ以外の要因を完全に排除する発想には共感せず，従来の認知モデルの枠組みの中で，その意

味を見出そうとしている[15,16]．本書における筆者の立場も，これらの著者と同様の立場である．

第3節 認知と身体運動

　ヒトの脳活動を非侵襲的に，画像的に記録する技術が格段に進歩した．その研究成果は，リハビリテーションにおける介入の方法や意義について，脳のレベルから検討する気運を高めるのに十分なインパクトを与えた．例えば，脳損傷後に運動機能回復のためのリハビリテーションに励むことで，損傷を逃れた脳部位に可塑的な変化が生じ，失われた運動を取り戻すための新たな神経ネットワークが形成されることが知られている[17~19]．この発見は，リハビリテーションの効果が末梢の運動機能回復にとどまらず，中枢神経系のシステム再構築にまで貢献できることを示している．また，脳科学的な研究成果は知覚や認知の特性，すなわち脳内情報処理におけるソフトウェアの機能についても，たいへん有益な知見を提供した．その一つが，知覚や認知と身体運動の不可分な関係に関する知見である．

　認知機能が身体運動と不可分な関係にあることを強く印象づけたのが，第5章「運動の認知的制御」で説明する，運動の観察と模倣に関する研究である．臨床の現場では，患者が目標とする動作を理解しやすいように，まずセラピストがその動作をやってみせ，患者に真似してもらうことがある．これは，運動の観察と模倣のアプローチである．ヒトやサルを対象とした研究において，他者の動作を観察している最中に，自分がその動作を実行する時と同様のニューロン群が，観察者において活動することが報告されている[20,21]．このようなニューロン群は「ミラーニューロン・システム」と呼ばれている．ミラーニューロン・システムは，運動を眼でみて観察する時だけでなく，運動中に発する音を聞くだけでも活動する[22,23]．よって，ミラーニューロン・システムは単に動作の視覚映像に反応しているのではなく，「動作の認識（action recognition）」に関わると考えられている．ミラーニューロン・システムの発見は，観察という認知的活動と身体運動との間に，共通の神経基盤が働いていることを強く印象づけた．また，ミラーニューロン・システムに関する成果はリハビリテーションの

中で経験的によいとされてきた介入方法に，科学的な根拠を与えたという意味でもたいへん有益である．

　運動イメージに関する研究も，認知的活動と身体運動の不可分性を強く示唆する．例えば，運動をイメージしている最中に賦活される脳部位の中には，実際に運動をする場合と同じ脳部位が多く含まれる[24〜27]．その中には，伝統的に運動の最終出力に関わる部位とされてきた一次運動野までもが含まれている．運動イメージの最中には，イメージされた運動に関する筋出力は生じていない[25,28]．にもかかわらず，運動の実行に関わる脳部位が活動していたのである．ここでいう運動イメージとは，他者の運動をみているような視覚的，三人称的イメージではなく，自分がその運動をした時に感じる体性感覚的，一人称的イメージを指している[29,30]．体性感覚的な運動イメージの想起には，それが運動の出力がない認知的活動であるにもかかわらず，運動の実行に関わる神経機構が関わっているのである．

　運動イメージに関する研究成果は，臨床場面における運動学習にも応用可能ではないかと期待されている．例えば，急性期患者のように身体を使った運動学習が困難な患者に対して運動をイメージさせることは，その後のリハビリテーションに効果的かもしれない．加齢や障害による筋力低下などの要因により，長時間の身体運動が困難な患者に対して，運動イメージはよい練習手段となるかもしれない．これらの応用の可能性を支持する臨床知見も，少しずつみえ始めている[31]．最近では認知運動療法のように，認知科学の知識をリハビリテーションに活かすための具体的な介入方法も提案されている[32,33]．認知科学の成果をセラピストに理解しやすい形で解説している書もある[34,35]．認知科学は，リハビリテーションの現場に密接な存在となりつつある．

　実はつい最近まで，認知科学の領域では，身体運動あるいは身体の問題が，認知科学における主要なトピックスとして扱われることはほとんどなかった．認知科学の一般的なテキストの中に，身体運動に関する言及がほとんど含まれないことをみれば，一目瞭然である．認知科学の主要なトピックスといえば，知覚，注意，記憶，思考，記憶・学習，言語，思考，推論と意思決定などがあげられる[36]．いずれも，身体運動と決して無縁な問題ではない．しかし，これらのトピックスの中で，運動の制御や学習に直接応用できるものは決して多くない．例えば，注意のトピックスは第2章第2節「意識と注意」で詳しく取り

上げるように，身体や運動に関する意識経験を理解するうえでたいへん有益である．しかしながら，主要な研究の多くは視覚情報に対する注意であり，身体の問題に直接的に関係する体性感覚情報に関する注意研究は決して多くない．体育領域を中心とした運動学習研究においては，練習中に注意を身体内部に向けるか外部に向けるかによって，運動学習に違いがみられることが指摘されている[37]．臨床場面において患者が注意を向けるべきところを考えるうえでも重要な指摘と思われる．しかしながら，このような研究成果は，認知科学全体のトピックスとは認識されていない．このような状況の要因には，身体に関する注意の研究では，視覚刺激への注意に比べて厳密な実験統制がとれないことなどがある．

　そもそも認知科学とは，心の働きをコンピュータの情報処理にあてはめて，その仕組みを解明しようという試みに端を発している．ヒトの知覚・認知過程の解明とは，コンピュータにおけるソフトウェアの解明である．よって，外部出力装置である身体のふるまいについては，仮にそれが重要な問題だとしても，認知科学の主要な研究対象とはなりえなかった．このような研究スタンスは，具体的な実験方法に直接反映される．例えば，脳内の情報処理の速さを調べるために，光がついたら素早く指でボタンを押す，といった反応時間課題が用いられる．この課題における指の運動は，情報処理の速さを知るためのツールにすぎず，単純なものが望ましいとされる．もし，サッカーのPK場面でのゴールキーパーのように，相手キッカーの動きに合わせて全身で反応する課題の場合，そこでの反応時間には脳内の情報処理だけでなく，素早く動くための全身の筋力など，運動性要因が多く含まれてしまう．すなわち，純粋なソフトウェアとしての認知機能を扱う研究にとって，身体運動の要素は邪魔になってしまうのである．目にみえない認知過程の問題を厳密な科学的手法で明らかにするためには，それ以外の要因を一切排除する厳格な態度が必要不可欠である．こうして，心の働きをコンピュータの情報処理になぞらえる認知科学のモデルでは，運動の要因は認知過程とは切り離された存在として扱われてきた．

　誤解のないように申し添えておくが，ここで身体運動の問題が等閑視されてきた，と述べているのは，コンピュータ・メタファーに基づく認知科学的アプローチの中で，比較的高次の認知過程について研究する場合の話である．決して，歴史的にみて知覚や認知の研究者たちが，身体運動の問題を完全に無視し

ていたわけではない．特に知覚の基礎的過程については，身体運動との密接な関連性が認識されているものもある．例えば，視覚の重要な特性に位置の恒常性がある．目や頭を意図的に動かして外界を見渡す時，網膜上では視覚像が大きく位置を変えるにもかかわらず，外界が動いているようには感じない．これは位置の恒常性と呼ばれる現象であり，自己の身体運動によって生じる網膜像の動きを，外界の動きではなく自己の動きとして知覚するための機構が存在していることを示している[38]．まぶたの上から指で目を動かした時には，位置の恒常性は生じず，外界が動いてみえることから，位置の恒常性には目の筋肉への運動指令の情報が利用され（遠心性コピー：efference copy），網膜像の動きを相殺しているのではないかと考えられている．この考えは，視覚の成立に眼球運動の情報が重要な役割を果たしていることを示唆している．このほかにも，受動的にしか動くことのできないネコが正常な視覚機能を有しなかったことから，能動的な移動行動が視覚の発達に重要であることも指摘されている[39]．このように，知覚の基本的な特性について，（眼球運動も含めた）身体運動が重要であることは，教科書的な知識として認識されている．これに対して，特に思考や推論，記憶のような高次認知機能の研究においては，身体運動の関与が積極的に論じられる機会は非常に乏しかった．

　ところが今，このような現状に変化の兆しがみえている．一つのきっかけが，先ほど紹介したミラーニューロン・システムの存在である．ミラーニューロン・システムは，他者の動作の認識に関わると説明した．動作の認識とは，他者の動作をみて，それがなんの動作であるかを理解することである．最近，ミラーニューロン・システムは他者の動作の認識を超えて，他者がなぜその動作をするのかといった，動作の意図の理解にまで関わるという，重要な仮説が提示された[40,41]．例えば，ある人がティーカップをつかむ場面を考える．動作の認識とは，「Aさんはティーカップをつかんでいる」と理解することである．これに対して動作の意図を理解するというのは，「Aさんはきっと紅茶を飲みたいのだろう」とか，「Aさんはティーカップを洗いたいのだろう」といった，他者がその動作を行う理由・目的を推察することである．与えられた情報に基づいて推論したり思考したりする過程は，認知科学のまさに主要なトピックである．他者を理解するための認知過程を総称して「社会性認知（social cognition）」という．ミラーニューロン・システムに関する発見は，社会性認知の過程に，運

動の実行システムが深く関わっていることを強烈に印象づけるものとなった．すなわち，ヒトとヒトがコミュニケーションをとる時，ミラーニューロンを通して相手の動作を内的に表象して，相手の意図を読み取る可能性が示されたのである．

　認知と身体運動の不可分性を認識させたもう一つのきっかけは，認知科学における伝統的な認知過程モデルに，ある種の限界が生じたことにある．コンピュータの場合，キーボードなどの入力装置を通して獲得した情報に対して，内部の情報処理機構で論理演算などの処理を行い，その結果をディスプレイなどの外部装置に出力する．伝統的な認知過程モデルでは，この仕組みをそのまま脳のシステムにあてはめていた．すなわち，ヒトは環境の情報を感覚器官から取り入れ，内部ですべての判断や意思決定を終えた後，運動器官によって環境に働きかける，という仮定をしていた．このモデルで重要な条件は，判断や意思決定に関わるすべての事項がシステム内部で完結したのちに環境に働きかけること，すなわち，すべての情報処理が終了するまで運動が出力されないということである．このモデルを実現させるためには，システム内部に膨大な記憶領域が必要となる．入力された情報から環境の状況を判断し，適切な外部出力を選択するために，入力された情報と比較照合する情報がシステム内部に必要だからである．環境が多様であれば，記憶すべき情報量も膨大となる．人間の脳が現代のスーパーコンピュータよりも優れた能力をもっていると仮定すれば，記憶すべき情報量そのものは問題とならないかもしれない．しかしながら，情報の組み合わせによって新たな情報が無限に生み出されるため，それらのすべてを処理するには膨大な時間がかかる．これを待って運動が実行されるとすれば，人間が瞬時に行っている判断や行動とは著しく異なる結果となってしまう．

　このような問題を解決し，環境に即応できるモデルを構築するために，生態心理学の考え方を取り入れ，身体の要因を考慮した認知モデルが登場する．この中では，環境に対する働きかけは，身体と環境の相互作用の制約を受けるため，その要素をモデルに取り組めば，あらゆる環境に対応できるような膨大な情報量の記憶と，無限の計算を回避できるという発想に基づいている．このような考え方は，認知モデルをシステム内部の情報処理だけで完結させずに，環境と身体（または主体，エージェント）を，それらの循環的な相互作用を含めて，全体的システムとして捉える考え方である[42]．このような考え方を「身体

性認知(embodied cognition)」という．身体性認知の概念は，人間と同じような知性をもつコンピュータやロボットを開発する研究などで，その妥当性が検証されており，一部その成果もではじめている[43]．近い将来，人間の認知において身体の果たす役割が大きいことを，コンピュータやロボットのふるまいを通して知ることができるかもしれない．

第4節 リハビリテーションとの接点

　以上のように，知覚・認知系と運動系が一つのシステムとして機能し，身体運動が実現されている姿を，さまざまな研究知見が浮き彫りにしている．このような事実は，リハビリテーションの問題を考えるうえでもたいへん示唆的である．とりわけ重要な示唆は，知覚機能に介入することで運動が改善される場合があること，またそれとは逆に，運動機能に介入することで知覚機能が改善される場合があることである．

　一般に，さまざまな運動麻痺に対するリハビリテーションとして，筋力回復や運動機能の再学習など，いわば運動系に対するアプローチを中心とする介入方略が検討される．無論，今でもこのような方略はたいへん重要であり，筋力回復や運動技能の再学習なしに，運動麻痺が完全に改善されることなどありえない．しかし，多様な臨床事例の中には，リハビリテーションによって筋力や基本的な運動技能は十分回復したにもかかわらず複雑な動作の遂行中，あるいは複雑な環境下での動作遂行中に運動麻痺の兆候が依然として残ってしまう，といったケースがあるのも事実である．このような場合，新たな介入の視点として，知覚機能への介入方略を検討することが一つの可能性として考えられる．例えば，上肢動作や歩行に先立つ視線の動きに問題がないかを検討すること（第3章第2節を参照），足底の感覚機能障害が直立姿勢保持に悪影響を与えていないかを検討すること（第5章第1節を参照），運動イメージ能力を調べることで，運動麻痺の問題が認知機能のレベルで残存していないかを検討すること（第5章第2節を参照），といった具体的な方略が，本書の知見から提案可能である．

　このほか，半側空間無視のように空間の知覚・認知に問題があるケースでは身体姿勢の変化，あるいは患測部位の能動的・受動的運動によって無視が改善されるかを検討することで，問題の所在を明らかにできるかもしれない（第4章第2節を参照）．また，指先の麻痺のような身体の局所的な問題に対しては，

指先の体性感覚に関する末梢や中枢の問題を中心に検討していくのが一般的であろう．しかしながら，指先一つの感覚（意識経験）をとっても，それを生起させるために利用される情報は実に膨大であることから（第2章第1節を参照），体性感覚レベルの問題に異常がみられなかった場合，それ以外の原因を考える余地が数多く残されている．このように，知覚や認知と運動の不可分性を理解することは，リハビリテーションのもつ新たな可能性，介入方略を理解することでもあり，今後多くの実践知を提供してくれるものと期待される．

●文　献

1) 八木昭宏：知覚と認知．培風館，1997
2) Mack A, et al：Inattentional Blindness. MIT Press, Cambridge, 1998
3) Merikle PM, et al：Perception without awareness：perspective from cognitive psychology. Dehaene S：The Cognitive Neuroscience of Consciousness. MIT Press, Cambridge, 2001, pp115-134
4) Dehaene S, et al：Imaging unconscious semantic priming. *Nature* **395**：597-600, 1998
5) Goodale MA, et al：A neurological dissociation between perceiving objects and grasping them. *Nature* **349**：154-156, 1991
6) 今中國泰：無意識的知覚と運動の発現．バイオメカニクス研究 **6**：61-71，2002
7) Land MF：Eye movements and the control of actions in everyday life. *Prog Retin Eye Res* **25**：296-324, 2006
8) Hayhoe M, et al：Eye movements in natural behavior. *Trends Cogn Sci* **9**：188-194, 2005
9) Patla AE, et al：Where and when do we look as we approach and step over an obstacle in the travel path? *Neuroreport* **8**：3661-3665, 1997
10) Crowdy KA, et al：Rehearsal by eye movement improves visuomotor performance in cerebellar patients. *Exp Brain Res* **146**：244-247, 2002
11) Young WR, et al：Effects of a Gaze Behaviour Intervention on Stepping Accuracy of Older Adults. Proceeding of 18th International Society for Posture and Gait Research, Burlington, 2007, p91
12) Gibson JJ：The ecological approach to visual perception. Lawrence Erlbaum Associates, Hillsdale, 1986
13) Norman J：Two visual systems and two theories of perception：An attempt to reconcile the constructivist and ecological approaches. *Behav Brain Sci* **25**：73-144, 2002
14) Warren WH Jr, et al：Optic flow is used to control human walking. *Nat Neurosci* **4**：213-216, 2001
15) 積山　薫：空間視とその発達・障害．乾　敏郎，他（編）：認知心理学1　知覚と運動．東京大学出版会，1995
16) クリストフ・コッホ（著），土谷尚嗣，他（訳）：意識の探求―神経科学からのアプローチ（上）．岩波書店，2007

17) Nudo RJ, et al：Neural substrates for the effects of rehabilitative training on motor recovery after ischemic infarct. *Science* **272**：1791-1794, 1996
18) 久保田競, 他：脳からみたリハビリ治療―脳卒中の麻痺を治す新しいリハビリの考え方. 講談社, 2005
19) 久保田競, 他：学習と脳―器用さを獲得する脳. サイエンス社, 2007
20) Gallese V, et al：Action recognition in the premotor cortex. *Brain* **119**：593-609, 1996
21) Rizzolatti G, et al：Premotor cortex and the recognition of motor actions. *Brain Res Cogn Brain Res* **3**：131-141, 1996
22) Keysers C, et al：Audiovisual mirror neurons and action recognition. *Exp Brain Res* **153**：628-636, 2003
23) Kohler E, et al：Hearing sounds, understanding actions：action representation in mirror neurons. *Science* **297**：846-848, 2002
24) Kosslyn SM, et al：Mental rotation of objects versus hands：neural mechanisms revealed by positron emission tomography. *Psychophysiol* **35**：151-161, 1998
25) Lotze M, et al：Activation of cortical and cerebellar motor areas during executed and imagined hand movements：an fMRI study. *J Cogn Neurosci* **11**：491-501, 1999
26) Decety J, et al：Mapping motor representations with positron emission tomography. *Nature* **371**：600-602, 1994
27) Porro CA, et al：Primary motor and sensory cortex activation during motor performance and motor imagery：a functional magnetic resonance imaging study. *J Neurosci* **16**：7688-7698, 1996
28) Lafleur MF, et al：Motor learning produces parallel dynamic functional changes during the execution and imagination of sequential foot movements. *Neuroimage* **16**：142-157, 2002
29) Lotze M, et al：Motor imagery. *J Physiol Paris* **99**：386-395, 2006
30) Jeannerod M：The representing brain：Neural correlates of motor intention and imagery. *Behav Brain Sci* **17**：187-245, 1994
31) 樋口貴広, 他：運動学習とイメージ. 理学療法 **22**：1008-1016, 2005
32) 宮本省三：リハビリテーションルネサンス―心と脳と身体の回復, 認知運動療法の挑戦. 春秋社, 2006
33) 宮本省三, 他：認知運動療法入門―臨床実践のためのガイドブック. 協同医書出版社, 2002
34) 森岡 周：リハビリテーションのための認知神経科学入門. 協同医書出版社, 2006
35) 森岡 周：リハビリテーションのための脳・神経科学入門. 協同医書出版社, 2005
36) 都築誉史：認知科学パースペクティブ―心理学からの10の視点. 信山社, 2002
37) Wulf G, et al：The automaticity of complex motor skill learning as a function of attentional focus. *Q J Exp Psychol* **54**：1143-1154, 2001
38) 積山 薫：身体表象と空間認知. ナカニシヤ出版, 1997
39) Held R, et al：Movement-produced stimulation in the development of visually guided behavior. *J Comp Physiol Psychol* **56**：872-876, 1963
40) Iacoboni M, et al：Mirror neuron system：basic findings and clinical applications. *Ann Neurol* **62**：213-218, 2007
41) Iacoboni M, et al：Grasping the intentions of others with one's own mirror neuron system. *PLoS Biol* **3**：e79, 2005
42) 石川幹人：シリーズ認知と文化5 心と認知の情報学. 勁草書房, 2006
43) 岡田美智男, 他（編）：身体性とコンピュータ. 共立出版, 2001

第2章
知覚の顕在性，潜在性と身体運動

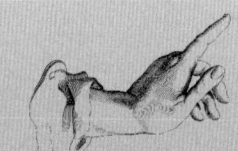

第1節 意識経験と身体

　リハビリテーションの現場では，身体や環境の状況を正しく認識できない患者と多く向き合う．例えば，脳卒中により大脳右半球が損傷を受けると，左半身，あるいは左空間の認識に異常をきたす場合がある．このようなケースでは，日常動作においても身体重心が著しく右に偏るといった症状を呈する．すなわち，左半身や左空間を認識できないという意識レベルの問題と，重心が右に偏るという運動レベルの問題に，関連性がみられる場合がある．このためリハビリテーションでは，身体の運動機能回復に加えて，身体や環境の認識を正常に近づけるためのプログラムが検討される．

　では，身体や環境に関する意識・認識は，身体運動に直接的な影響を与えているのだろうか．言い換えれば，患者の認識が正常になれば，身体運動はおのずと正常になるだろうか．この問題に答えるのは容易ではない．なぜなら，たとえ健常者であっても，身体や環境の状況を必ずしも正確に認識しているわけではないからである．身体運動の実現のためには，身体や環境に関する正確な情報が必要である．それゆえ，ときに現実と著しく異なる認識レベルの情報は，身体運動の実現に直接的に寄与しているとは考えにくい．実際，本章の第3節「意識にのぼらない知覚」で紹介するように，われわれの知覚系が処理する情報のうち，意識にのぼる情報はごく一部に過ぎず，身体運動に利用されている知覚情報のほとんどは，意識にのぼらない潜在的情報といっても過言ではない．

　ここでいう認識は，学術的にはアウェアネス，気づき，意識経験などと呼ばれる．意識に関する研究の中でも中心的なトピックスである．本節では，意識経験と身体運動の関係を理解するための導入として，身体に関する意識経験が生成される過程について，研究知見をまとめる．

身体意識

アウェアネスとしての意識

　意識に関するさまざまな問題の中で，本節で問題とするのは，アウェアネスとしての意識である．例えば，眼をつぶって自分の腕に注意を向けると，肘が曲がっているとか，指が硬いものに触れているといった腕の状態に気づく．この気づきの内容をアウェアネスと呼ぶ．日常用語としての「温熱感」や「重量感覚」は，身体で感じた温かみや重みに関する主観的体験を表現しているが，これもアウェアネスの問題である．アウェアネスの研究では，これらの主観的体験がどのような脳の情報処理過程で生起するのかを検討する．ただし，厳密にはアウェアネスは主観的体験の内容だけを必ずしも指すわけではない．「無自覚的気づき」のように，意識にのぼる主観的体験だけでなく，知覚された内容全体を表現する場合もある[1]．本書では，身体に関する認識と身体運動の関係を論じるという趣旨から，アウェアネスの問題を主観的体験として自覚される内容に限定して解説する．

　苧阪[2]によれば，アウェアネスとしての意識は，意識の3階層における中間層に位置する（**図2-1**）．このモデルでは低次の層に覚醒の状態（生物学的意識），高次な層に自己意識（あるいはメタ認識）の機能が想定される．その中間層がアウェアネスとしての意識である．アウェアネスとしての意識の研究では，刺激として受容された情報がどのように主観的に知覚されたかが，主たる研究対象となる．すなわち，刺激の物理量とそれに対する反応（心理量）の対応関係をみることで，刺激が知覚される情報処理過程を推察することになる．

　身体情報に関するアウェアネスは，身体意識あるいは身体アウェアネスという．身体意識の研究では，身体部位の実在感（「腕がある」といった漠然とした意識経験），皮膚表面に加えられた刺激に対する触感，身体部位の位置（位置覚；position sense）や動き（運動感覚；kinesthesia）に関する気づき，痛みや温熱感など，さまざまなトピックスが扱われる．身体意識の生起に関して，身体内部に存在する感覚受容器の働きが重要であることは想像に難くない．身体に存在する感覚受容器は，皮膚や粘膜といった表層組織に存在するものと，筋や腱といった深部組織に存在するものに大別される．これらの受容器を総称して

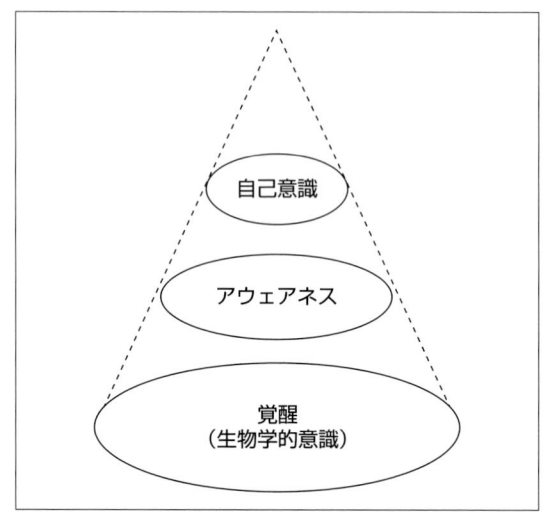

図 2-1 意識の 3 階層モデル（文献 2）より引用）

体性感覚受容器と呼び，その受容器の興奮によって意識経験が生起される場合，その意識経験を体性感覚と総称する[3]．体性感覚受容器の中でも，特に筋紡錘の役割が重要であることについては，比較的多くの知見がある．その契機は，筋紡錘が皮膚表面からの振動刺激に選択的に応答することで，実際には静止している四肢があたかも運動しているような錯覚を引き起こすという現象の発見であった[4,5]．これは，筋紡錘における刺激の受容が身体意識を引き起こしたことを示す，重要な発見であった．その後，振動刺激がもたらす運動錯覚はさまざまな形で研究に応用され，身体意識の生起過程について有益な情報を提供している．

　身体意識と体性感覚の関連性を理解するうえで，重要なことが 2 つある．一つは，「たとえ指先のように局所的な身体部位に関する意識経験であっても，指先の体性感覚受容器だけが働いてそれが生起するわけではない」ということである．指先の位置覚や運動感覚は腕の姿勢による影響を受けることから，広範囲な体性感覚情報が局所的な身体意識に寄与すると考えられる．もう一つは，「身体意識イコール体性感覚ではない」ということである．身体に関する意識経験は，体性感覚受容器の働きだけで生起するのではない．視覚や前庭感覚など，

さまざまな情報を複合的に利用して生起する．多様な情報の統合により生起という特性こそが，身体意識の本質であり，認識上の身体がときに現実と著しく異なる要因となる．以下に，これらに関するトピックスについて紹介する．

筋紡錘と身体意識

　筋肉や関節内に散りばめられた筋紡錘や腱紡錘は，身体意識，特に動きに関する感覚の生起に重要な役割を果たしている．筋紡錘は，骨格筋線維と平行に位置する小器官であり，筋の長さとその伸張速度を検知する（図2-2）．運動によって筋の状態が変化すると筋紡錘の状態もそれに合わせて変化する．この変化の情報が，Ⅰa群線維という求心性神経線維を通して上位中枢へ送られる．特に運動をしていない時でも，静止姿勢での筋の状態が筋紡錘から上位中枢へ伝えられている．

　筋紡錘が身体意識に貢献していることは，上腕二頭筋の振動がもたらす運動錯覚に関する研究によって実証された[4,5]．この研究における実験課題は，眼を

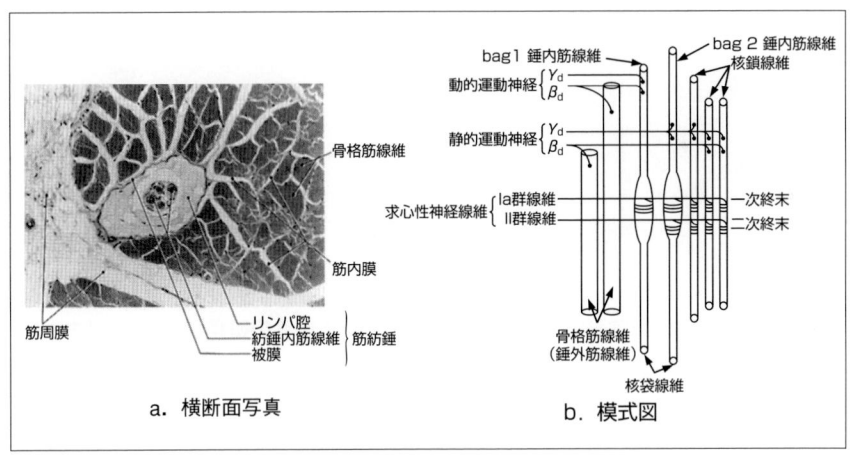

図2-2　筋紡錘の横断面写真と模式図（文献6，7）より引用）
　筋紡錘は骨格筋線維と平行に位置する小器官であり，筋の長さとその伸張速度を検知する．一つの筋紡錘には6～10本の錘内筋線維が含まれる．錘内筋線維は機能的役割の異なる核鎖線維と核袋線維に分類される．運動によって筋の状態が変化すると，筋紡錘の状態もそれに合わせて変化し，その情報をⅠa群線維という求心性神経線維を通して，上位中枢へ送っている

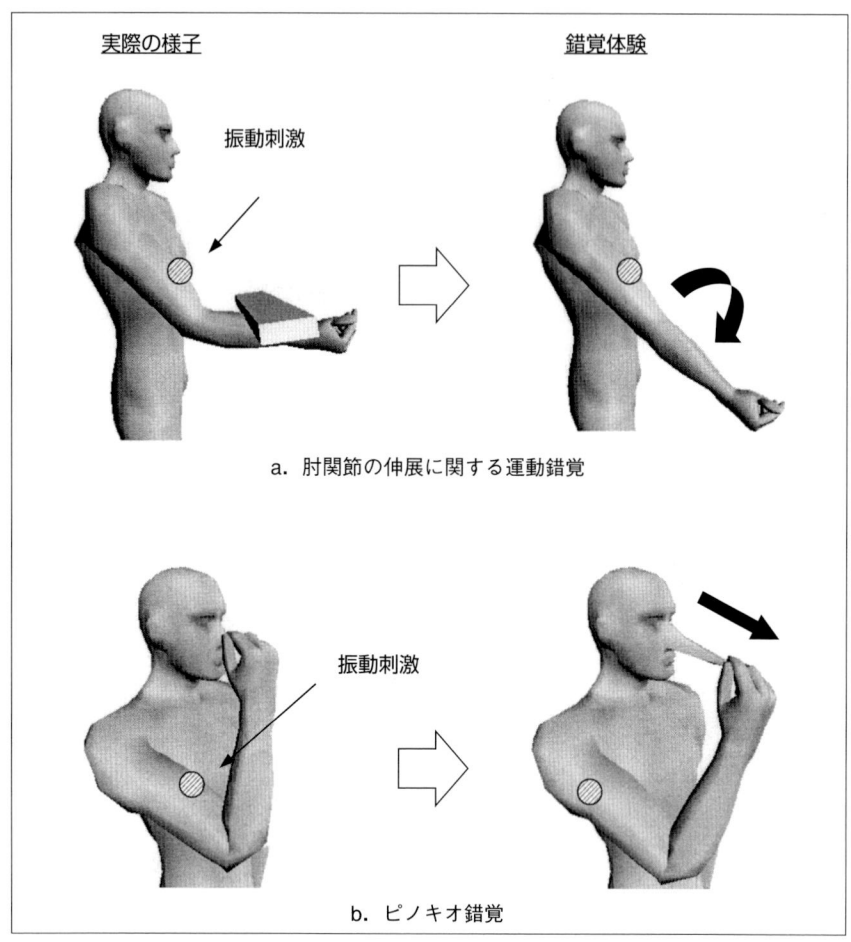

図 2-3 筋肉への振動刺激（vibration）がもたらす動きの錯覚（a）とピノキオ錯覚（b）（文献 8）より引用）

加振により右肘が屈曲するが，その屈曲をブロックすると，肘が伸展したという運動錯覚が生じた（a）．鼻をつまんだ腕の上腕二頭筋を加振することで，鼻が伸びるような錯覚が生じた（b）

つぶった状態で一方の肘関節（ターゲット）の屈曲角度をもう一方の肘関節の屈曲角度で示すことであった．この時，ターゲットの腕の上腕二頭筋に振動刺激が与えられた（加振）．振動刺激に対して筋紡錘は高い応答を示すことから，

上腕二頭筋を加振することで肘関節が徐々に屈曲した〔緊張性振動反射（TVR：tonic vibration reflex）〕．実験参加者の課題は，この肘関節の屈曲を正確に知覚し，もう一方の肘関節でその角度を再生することであった．実験の結果，実験参加者は角度にして10°の誤差範囲で，正確にその角度を認識できた．次にターゲットの肘関節が40°屈曲した時点で，それ以上肘関節が屈曲できないようにブロックした．すると，肘は静止しているにもかかわらず，肘関節が伸展したという動きの錯覚が生じることがわかった（図2-3a）．筋紡錘に対して振動刺激を与え続けたまま，本来起こるはずの関節の屈曲を妨害すると，あたかも関節が伸展したかのように感じてしまうのである．これらの結果は，筋紡錘で知覚された情報が身体意識の生起に利用されていることを示唆する．

別の研究では，関節が伸展しているという錯覚が生じている最中にその関節を実際に伸展させると，関節可動域を超えた位置まで伸展したと錯覚することが報告された[9]．意識経験上の身体の位置や動きは，必ずしも身体の物理的な制約を受けないことがわかる．

ピノキオ錯覚

振動刺激がもたらす運動錯覚の研究は，その後さまざまな研究に応用され，不思議な錯覚現象が次々と報告された．その一つが，自分の鼻が伸びたと錯覚される現象であり，ピノキオ錯覚と呼ばれる[10]（図2-3b）．Lacker[10]の実験では，右手の指で鼻をつまんでいる実験参加者の上腕二頭筋に対して，振動刺激が与えられた．この場合，先に示した実験結果と同様に，鼻をつまむことで肘関節の屈曲はブロックされるため，肘関節が伸展しているという錯覚が生じても，不思議はない．しかしながら，この実験では実験参加者は，鼻をつまんだ指を離さない限り，腕がそこから動かないこともわかっている．Lacknerはこのような実験によって，腕の位置に関する2つの知覚情報が競合してしまった場合に，どのような知覚体験が生起されるのかについて検討した．実験の結果，驚くべきことに実験参加者の多くは，自分の鼻がピノキオのように伸びたと錯覚することがわかった．参加者は全員健常者であり，自分の鼻が物理的に伸びないことは当然知っている．にもかかわらず，鼻が伸びたという錯覚が生じたのである．

なぜ鼻が伸びたと錯覚するのだろうか．この結果は，この実験環境下で生起

される感覚情報を総合的に考えることで説明ができる．まず，上腕二頭筋での加振により肘関節は屈曲するが，鼻をつまむことによる屈曲のブロックにより，先の実験結果と同様に，肘関節が伸展したかのような錯覚が生じる．これに対し，鼻をつまむことにより指先に生じる体性感覚情報から指先が鼻先から動いていないことがわかる．さらに首の体性感覚情報などから頭部全体に動きがないことは明らかである．これらすべての感覚情報が同時に生起することから，「鼻先をつまんだ状態にあるにもかかわらず肘関節が伸展するということは，鼻が物理的に伸びたに違いない」と脳が矛盾のないように解釈してしまうのである．このように複数の体性感覚情報の統合を仮定することで，錯覚現象をうまく説明できるということは，たいへん重要な事実である．この事実は，脳内で全身の体性感覚情報が統合され，それらの結果として意識体験が生じることを示唆している．

身体意識に関わる大脳皮質運動関連領域

振動刺激によって運動錯覚が生じるかどうかは，振動刺激の周波数に依存する．運動錯覚が生じるのは周波数が 80 Hz 前後の場合であり，それ以外の周波数帯域では運動錯覚が生じにくい．Naito ら[11]はこの特性を利用して，運動錯覚が生じる場合と生じない場合で脳活動にどのような違いがあるかを機能的核磁気共鳴装置（fMRI：functional magnetic resonance imaging）を用いて測定した．その結果，運動錯覚が生じている最中には，錯覚を経験している腕と反対側の一次運動野，体性感覚野，運動前野，帯状回運動皮質，補足運動野が活動した．これらの領域は運動関連領域と呼ばれる，運動の実行に関わる脳領域である．これらの領域の中で特に一次運動野は，運動の最終的な出力に関して決定的な役割をもつため，知覚過程には関わらないというのが，従来の考え方であった．Naito らの結果は，このような従来の考え方は誤りであることを示した．一次運動野は筋紡錘で受容された情報の知覚に関わり，さらには身体意識の生起に寄与することが明らかとなったのである．

このほかにも，Naito ら[12]は振動刺激を用いた運動錯覚の現象を利用して，示唆に富む報告をしている．右手首の伸展筋の腱に振動刺激を呈示すると，実際には動いていない右手首が屈曲しているような錯覚が生じる．さらに，これを両手の手掌を合わせた場合に行うと，右手だけでなく，左手にも運動錯覚が

生じた．これは，ピノキオ錯覚の現象[10]において，振動刺激が呈示された腕と皮膚接触がある鼻に運動錯覚が起きたのと同様の現象である．この時，その脳活動をfMRIで測定してみると，大脳右半球の一次運動野に活動がみられた．両手の手掌が離れていた状態では，右半球の一次運動野に活動がみられず，また左手の運動錯覚も生じなかった．よって右半球の一次運動野の活動は，左手の運動錯覚の生起に関連していると考えられる．なお，運動錯覚が生じている最中には，対側の運動関連脳領域にも活動がみられた．特に，運動錯覚が左右の手のいずれに生じていても，右半球の複数の領域（ブロードマンの2野，8野，44野，45野，縁上回，島皮質など）に高い賦活がみられた．したがって，身体意識の生起にはこれらの右半球の脳領域と，運動関連脳領域，体性感覚脳領域のネットワークによって生起されると考えられる[13]．

四肢の姿勢と位置覚

体性感覚情報と身体意識の関連性については，振動刺激を用いた運動錯覚研究のほかにも，さまざまな研究がある．四肢の姿勢の影響を検討した研究は，やはり身体意識が全身の体性感覚情報を利用して生起されるという考え方を支持している．

ここではその一例として，Gooeyら[14]の研究を紹介する．実験参加者の課題は，目を閉じた状態で椅子に座り，左右の肘関節の屈曲角度を一致させることであった（図2-4）．関節の位置や屈曲角度に関するこのような課題は，位置覚（position sense）課題と呼ばれる．実験では，左右両腕の姿勢条件が複数設定された．具体的には，体幹正面の位置に左右均等に置かれた条件（コントロール条件），体幹の側面に置かれた条件（側方条件），そして体幹正面で右腕が左腕より高い位置に固定された条件（段差条件）などが設定された（この3条件のほかに2つの条件があったが，ここでは説明を省略する）．各条件では，実験者があらかじめ左肘関節を所定の屈曲角度に合わせ，実験参加者がその角度に右肘関節の屈曲角度を合わせる，という手続きで実験を遂行した．その結果，コントロール条件に比べて他の2条件は，試行間の成績のばらつきが有意に大きく，成績が不安定になることがわかった．この結果は，肘関節屈曲の知覚には腕の姿勢が影響しうることを示している．Gooeyらの位置覚課題では，左右の肘関節屈曲角度を意識化し，左右のずれを検出して修正することが求められ

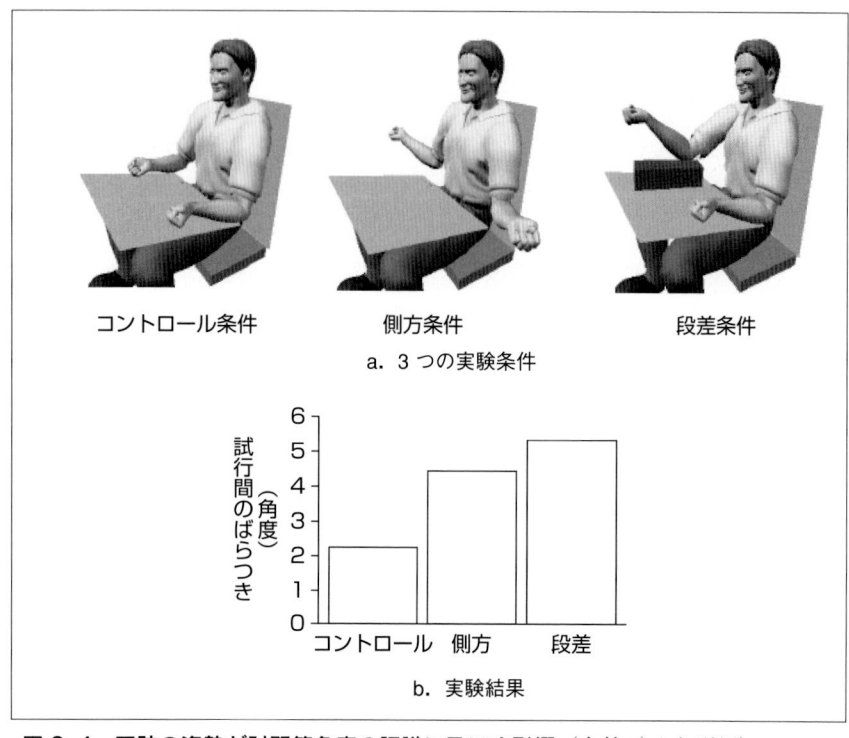

図 2-4 四肢の姿勢が肘関節角度の認識に及ぼす影響（文献 8) より引用）
成績が試行間でどの程度ばらついているか（不安定であるか）を指標としている

る．そのため，この課題の遂行中，実験参加者の注意は両肘に向けられる．にもかかわらず，課題の成績それ自体には，両腕の姿勢など，注意が向けられていないため意識にのぼらない情報が影響することがわかる．

　身体状態の気づきに関する同様の結果は，肘以外の部位についても報告されている．例えば，閉眼で左右の人差し指の位置を一致させる課題を行うと，手首を最大に屈曲させた場合や，腕を矢状面方向からまっすぐ伸ばした場合に成績が低下した[15]．この結果はやはり，指先に対する意識経験に腕全体の姿勢が影響しうることを示唆している．

身体意識を物語る不思議な現象

幻肢

　幻肢（phantom limb）の現象は，身体意識の様相について多くのことを物語る[16〜18]．幻肢とは，切断手術などによって実際には存在していない四肢について，患者がそれをあたかも実在するかのように錯覚する現象である．切断された身体部位からの固有受容感覚は存在しない．にもかかわらず，リアルな実在感が生じられるのである．幻肢は単なる実在感だけでなく，温感やかゆみ，しびれなど，さまざまな知覚体験を伴う．このうち，幻肢に対して感じる痛みを幻肢痛という．幻肢痛を体験する患者は比較的多く，その対策が臨床現場における課題の一つとなっている．

　幻肢の存在は，末梢からの体性感覚情報がなくともリアルな身体意識が生起されることを示している．Ramachandran[19]は幻肢のメカニズムを，大脳体性感覚野領域における神経活動の可塑的変化の観点から説明した．体性感覚野の神経細胞と身体各部には対応関係があり，どの神経細胞が身体のどの部位の体性感覚刺激に反応するかが決まっている（体部位再現性）．しかし，もし四肢の一部が切除されると，その部位に対応する神経細胞に可塑的な変化が生じて，別の部位の体性感覚刺激に反応するようになる（第6章第3節を参照）．Ramachandranは，可塑的変化が生じる過程では，四肢の切断面の近接部位に対する刺激が，本来の受容野である切断部位に対する刺激として誤って表象されてしまうため，幻肢の体験が生起されると主張した．このような考え方は，身体意識が脳の解釈の結果として生起されることを支持するものである．

身体失認

　幻肢とは逆に，自分の四肢が存在しているにもかかわらず，その四肢が自分の四肢であると認識できない患者がいる．このような症例は身体失認といわれる[20]．例えば，手や腕に対する身体失認の場合，「それは私の手ではありません」など，その存在を言葉ではっきりと否定する場合もある．身体失認は，そのほとんどが大脳右半球の損傷後に生じる．すなわち，四肢の実在感が欠如してしまうのは，四肢からの求心性感覚情報が，右半球の損傷によって身体意識

の生起に利用できないためと推察できる．また，まるで自分の左半身が存在しないかのようにふるまうケースもみられる（半側身体失認；hemiasomatognosia）．これらのケースでは，メガネの左側をかけ忘れたり，顔の右半分しかひげをそらなかったりと，まるで身体の左半分の存在を忘れてしまったかのような行動を示す[21]．このような半側身体失認は，大脳右半球損傷による左半身の麻痺患者（片麻痺患者）において，しばしば確認される．

大脳右半球は身体意識の生起に重要な役割を果たしている．このことは，先に紹介した振動刺激がもたらす運動錯覚の研究成果からも明らかである．したがって，右半球の脳損傷により身体の特に左半身についてリアルな実在感がないこと自体は十分に理解できる．問題なのは最初の事例のように，麻痺した腕が自分の腕であること（ownership）を自覚できない点にある．たとえ腕が麻痺していても，腕が存在することは眼でみればまさに一目瞭然である．にもかかわらず，視認された腕が自分の腕であると認識できない背景には，アウェアネスとしての意識だけでなく，より上位の自己意識の問題（**図 2-1**）も関係しているのだろう[22]．

模型の腕に感じる触覚

体性感覚情報だけが身体意識を作り出すのではない．その他の感覚情報も身体意識の生起に寄与している．それらの情報がどのように統合されたかによって，意識にのぼる内容が決まる．模型の腕に触覚を感じるという不思議な錯覚体験は，このような身体意識の特性を示す好例である．Botvinick ら[25]は，実験参加者の腕をプレートで隠し，その横に非常に精巧につくられた模型の腕を置いた（**図 2-5**）．そして，ブラシを使って実験参加者の手先と模型の手先を同じタイミングで触った．実際の腕はプレートに隠されてみえないため，実験参加者は模型の腕が触られている様子だけを観察した．この操作を 10 分ほど繰り返すと，参加者は触覚を模型の手先で感じるようになった．両者は数十センチずれた位置にあるにもかかわらず，リアルな触覚体験を模型の腕で感じるという錯覚が生じた．この錯覚は，触覚情報を介して腕の位置覚（固有受容感覚）情報と視覚情報が統合され，触覚体験が生起されることを示唆している．

模型の腕に感じる触覚体験は，模型の腕と自分の腕が整合するように置かれた時に強く感じる[26,27]．また，模型の腕が自分の腕に近い位置に置かれるほど，

錯覚は強くなる[28]．さらに，模型と実際の腕を同時に触ることが，この錯覚の生起には非常に重要である．異なるタイミングで触ると，錯覚は非常に弱くなるか，まったく生じない．錯覚体験を感じている時の脳活動を測定してみると，特に運動前野で強い活動がみられた[26]．錯覚を強く感じるほど，運動前野の活動が大きくなった．また錯覚が生じるのは，模型と実際の腕を同時に触り始めてからおよそ11秒後であったが，運動前野の活動はこの錯覚が生じる際に観察された．これらの結果は，運動前野が錯覚体験の生起に関わる可能性を示している．サルを対象とした電気生理学的な研究から，運動前野では腕に対する視覚情報や触覚情報の両方に反応するニューロンがあることが確認されている（バイモーダル・ニューロン）[29]．複数の感覚情報を使って生起される身体意識には，このバイモーダル・ニューロンが重要な役割を担っているのかもしれない．バイモーダル・ニューロンについては，第4章第1節「身体の表象」，および第5章第1節「情報器官としての身体」でも紹介している．

a. 模型の腕　　　　　b. 模型の腕に感じる錯覚体験

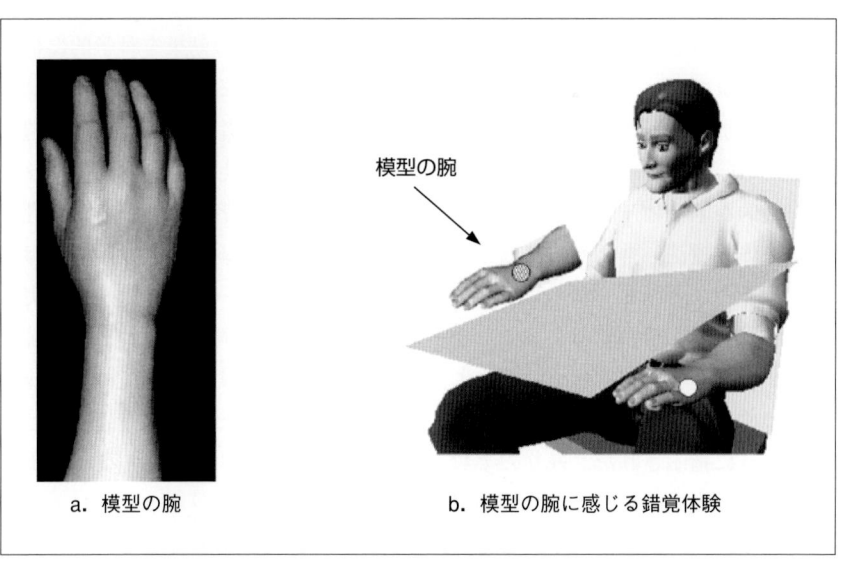

図 2-5　模型の腕の実例と模型の腕に感じる錯覚体験（文献 23, 24）より引用）

ミラー・セラピー

　視覚情報が身体意識の生起に影響するという原理は，リハビリテーションにも応用されている．ミラー・セラピー（鏡療法；mirror therapy）と呼ばれる療法は，鏡に映る四肢の動きを利用して，患者に正しい動きの視覚イメージを与え，幻肢痛の除去や，脳卒中により生じた片麻痺の改善を目指す療法である．ミラーセラピーは，上肢切断後に幻肢痛に苦しむ患者に適用し，その除去に成功したという報告に端を発する[30]．Ramachandran ら[30]は両腕が入る程度の大きさの箱を用意し，その真ん中に鏡をついたてとして設置した（ミラーボックス，図 2-6）．健側の腕が鏡に映るように腕を入れた後，その腕を動かすと，鏡を通してあたかも両腕が左右対称に動いているかのような認識がなされた．この状況で腕を動かす訓練を一定期間継続した結果，上肢切断患者の幻肢痛が消去した．

　この報告以降，ミラー・セラピーは幻肢痛以外への症例でもその効果が検証された．特に，脳卒中片麻痺患者に対する検証事例は多く，麻痺の改善に貢献したという報告も多い．ここでは臨床場面における具体的なミラー・セラピーの導入方法の一例として，Yavuzer ら[31]の研究を紹介する．この研究は，臨床場面におけるさまざまな制約の中で，ミラー・セラピーの効果を科学的に検証している点でも，セラピストにとっておおいに参考になる．

　実験参加者は脳卒中片麻痺患者 40 名であった．参加者は週 5 日，全 4 週間にわたる脳卒中リハビリテーションのプログラムに参加した．このプログラムは一般的な脳卒中リハビリテーションであり，実験参加者は必要に応じて理学療法，作業療法，言語療法に取り組んだ．このプログラム終了後，半数の参加者（ミラー・セラピー群）は 30 分間のミラー・セラピーに取り組んだ．実験参加者は健側が鏡に映るようにミラー・ボックスの中に両腕を入れた後，鏡をみながら健側の手首と指を動かすよう要求された．また実験参加者は，可能ならば鏡の裏に置かれた患側の腕についても，鏡に映る腕と同じように動かしてみるように指示された．残りの半数の患者（コントロール群）は，ミラーボックスの鏡を裏向きにして，健側が鏡に映らない条件で，ミラー・セラピー群とまったく同一の課題に取り組んだ．Yavuezer らの研究が優れているのは，このコントロール群の設定方法にある．すなわち，2 つの群は鏡の向き以外の条件

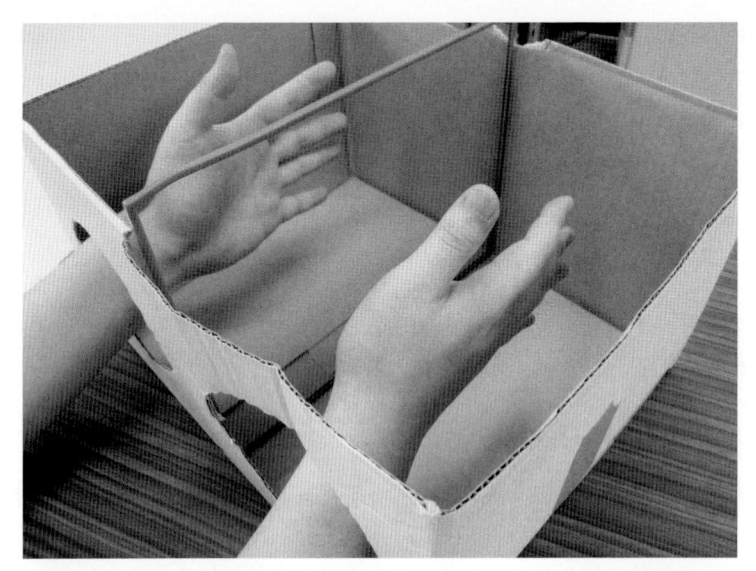

図 2-6　ミラー・セラピーで使用されるミラー・ボックスの実例（いわき明星大学　本多明生氏より提供）

は同一の課題条件であるため，ミラー・セラピーの最中に行う動作の練習量は，2つの条件でほぼ同一である．このため，群の間で違いがみられた場合，その効果を鏡が利用できるかどうかの影響に帰属できる．実験の結果，両群において患側の運動機能が回復したが，ミラー・セラピー群のほうが有意に高い運動機能回復率を示した．これは，4週間のプログラム終了直後と，プログラム終了から6カ月後の測定結果のいずれにおいても確認された．したがって，ミラー・セラピーは片麻痺の改善に有効であったといえる．

　ミラー・セラピーに関する研究成果は，あたかも患側の腕が動いているかのような視覚情報を得ることで，麻痺してしまった腕の運動機能が回復する可能性を示唆した．他の研究では，鏡に映る腕の視覚像が，鏡に隠れた腕の動きを司る大脳皮質一次運動野の興奮性を高めることが報告されている[32]．運動をイメージしている最中にも一次運動野の興奮がみられることを考慮すると，ミラー・セラピーがもたらす効果の一部は，運動イメージを媒介とした効果なのかもしれない．また，Yavuezerらは別の可能性として，ミラー・セラピーの効果は視覚的な効果というよりも，健側と患側の両方を同時に動かすことによる

運動性の効果，すなわち，両手協応動作（bimanual coordination）による練習効果であるという仮説を提示した．これは，脳卒中後の運動麻痺改善のトレーニングとして，患側の腕の動きだけをトレーニングするよりも，両側を同時に動かすトレーニングをしたほうが，高いトレーニング効果が得られるという過去の報告に基づいている[33]．この仮説に基づけば，鏡に映った視覚像は，麻痺によって患側を動かす感覚がつかめない患者に対して，腕を動かすための一つのきっかけを与えているにすぎない．ミラー・セラピーの臨床応用は始まったばかりであり，そのメカニズムの全貌は明らかではない．今後の研究成果が，これらの仮説の妥当性を検証してくれるものと期待される．

体外離脱

われわれは身体に対する3人称的イメージ，すなわち自分の身体を他者の視点でみたイメージを思い浮かべることができる．その際，身体の実在感はあくまで自分の身体に属しており，イメージされた身体に属することはない．ところが，てんかん発作や薬の乱用に伴って，まれに自分の身体の実在感が身体から離脱していると感じる症例が報告されている．これはいわゆる体外離脱体験（または幽体離脱；out-of-body experience）の現象である．最近まで体外離脱体験は，幻覚の一種といった扱いであった．しかしながら，幻肢や幻肢痛の現象が意識研究の対象となったように，体外離脱体験も単なる幻覚ではなく，身体意識の特性を知るうえで貴重な研究対象だと考える研究者が増えている．また，優れた臨床報告に加えて，体外離脱体験を実験的に検討する方法が考案された．これにより，身体に関するさまざまな情報の統合がなんらかの理由で妨害された場合に，体外離脱体験が生じるという可能性が指摘されている．以下に，その研究事例を紹介する．

Blankeら[34]はてんかん患者に対する医療行為の一環として，背もたれの角度を45°にしたベッドに足を伸ばして寝かせ，頭皮上から右大脳半球の角回（angular gyrus）付近に電気刺激を加えた．すると患者は，ベッドに横たわる自分の下半身が，まるで他人の身体を上から見下ろすような映像としてみえると報告した（**図2-7**）．次に膝関節を90°曲げた状態で角回付近を刺激すると，今度は足が顔に向かってくるように錯覚し，顔を背けるといった回避行動をみせた．このような体験に伴って，四肢が伸び縮みしたり，急に動いているような錯覚も体験し

た．この四肢の伸縮や急に動いたという感覚が，それぞれ体性感覚と前庭感覚に属すること，また角回が体性感覚と前庭感覚を処理する脳内部位の中間部に属するといった理由から，Blankeらは電気刺激が両者の感覚情報の統合を妨害することで奇妙な意識経験が生じるのではないかと解釈した．実際に前庭は，重力などの情報を検知して，頭の位置や動きの情報を知覚するのに寄与する．重力の情報が利用できない宇宙空間にさらされた宇宙飛行士は，地球に戻ってきた後に奇妙な体験をする場合がある．例えば，旧ソ連の宇宙飛行士は「地球に戻ってから水平なベッドに寝ていると，身体が足のほうへずり落ちてしまいそうに感じる」と訴えた[35]．このように，重力の情報を検知する前庭感覚は，身体意識の生起に重要な役割を担っていると考えられる．

体外離脱体験には，脳の側頭葉と頭頂葉の接合部（TPJ領域：temporo-parietal

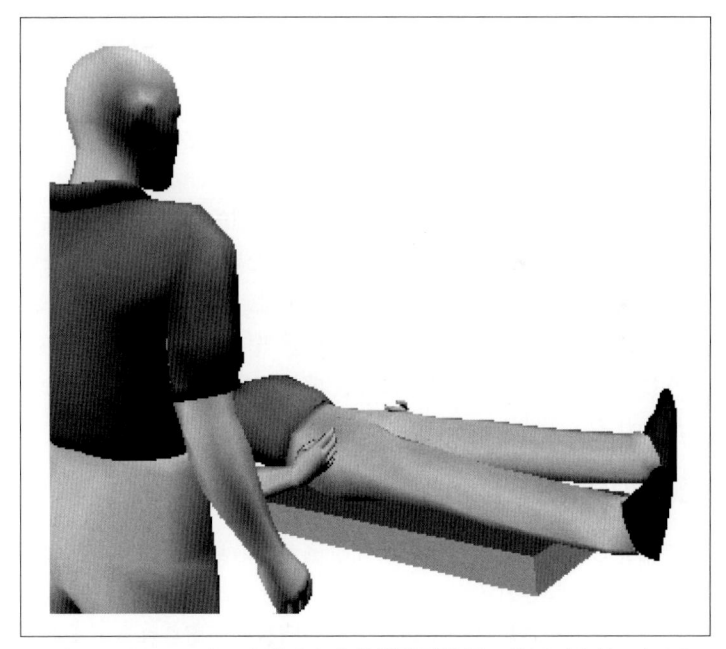

図2-7 Blankeらで報告された体外離脱体験の様子（文献34）より引用）
患者は，ベッドに横たわる自分の下半身が，まるで他人の身体を上から見下ろすような映像としてみえると報告した

junction）において，なんらかの機能不全が起こった時に生じるのではないかという指摘もある[36,37]．例えば，病理的に体外離脱体験が生じる患者の脳機能を調べたところ，TPJ領域に脳損傷あるいは脳の機能不全が確認された．また最近では，バーチャルリアリティの技術を用いることで，たとえ健常者であっても擬似的な体外離脱を体験できる[38~40]．これは，模型の手に対して触覚が生じたことを報告した研究[25]での現象を，身体全身に適用させた事例である．このほかLenggenhagerら[39]は，装着した実験参加者が立っている様子を，背後からカメラで撮影し，その映像を実験参加者に装着させた特殊なゴーグル上に呈示した．このゴーグルはヘッドマウンドディスプレイと呼ばれる市販品で，本来はテレビやゲームの映像を臨場感のある形で目の前に映し出すために使われている．このゴーグルを実験に用いたことで，実験参加者は自分の後ろ姿を眼前でとらえた．この状況で，実験者が実験参加者の背中を棒でつつくと，実験参加者は触覚を自分の背中で感じながら，背中が棒で触られている映像は自分の身体よりもはるか前方に存在すると感じた．ところが，これをしばらく続けると，実験参加者は棒の接触を映像上の身体位置で感じるようになった．この結果は，模型の腕に対する錯覚体験の場合と同様，視覚情報と体性感覚情報の統合によって身体意識が生起されることを示している．なお，バーチャルリアリティにおける模擬的な体外離脱体験の場合，病理的な体外離脱の症例と違って，四肢が伸び縮みしたり，急に動いたりといった異常な感覚は生じない．よってバーチャルリアリティにおける体外離脱体験は，臨床的な症例の一部の現象を再現した擬似的な体験であると考えるのが妥当であろう．Blankeら[36,41]が指摘するように，病理的な症例の背後には，感覚情報の統合の障害を考える必要があると思われる．

身体意識の様相

これまで紹介してきたさまざまな研究事例から，身体意識は多様な情報を統合した結果として生起されることがわかる．たとえ指先のように局所的な部位の認識であっても，そこには腕全体の姿勢の情報が考慮される．また，身体内部に存在する受容器で受容された情報だけではなく，視覚や前庭感覚など，さまざまな情報が身体意識の生起に利用される．脳損傷患者の症例研究や，健常者を対象とした脳画像研究から，このような情報の統合は大脳右半球の複数の

領域，運動関連脳領域，体性感覚野などの領域が，一つのシステムとして働くことで実現されると推察される．認知科学の領域では，身体に関わる多くの情報を統合する場として，身体図式（body schema）の存在を仮定している．身体意識の研究に関わる脳領域は，身体図式の活動を反映していると考えられる．身体図式については第4章第1節「身体の表象」で詳しく説明する．

　どうやら脳は，身体意識の生起にあたって，身体の物理的状況を忠実に再現するという戦略をとっていないように思われる．ピノキオ錯覚の実験条件のように，矛盾する感覚情報が同時に脳に入力された場合，脳はこれらの情報を最も矛盾なく解釈した計算結果を，身体意識として出力する．その結果，現実には起こりえないような現象が，主観的体験として生起されてしまう．確かに，ピノキオ錯覚の生起に関わる脳の解釈は，論理的に最も矛盾のない情報の解釈ともいえる．しかし同時に，この解釈は実際の身体状態とは著しくかけ離れた「非常識な」解釈でもある．模型の手の上で触覚を感じることも，現実的には決して起こりえない．にもかかわらず，脳は模型の手が触れられているという視覚情報を積極的に採用し，この起こりえない触覚体験をリアルに生起させてしまう．

視覚意識に学ぶ脳の働き

　なぜ身体意識の生起にあたって，身体の物理的状況を忠実に再現するという戦略がとられないのだろうか．視覚情報に対するアウェアネス，すなわち視覚意識の研究成果は，この問題に対して有益な情報を与えてくれる．最もわかりやすい研究事例は，眼の網膜上に存在する盲点（blind spot）の存在と，それを補う充填（filling-in）の現象である（**図 2-8**，**図 2-9**）．視覚の入り口は，眼の網膜上における光の受容である．網膜からの神経（視神経）は網膜のある一点に集まり，そこから眼球の外に出て脳に向かう．この視神経が集まる場所には，光を受容する細胞がない．この場所を盲点という．そのため，盲点に投射された光の情報は，実際には知覚されないはずである．にもかかわらず，われわれは日常生活において盲点の存在を意識することはない．たとえ片目で対象物をみても，視野の一部が欠けてみえることはない．これは，脳が盲点に投射された光の情報について，周囲の情報をもとに積極的に埋める（補う）働きをしているためである．この働きを充填という．

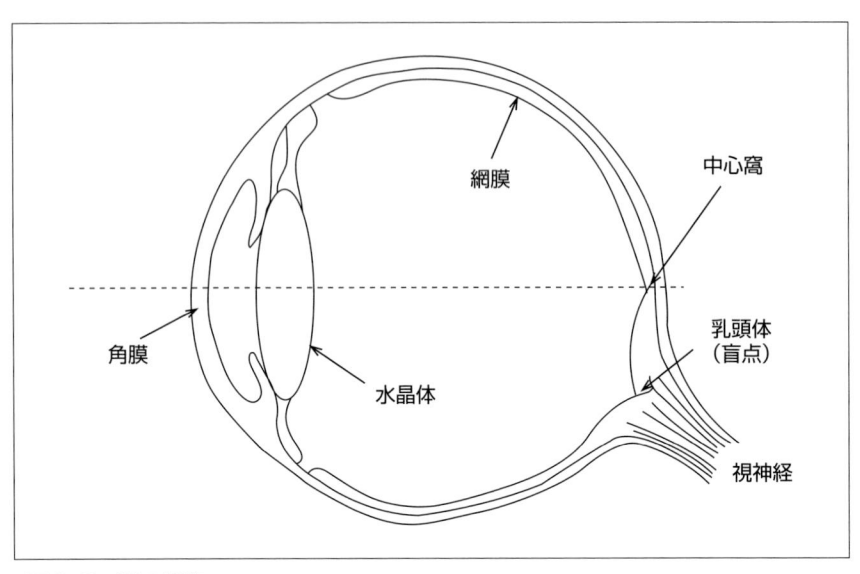

図 2-8　眼の構造
盲点の位置には視神経の束が集まるため，光を取り込む細胞がない

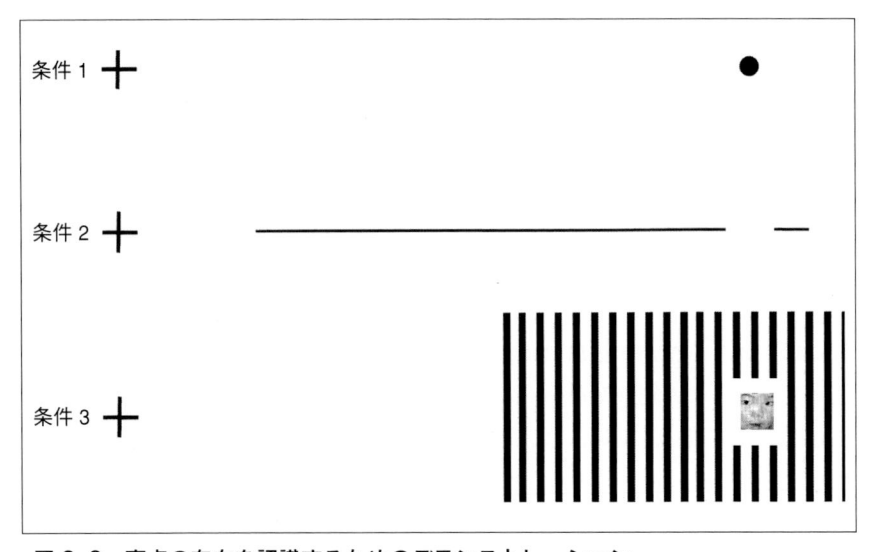

図 2-9　盲点の存在を認識するためのデモンストレーション

図 2-9 を用いて，盲点の存在や充填の現象を体験することができる．まずは条件 1 の図形を用いる．左眼をつぶり，＋印が右眼の正面にくるようにして，目の前に近づける（眼と＋印との距離は 10 cm 程度）．＋印をじっと見続けていても，右隅にある●印の存在に気づくことができる．その後，＋印をじっと見続けながら適当な距離まで図形を離していくと，ある距離（眼との距離は 20 cm 程度）で●印がみえなくなってしまう．これは，●印が盲点に投射されたためである．次に，条件 2 の図形を使ってまったく同じことを行ってみる．すると，先ほど●印がみえなくなった程度の距離まで図形を離すと，横線の切れ目がつながってみえる．さらに条件 3 の図形を使うと，縦縞の中にある赤ん坊の顔が消えて，ただの縦縞にみえる．

条件 2 と 3 で体験した現象は驚くべき現象である．盲点に投射されてしまった場所は，みえなくなるのではない．周囲と矛盾がないような映像が描き加えられるのである．確率論的にみれば，周囲に横線や縞模様が広がっていれば，盲点に投射された場所だけ局所的に別の映像が存在する可能性よりも，同じように横線や縞模様が描かれている可能性が高い．脳はそのことを知っており，現実的に起こりえそうな状況を盲点の場所に描き加えていることになる．盲点の存在を意識しないほうが，日常生活においては都合がよい．脳は盲点の問題に対処するための適応的方略として，実際の視環境を忠実に反映した結果（すなわち，何もみえない）ではなく，さまざまな解釈や計算をした結果をアウェアネスとして生起させているように思われる．

明るさの恒常性に関するデモンストレーションも，視覚意識に関わる脳の働きを知るうえで好材料である．図 2-10a では，光の当たっている面の黒い場所と，陰になっている場所の明るい場所が，同じ灰色（明るさ）で描かれている．一見したところ信じられない事実であるが，周囲の背景をうまく隠すと，確かに同じであることを自覚できる（図 2-10b）．物理的には同じ明るさであるにもかかわらず，明らかに違ってみえるのは，脳が照明条件を考慮して，明るさに対する主観的経験を調整しているからである．例えば，白いカップについて光が当たる面は明るく，影になる面は暗くみえる．にもかかわらず，われわれはそれが白黒のカップとは思わない．白いカップが照明条件によって見え方が変わっているだけだと認識する．この認識を，明るさの恒常性（lightness constancy）という．図 2-10 において体験した錯覚も，明るさの恒常性の性質

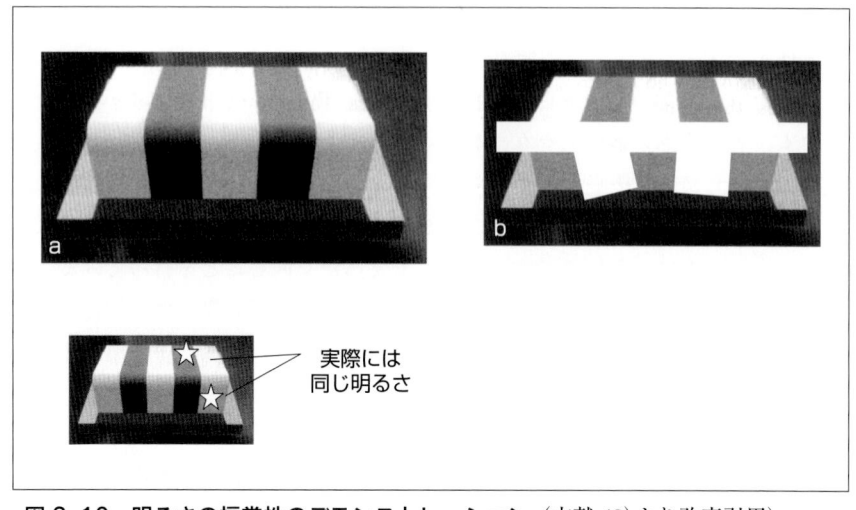

図 2-10　明るさの恒常性のデモンストレーション（文献 42）より改変引用）
　星印で示した 2 カ所は，実際には同じ明るさ（色）でつくられている（a）．錯覚を作り出している箇所を隠すと，同じ明るさであることがわかる（b）

を利用したものである．地球上に住む人間にとって，太陽光は上から照射される．建物内でも蛍光灯は天井に設置する．脳はこのことを「知っている」ため，視覚対象の解釈に積極的に利用する．脳の働きを擬人化すれば，その解釈は次のように説明できる．「図では光が上から照射されているため，陰になっている部分は暗くみえるが，実際にはもっと明るいはずである．逆に光が当たっている部分は明るくみえるが，それは光の反射が強いためであり，実際にはもっと暗いはずである．明るさの恒常性を維持するために，これを反映した意識経験を生起させよう」．

　やはりここでも，脳は実際の視環境を忠実に反映した結果ではなく，さまざまな解釈の結果をアウェアネスとして生起させていると考えられる．これはそのような解釈をしたほうが，実環境に適応するうえで都合がよいからである．このような解釈なしには，白いカップは照明や陰影の状況によって白黒のカップと認識されてしまう．

　身体意識が実際の身体の状態を忠実に反映しないのも，おそらく視覚意識の場合と同様，脳が環境に適応するための最適なシステムを構築した結果として

生じたと考えたほうがよいかもしれない．その一つの根拠が，道具の使用である．われわれは日常生活においてさまざまな道具を使用する．使い慣れた道具は，まさに手足の一部として機能する．ボールペンで文章を書く時，その書き味（触覚体験）は指先ではなく，ペン先で感じる．感覚受容器は指先にあるにもかかわらず，主観的な体験はペンの先まで延長するのである．この書き味は，ボールペンが自分にとって使いやすいかどうかを判断するのに重要な情報である．また，向かってくるボールを野球のバットやテニスラケットで打ち返すには，ボールをバットやラケットの芯で捉える技術が重要である．練習中は，ボールを芯で捉えたかどうかに注意を向けることもある．この際，われわれはバットやラケットを，腕の延長物として感じることができる．おそらく身体意識の生起に関わる脳のシステム，すなわち身体図式は，モノを身体の一部として表象できるように，身体の物理的な制約に必ずしも捉われない柔軟なシステムを構築しているものと思われる．身体図式の問題については，第4章「身体と空間の表象」で詳しく説明する．

　身体に関する多様な情報の中で，意識にのぼるのはそのごく一部に過ぎない．では，どのような情報が意識にのぼるのであろうか．それを決める一つの機能が，次節で紹介する注意の機能である．

第2節 意識と注意

　注意の機能は意識経験と密接に関わる．目の前ではっきりと起きている事象も，注意が向けられない場合には意識にのぼらず，見落とされてしまう．このことを明快に示したのが，非注意性盲目やチェンジ・ブラインドネス，注意の瞬きと呼ばれる現象である．また，大脳右半球の損傷によって対側空間の認識に問題が生じる半側空間無視についても，注意の障害が原因であることを示唆する研究が多く存在する．これらの知見はいずれも，注意が意識経験に重要な役割を果たしていることを示唆する．ここでは注意の基本的機能，非注意性盲目とチェンジ・ブラインドネスの現象，および半側空間無視における注意障害説について概説し，意識と注意の関連性について理解を深めたい．なお，注意の基本的機能については，初学者向けにも配慮された概説が多く存在するため，適時参照されたい[43〜45]．

空間的注意，視覚的注意

　注意の重要な機能は，膨大な入力情報の中から有益な情報を優先的に選び出すことにある．このような情報の選択機能としての注意を選択的注意（selective attention）と呼ぶ．関連して，選択的注意が特定の空間の場所に向けられる場合，その注意を空間的注意（spatial attention）と呼ぶ．また特定の感覚モダリティの情報に向けられた場合，視覚的注意（visual attention），聴覚的注意などと呼び分けることもある．われわれの感覚器官は，実に膨大な量の情報を受け取っている．しかし，人間が一度に処理できる情報量には限界があるため，必要な情報を選択する注意の機能が知覚情報処理の重要な役割を担っている．

　注意研究の重要性が再認識された1960年代，注意研究は主として聴覚的注意に関するものであった．典型的な実験課題は，参加者に左右の耳に異なる音声メッセージを聞かせ（両耳分離聴法；dichotic listening），その一方のメッセー

ジを声に出して読ませ（復唱法；shadowing），そしてもう一方に呈示したメッセージに関する質問に答えさせるというものであった．復唱させることで，そのメッセージのチャンネルに選択的に注意を向けさせ，もう一方のチャンネルには注意を向けさせないというのが，この課題のポイントである．この課題を用いた一連の研究から，メッセージの内容を理解するといった意味的な高次の情報処理には注意を選択的に向ける必要があることや，注意が向けられなかった情報については，音声がヒトの声か機械音かなどの簡単な弁別は可能であるものの，意味内容は理解できないことなどが明らかとなった．これらの結果から，注意とは重要な情報に対して高次の意味処理をするために選択的に透過させる，いわばフィルターの機能であると考えられた．1970年以降，注意研究の中心は視覚対象に対する空間的な注意の問題，すなわち空間的注意，視覚的注意の研究へと移り変わった．本書で説明する注意研究も，空間的注意，視覚的注意に関するものが主である．

注意による反応促進効果

　注意を特定の場所に向けることは，その場所で起こる出来事に対する情報処理にきわめて有益である．例えば，注意を向けた空間で起こる出来事に対して，素早く反応できるようになる．これは，反応時間課題を用いたさまざまな研究で確かめられている．反応時間課題とは，目標となるターゲットが呈示されたら，それに対して素早くボタンを押すといった課題のことである．図 2-11 は，注意研究で用いられる代表的な課題の一例である[46]．スクリーン上に3つの四角形が横並びで並んで呈示される．実験参加者は，真ん中の四角形に視線を固定しながら，3つの四角形のいずれか一つの中心にターゲットの光点が呈示されたら，素早く反応キーを押すように教示される．この課題では，ターゲットの光点が呈示される直前に，左右の正方形のうち一つが明るくなる（手がかり刺激）．このような課題を行うと，手がかり位置がターゲットの光点と同じ位置に呈示された場合（一致条件），手がかり刺激が呈示されない場合に比べて有意に反応時間が短くなる．さらに手がかり刺激と反対位置に光点が呈示される場合（不一致条件），反応時間は中立条件よりも長くなる．これらの結果から，注意の向けられた位置で起こる事象に対しては素早く反応できること，逆に注意を向けた場所から遠い位置の事象に対しては反応が遅れることがわかる．

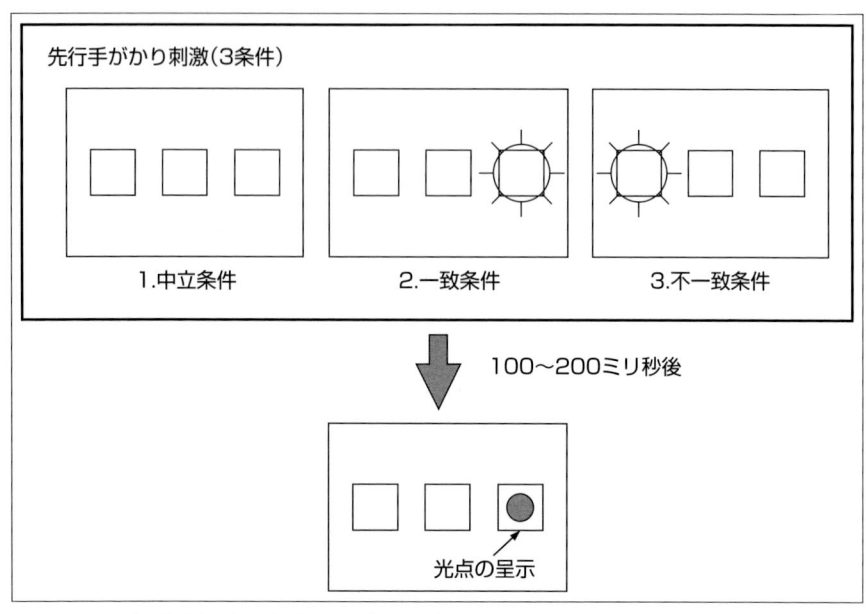

図 2-11 損益分析法の実験パラダイム（文献 46）より引用）
　スクリーン上に 3 つの四角形が横並びで並んでいた．実験参加者の課題は，真ん中の四角形に視線を固定しながら，3 つの四角形のどこかにターゲットの光点が呈示されたら，素早く反応キーを押すことであった．ターゲットの光点が呈示される直前に，左右の正方形のうち一つが明るくなった（手がかり刺激）．

注意による検出感度の上昇

　このほか，注意を向けた場所では必要な情報を検出する能力（検出感度）や，必要でない情報と区別する能力（弁別感度）が向上する．例えば，アルファベットの O と X が赤字または青字で 30 個呈示されているディスプレイの中から，仲間はずれの文字（例：一つだけ赤字の X がある）があったかどうかを回答する場合，仲間はずれの文字が呈示される前に，その場所に手がかり刺激が呈示されると，正答率が上昇した[47]．興味深いことに，手がかり刺激が現れてから 50〜100 ミリ秒という非常に短い間隔で仲間はずれの文字が呈示されると最も正答率が高く，それよりも時間間隔が長くなると，正答率は減少した．直感的には，手がかり刺激とターゲットの呈示間隔が長いほど，それだけ能動的に注

意をシフトするのが容易になるはずだから，検出感度は上がると予想される．実際の結果がそうならなかったのは，手がかり刺激の突然の登場によって反射的に注意が移動すること（受動的注意）と，意図的にある場所へ空間的注意を向けること（能動的注意）は別のメカニズムであり，ここで紹介した手がかり刺激の効果は，注意の受動的な誘導の効果であると考えられている．

さまざまな研究成果を総合すると，受動的注意が作動するのは手がかり刺激の呈示後 50〜200 ミリ秒程度までであり，能動的注意が作動し始めるのは手がかり刺激の呈示後 300〜400 ミリ秒と考えられている[44,48]．ただし，受動的注意と能動的注意は起源や時間的特性の違いはあるにせよ，その作用には共通性が高いことが指摘されている[49]．

顕在的注意と潜在的注意

通常，注意が向けられる場所は，視線の向けられている場所に一致する．しかし，視線を移動させずに注意だけを特定の場所へ移動させることも可能である．視線を向けて注意することを顕在的注意（overt attention），視線を向けずに注意することを潜在的注意（covert attention）という．

空間的・視覚的注意に関する重要な研究の多くは，潜在的注意の機能を調べる実験パラダイムを用いてきた．典型的な実験では，固視点（fixation point）となる場所を見続けながら，その周辺に出現する視覚ターゲットに注意を移動させ，適切な反応をすることを実験参加者に求める．本書で紹介する注意研究についても，その多くがこのパラダイムを用いている．研究として潜在的注意のパラダイムが好まれる理由の一つは，実験で得られる現象が眼球運動がもたらす効果ではなく，純粋な認知機能としての注意の効果によって説明できることにある．

最近，このような潜在的注意主体の研究の流れに対して異を唱える研究者が増えている[50]．これは，視線を動かすことで顕在的に注意を向ける時，その視線の中心では非常に高い空間解像度で視覚情報を獲得することができるためである（第 3 章第 2 節を参照）．網膜上の視細胞の解像度は，中心窩から離れるに従って低くなっている．このため，視線の中心に投影された視覚像に比べて，周辺に投影された視覚像は不鮮明となってしまう．よって，ターゲットとなる視覚対象を視線の中心で，すなわち顕在的注意で捉えることは，その後の視覚

情報処理について有益と考えられる．実際，われわれの眼は非常に急速に効率よくターゲットを捉えるのに十分な運動機能を備えており，特別な状況を除けば（例えば，バスケットボールなどのボールゲームにおいて，視線の位置からパスコースを察知されないように，視線を向けずに味方選手の位置を探す場合），視線をアクティブに動かして視覚ターゲットに注意を向けるほうが自然な行為といえよう．

注意のメタファー

注意に携わる研究者たちは，さまざまな隠喩表現（メタファー）を通して注意の機能をわかりやすく伝えようと努力してきた．例えば，空間的注意が向けられた場所に対する情報処理が局所的に促進されることから，空間的・視覚的注意をスポットライトあるいはズームレンズにたとえる場合がある．スポットライトが舞台の中で注目すべき登場人物や場所を浮き立たせるように，空間的注意は視野の特定の対象に対しそれを他の対象から際立たせるように作用する[43]．また，ズームレンズが狭い領域（望遠）から広い領域（ワイド）へとその対象を可変できるように，空間的注意を向ける視野の大きさはある程度自由に変えることができる．このほかにも注意は，必要な情報だけを透過するフィルター，あるいはボトルネックであるといった表現や，視覚的注意がさまざまな視覚的特徴を統合するための接着剤であるといった表現も登場する．

無論，このような隠喩表現には一長一短がある．例えば，スポットライトによる隠喩表現は，視覚的注意の向けられる範囲が局所的であることを伝えるのに効果的であるが，ズームレンズのように注意の範囲が可変しうることや，範囲の可変に伴って空間解像度が変化するといった特性をうまく説明できない．注意にかかわる多くの研究者は隠喩表現の際に，それが抱える事実誤認の危険性を併記する場合が多い．しかしながら，隠喩表現は直感的に注意の機能を理解するのに有益であり，特に初学者を対象としたテキストなどでは根強く利用されている．

注意を体感する――線運動錯視

空間的注意の特性を利用した錯視（いわゆる眼の錯覚）に線運動錯視（line-motion illusion）がある[49,51]．図 2-12 は，線運動錯視をもたらす典型的な刺激

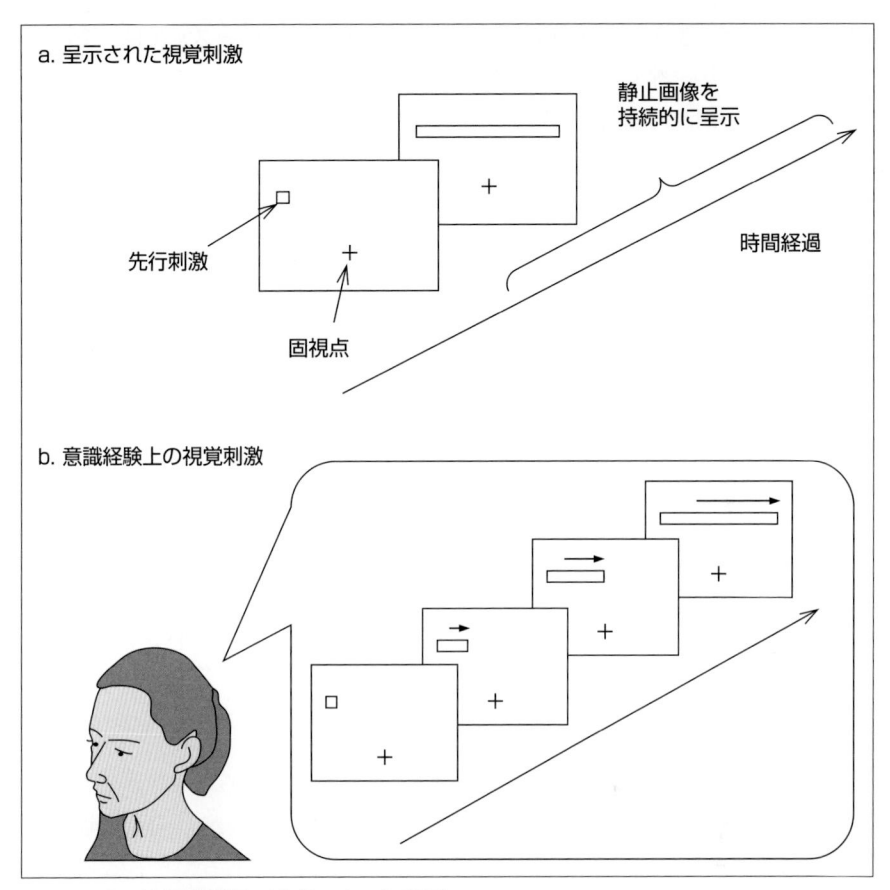

図 2-12 線運動錯視（文献 51）より引用）
　実験参加者は固視点に視線を向けた状態で画面を見続けた．画面上には，小さな先行刺激に続いて横長の直線が呈示されたにもかかわらず，実験参加者は先行刺激側から線が徐々に延びていくような意識経験を得た

の例である．これは，手がかり刺激を用いてディスプレイの左右のいずれかに空間的注意を誘導した直後，横長の直線を呈示すると，実際には横長の直線は瞬時に呈示されているのに，その直線が手がかり刺激を起点として伸びていくように（徐々に描かれているように）錯覚する現象である．
　線運動錯視の現象を体験するプログラムが，下記の Web ページからダウンロー

ドすることができる．このWebサイト（高次視覚データベース）では，空間的注意について第一線で活躍している心理学系の研究グループ（横澤一彦，熊田孝恒，齋木 潤，河原潤一郎）が，高次視覚機能の研究成果を気軽に体感できる機会を提供する場として，さまざまなデモンストレーションを提供している．
①線運動錯視を体験できるWebページ（提供：高次視覚情報データベース）
　http://www.l.u-tokyo.ac.jp/AandC/HLV/DataBase/index.html
②高次視覚情報データベースのトップページ
　http://www.l.u-tokyo.ac.jp/AandC/HLV/index.shtml

線運動錯視の現象は，視覚的注意の概念を用いてうまく説明することができる[44,51,52]．すなわち，手がかり刺激が呈示された場所に注意が向けられることで，局所的にその場所の情報処理が促進され，処理の速度が速くなる．その結果，手がかり刺激に近い部分と遠い部分の間で処理の時間差が生じ，運動の知覚が生じたと考えられる．

非注意性盲目，チェンジ・ブラインドネス

目の前のゴリラに気づかない？

目の前ではっきりと起こっている出来事も，注意が向けられなければ意識にのぼらないことがある．このことを明快に示した現象の一つが，「非注意性盲目（または非注意盲；inattentional blindness）」という現象である[53〜55]．この現象は，体験した者に大きな驚きを与えるため，テレビの教養バラエティ番組でも頻繁に紹介されている．

Simonsら[54]は，実にユーモア溢れた方法で非注意性盲目の存在を実証した．実験課題は，バスケットボールを3人でパスする映像を観察し，パスの合計回数を答えることであった．映像の途中で突然，ゴリラの着ぐるみを着た人，あるいは傘をさす女性が，選手の間をゆっくりと通り過ぎた．実験参加者がパス回数を回答した後，映像の中で課題に無関連な刺激が映っていなかったかを質問したところ，驚くべきことに，半数の参加者は着ぐるみのゴリラや女性に気づいていなかった．映像には，事前に無関連な刺激が映ることを知っていれば容易に気づくことができるほど，着ぐるみのゴリラや女性ははっきりと映って

いる．しかしながら実験参加者は，事前になんの予告も受けておらず，さらにその刺激が実験課題と無関連なことから，空間的注意が向けられず，意識にのぼらなかったと解釈できる．

非注意性盲目――実験室的研究

Mackら[55]の一連の実験では，実験参加者はコンピュータのディスプレイに呈示された固視点を見続けながら，周辺に瞬間的に呈示される大きなクロス図形の縦棒と横棒ではどちらが長かったかを回答してもらった（図 2-13）．実験参加者はクロス図形に対して，視線を動かさずに潜在的に注意を向けることで，高い正答率（約 90％）で長さを判断することができた．数試行の後，クロス図形が呈示されると同時に，固視点が小さなダイヤモンド図形や単語に切り替わると，実験参加者はずっと固視点を見続けているにもかかわらず，多くの人がダイヤモンド図形や単語に切り替わったことに気づかなかった．この結果から，

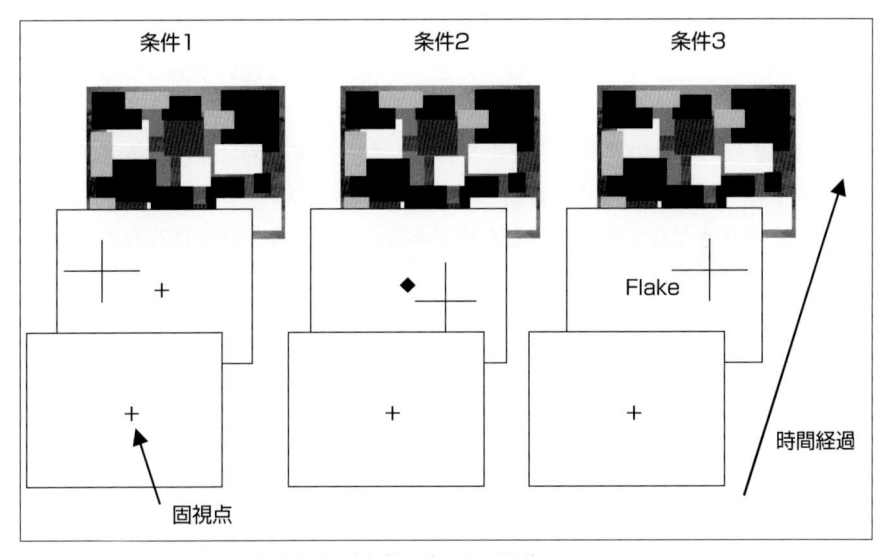

図 2-13 Mack らの実験課題（文献 56）より引用）
　実験参加者は固視点に視線を向けた状態で，画面に登場するクロス図形の縦と横の棒の長さを判断した（条件 1）．クロス図形に対して空間的注意が向いている最中に，固視点を黒いダイヤモンド図形（条件 2）や単語（条件 3）に切り替えても，約半数の実験参加者がその事実に気づかなかった

たとえ固視点の位置，すなわち視線の先に呈示した視覚刺激であっても，その刺激に対して空間的注意が向けられなければ，意識的には知覚されないことがわかった[57]．

変化の見落とし

チェンジ・ブラインドネス（変化の見落とし，または変化盲；change blindness）の現象も，非注意性盲目の現象と同様，意識と注意の関係を示した非常に興味深い現象である[58,59]．典型的なチェンジ・ブラインドネスの実験[58]では，わずかに違いのある写真が2枚，一定の時間間隔で交互に呈示される（図2-14）．2つの写真を呈示する間にわずかなブランク（例えば，画面が真っ白になる）を呈示することで，1枚の写真が点滅して呈示されているようにみえる．このような画像呈示法をフリッカー法と呼ぶ．実験参加者の課題は，2枚の写真を見比べてどこが違うかを指摘することである．図2-14のように2枚の写真静止画を並べて見比べると，その違いは比較的わかりやすいかもしれない．しかしながら，フリッカー法のもとで写真を見比べると，違いのある場所に運よく注意を向けることができない場合，たとえ非常に大きな違いであっても，それを見落としてしまう．

実は，2枚の写真の間にブランクを挿入しないで連続的に呈示すると，写真の違いをみつけるのが非常に容易となる．これはブランクがないと，2つの写真の違いが動きとして検出されるためである．フリッカー法では写真の間にブランクを挿入することで，2枚の写真の違いが動きとして知覚されず，その違いが見落とされやすくなっている．フリッカー法以外にも，動きの情報を利用できないようにする操作で，写真や情景の著しい変化を見落としてしまう現象が報告されている．例えば，実験参加者が目を動かしている間[60]，または瞬目している間[61]に写真が変化すると，その変化を見落としてしまう．よってチェンジ・ブラインドネスの現象は，視覚像の変化に伴って生じる動きの情報に適切に注意を向けることができない場合に発生する現象といえる[62,63]．

実環境における検証

チェンジ・ブラインドネスの現象は，ディスプレイ上の視覚刺激だけでなく，実環境においても起こる[64]．Simonsら[64]の実験では，道端で地図を持った男性

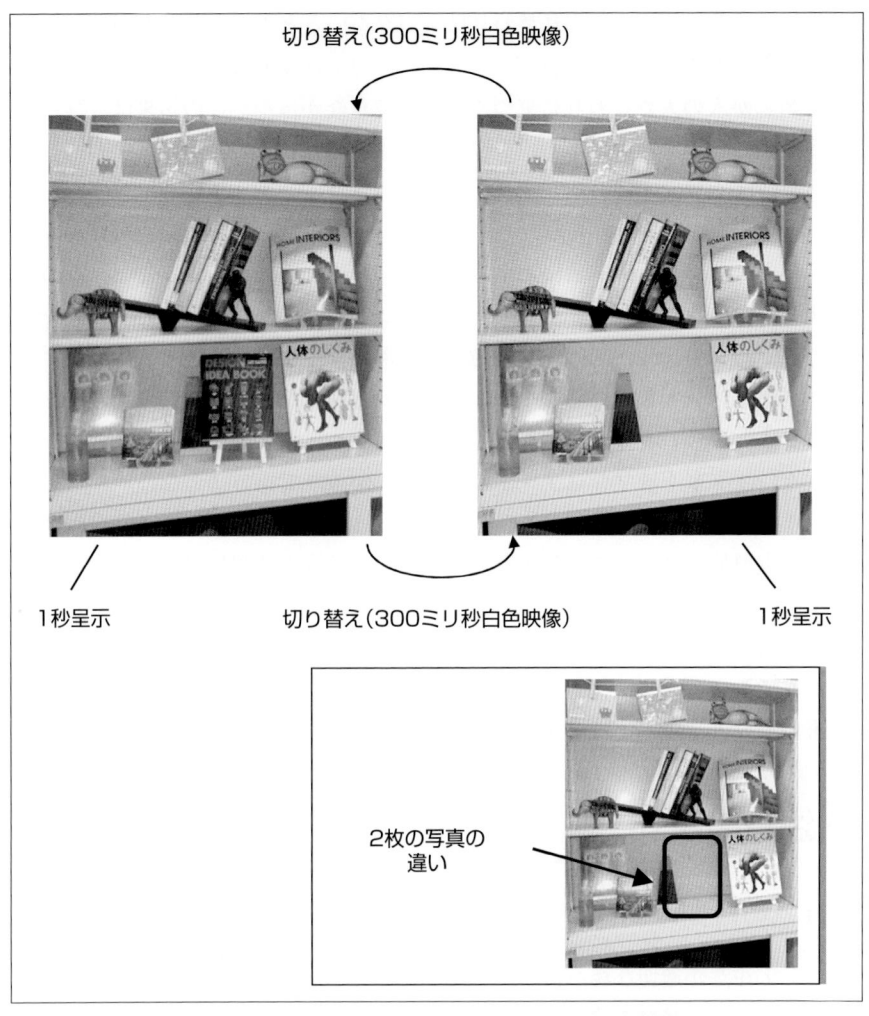

図2-14 チェンジ・ブラインドネスの実験で使用される映像刺激の例
2つの映像が切り替わる際，白色画面のようなブランクが挿入される

が道を尋ねてくる．道を説明している最中に，立て看板（実験ではドアを使用した）を持った人たちが，不意に2人の間に割って入る．実はこの間に，道を尋ねた人と立て看板を持った人が入れ替わり，そのまま道の説明を聞き続ける．

常識的に考えれば，人の入れ替わりに気づかないことなどありえないことのように思う．ところが，Simons らの実験では，15 名の実験参加者のうち，わずか7名しか人の入れ替わりに気づくことができなかった．この結果は，写真のような2次元空間だけでなく，実環境の3次元空間においても，動きの情報の検出を妨げる状況では，顕著な変化が見落とされてしまうことを示唆する．

　自動車運転中に脇見をすることが，事故を引き起こす原因となる場合がある．脇見がいわばフリッカー法におけるブランクの役割を果たしてしまい，目の前の状況変化を見落として事故が起こりうることは，容易に想像がつくであろう．目の前で顕著な変化が起これば，絶対に見落とすはずがないと考える．チェンジ・ブラインドネスで利用される刺激をみれば，「自分は絶対にこんな顕著な変化を見落とさない」という確信すらもつかもしれない．Levin ら[65]はこのような人々の認識（心理学ではメタ認知という）が誤りであることを，チェンジ・ブラインドネス・ブラインドネス（change blindness blindness）と絶妙に表現した．実環境では膨大な情報が存在するため，多様な情報に対して幾度となく注意を移動させる場合がある．このような状況において，注意が向いていない状況で起こる変化は，たとえそれが顕著な変化であっても，見落とされることがある．チェンジ・ブラインドネスは，空間的注意が意識経験（アウェアネス）に重要な役割を果たすことを示す現象である．

注意の瞬き

注意の時間的制約

　たとえ注意が適切な場所に向けられていても，その場所で2つの事象が連続して起こると，後続の事象を見落としてしまうことがある．この現象は，2つの事象が特定の時間間隔で呈示された場合に生じる．このため，見落としの現象は一度ある刺激に対して注意を向けると，その後一定期間注意が機能しなくなることが原因と考えられている．この現象は，瞬きの最中に起きた出来事を見落とす現象になぞらえて，注意の瞬き（attentional blink）と呼ばれる[66,67]．どうやら視覚的注意は，一仕事を終えた後，次の仕事にとりかかる前にわずかな「休憩」を必要とするらしい．注意の瞬き現象は，視覚的注意の時間的特性

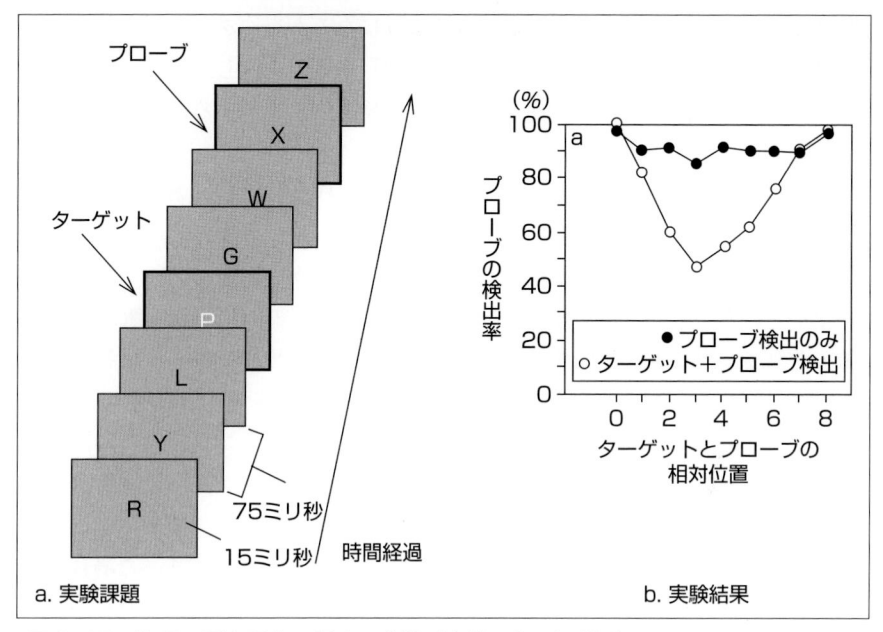

図 2-15　注意の瞬き現象に関する実験（文献 66）より引用）

を明らかにする現象として重要である．

　注意の瞬き現象は，一般に高速連続視覚呈示の課題（RSVP：rapid serial visual presentation task）を用いて検証される（**図 2-15a**）．RSVP 課題では，短い時間の間に，ターゲットとなる 2 つの刺激（文字）と妨害刺激（数字）が呈示される．例えば，Raymond ら[66]の実験では灰色の画面の中心部に，黒色のアルファベットが短時間のうちに次々と呈示された．その速さは 1 秒間に約 11 字という速いペースであった．この高速呈示の最中に，白色のアルファベット（ターゲット）が 1 文字挿入された．また一部の試行では，ターゲットの呈示後に黒色でアルファベットの X（プローブ）が黒色で登場した．実験参加者の課題は，ターゲットがなんであったか（ターゲットの同定），またプローブである黒色の X が登場したかどうかを回答すること（プローブの検出）であった．注意の瞬き現象を調べるにあたって重要となるのは，プローブの検出率が，ターゲットとプローブの間の時間間隔によってどのように変化するかということであった．すなわち，ターゲットの同定に注意を向けた後，どの程度の時間間隔

でプローブに注意を向けることができるようになるかを，ターゲットとプローブの間に挿入するアルファベット（妨害刺激）の数で操作し，プローブに注意を向けることができたかどうかをプローブの検出率で判断する，というものであった．

図2-15bは，Raymond[66]らにおけるプローブの検出率である．横軸はターゲット文字とプローブ文字の相対呈示位置を反映している．横軸の値が0の場合はターゲット文字がXであったこと，1の場合はターゲットとプローブが連続して呈示されたこと，2の場合はターゲットとプローブの間に妨害刺激が1文字挿入されていたことを意味する．縦軸はプローブの検出率であり，縦軸の値が大きいほどプローブを高い確率で検出できたことを意味する．実験の結果，2つのターゲットが連続して呈示された場合（ターゲットとプローブの時間間隔が0.1秒以下），および挿入される妨害刺激の数が6個以上であった場合（時間間隔が0.5秒以上），実験参加者は80%以上の確率でプローブを検出することができた．しかしながら，挿入される妨害刺激の数が1〜6個であった場合（時間間隔が0.1〜0.5秒の範囲内），検出率が60%程度に落ち込んだ．またターゲット文字を無視して，プローブの検出のみを行ってもらう課題の場合，時間間隔に関わらずプローブの検出率が高かった．以上の結果から，先行するターゲットに対して注意を向けた条件では，その後0.1〜0.5秒の間に呈示されたプローブ刺激に対して注意を向けることが困難となり，検出に失敗する確率が高くなる，いわゆる注意の瞬き現象が確認された．

注意の瞬き現象と認知情報処理

なぜ，注意の瞬き現象が生じるのであろうか．多くの研究者はその原因として，プローブそのものは知覚的に処理されているが，それに対して高次の認知情報処理を行う段階で問題が生じるからだと考える[68〜70]．この考え方に基づけば，視覚刺激に対する情報処理には前処理と後処理の2段階がある．前処理の段階は，注意などの認知機能が関与しない前注意的な段階である．前処理には一度に処理できる容量に制限がないため，RSVP課題で呈示されたすべての刺激は前処理の段階を通過する．後処理の段階では注意や記憶などの認知機能が関与し，注意が向けられた情報が意識にのぼる．ただし，後処理には一度に処理できる容量に制限があるため，ある視覚刺激を処理している間，後続の刺激

は足留めを受ける．足留めの時間が長いとその情報を保持できなくなり，意識にのぼることができなくなる．これによって注意の瞬き現象が起こる理由であろう，という考えである（実証研究として Vogel ら[71]を参照されたい．また知覚の初期の問題とする考え方については，Cornwell ら[72]を参照されたい）．

半側空間無視――注意の障害？

注意障害説

ここまで紹介してきた非注意性盲目，チェンジ・ブラインドネス，注意の瞬き現象は，視覚対象のアウェアネスには，その視覚対象に対して注意を向ける必要があることを示した．このような知見から，臨床場面でしばしば遭遇する半側空間無視（unilateral spatial neglect，または hemineglect）の症状にも，脳損傷がもたらす注意障害が関与しているという仮説が出された．この仮説は注意障害説と呼ばれる（より詳しい説明は，森岡[73]や前島[21]を参照されたい）．

半側空間無視の症状は，さまざまな病巣で生じるものの，特に大脳右半球の損傷，特に頭頂領域に損傷した患者が，対側空間である左側の空間を無視してしまうケースが多い[74]．大脳右半球の損傷患者は，視覚刺激が単独で呈示された場合には，それが左空間であっても認識できる場合がある．実際，右頭頂野が損傷を受けても，感覚刺激を初期段階で処理する脳領域（例えば，一次視覚野）が損傷していなければ，呈示された視覚刺激に対して一定の情報処理が遂行されるため，刺激が意識的に知覚されても不思議ではない．ところが左右両側で呈示されると，左空間に呈示された刺激を無視してしまう[75]．

このような行動所見と，右頭頂野が空間的注意に関与する脳領域であるという事実から[74,76~78]，半側空間無視は脳損傷による注意の障害が原因なのではないか，という仮説が示された．すなわち半側空間無視とは，複数の刺激に対して注意を向ける必要がある条件のもとで，脳損傷の対側空間である左空間に対して空間的注意を向けることができないために生じる，という仮説である．もしこの仮説が正しいならば，たとえ複数の刺激が両側に呈示されても，それが一つの図形として知覚され，注意を複数の刺激に配分する必要がない条件では，半側空間無視が軽減されるはずである．

カニッツァ図形を利用した実証研究

Mattingley ら[79]は,物理的には存在しない主観的輪郭が意識的に知覚されるカニッツァ図形[80]を用いて,この問題を検討した.生理学的な知見から,カニッツァ図形の認識には注意が関与する以前の情報処理過程,すなわち大脳皮質の後頭領域(V2 野)を中心とした初期視覚過程が関与することがわかっている[81].したがって,半側空間無視の症状が注意の障害に由来するとしても,半側空間無視を呈する患者はカニッツァ図形における主観的輪郭を認識できると考えられた.実験の結果は,仮説のとおり,主観的輪郭によって一つの図形が知覚される刺激では,左側の刺激に対する無視が改善されることを示した(**図 2-16**).この結果は,注意障害説を強く支持するものである.

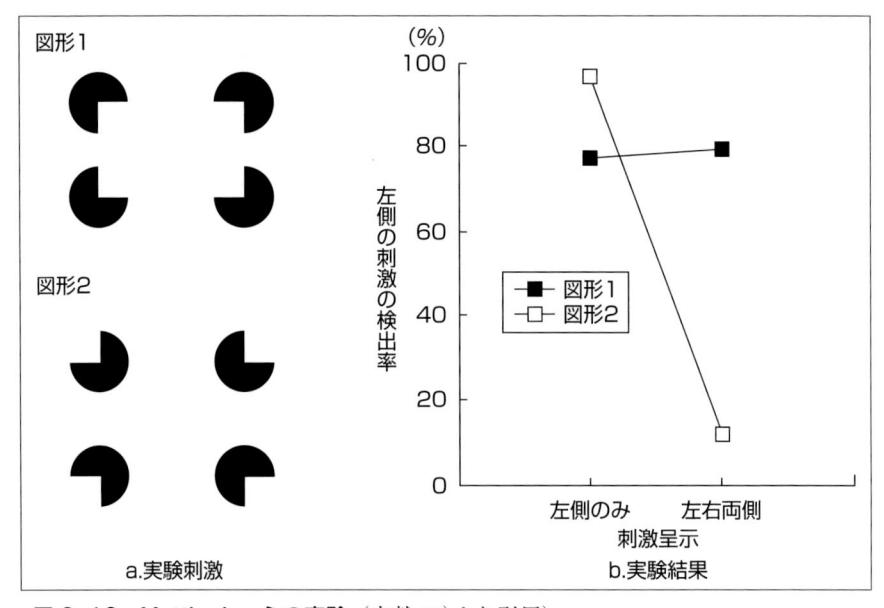

図 2-16 Mattingley らの実験(文献 56)より引用)
a のように,物理的には存在しない白い四角形が図の中央部で知覚される場合,視覚刺激が両側呈示されても,左側の刺激を無視する確率が低くなった

第3節 意識にのぼらない知覚

　第2章第2節「意識と注意」では，注意が向けられなかった情報が意識にのぼらないことに触れた．では，意識にのぼらなかった情報はどのような運命を辿るのであろうか．実は，脳内では意識にのぼらなかった情報に対しても，一定の知覚情報処理がなされている（サブリミナル知覚，または閾下知覚）．例えば，瞬間的にある単語を呈示した時，それが意識にのぼらないほどわずかな時間の呈示であっても，脳内ではその単語の意味までもが正しく認知されている．さらに，潜在的に知覚されたこれらの情報が，身体運動にも大きな影響を与えている．本節ではまず，潜在的な知覚・認知情報処理の存在を明らかにした研究知見について紹介し，続いて潜在的な知覚と身体運動の関係について概説する．

意識にのぼらない知覚情報処理

3つのアプローチ

　潜在的な知覚情報処理が確かに存在することを実験によって明らかにする方法として，少なくとも3つのアプローチがある．第1のアプローチは空間的・視覚的注意を操作する方法，第2のアプローチはマスキングという手法を用いる方法，そして第3のアプローチは，いわゆる神経心理学的な方法である．最初の2つのアプローチは，刺激が意識にのぼらないように工夫をして実験参加者に呈示し，その刺激が確かに知覚されている根拠を示すという方法である[82]．これは主として健常者を対象として実験する場合のアプローチである．第3のアプローチは脳損傷によってアウェアネスに障害がある患者を対象として，知覚刺激がアウェアネスのレベルでは認識できていないのに，その情報が確かに処理されている根拠を示すという方法である．以下，それぞれのアプローチに

ついて代表的な研究事例を紹介する．

空間的注意を利用する方法

　前節で説明したように，視覚刺激に対して正しく空間的注意が向けられないと，その刺激をアウェアネスのレベルで知覚するのが困難となる．これを利用して，空間的注意が向いていない場所に視覚刺激を呈示することで，意識にのぼらない知覚情報の呈示が可能となる．以下に，非注意性盲目や注意の瞬き現象によって意識にのぼらなかった知覚刺激が，潜在的には知覚されていることを示した研究を紹介する．

　Mack ら[55]は，非注意性盲目の現象を利用して，潜在的な知覚情報処理の存在を示した．彼らはまず**図 2-13** の課題を用いて，クロス図形と同時に固視点の位置に単語を呈示しても，多くの実験参加者は固視点が単語に変わったことに気づかないことを確認した．実験参加者はこの課題の終了後，呈示されていた単語が何であったと思うかについて，4 つの単語から強制選択するよう求められた．実験参加者にとってみれば，単語の存在に気づいていないわけだから，半ばでたらめな選択である．その結果，実験参加者の約半数が正しい単語を選択することができた．彼らが本当にでたらめに選択していれば，正しい単語が選択される確率は 4 分の 1 である．約半数の参加者が正答したという結果は，その選択が決してでたらめではないことを示している．

　Luck ら[83]は，注意の瞬き現象によって意識にのぼらなかった単語に対して，潜在的にはその意味までもが正しく知覚されていることを，事象関連電位（ERP：event related potential）の測定によって明らかにした．この事象関連電位とは，感覚刺激に対して知覚・認知情報処理がなされる過程を，脳波の変化によって捉えようとするものである．さまざまな成分のうち，感覚刺激の呈示から約 400 ミリ秒後に出ている陰性の電位（N400）は，感覚刺激が先行する文脈にそぐわない場合に，大きな値を示すことがわかっている．例えば，「ひげをそるものは，……」と聞けば，「カミソリ」や「シェーバー」と続くことを期待する．この状況で文脈にそぐわない単語（例えば，タイヤ）が出てきた場合，文脈に合う単語が出てきた場合に比べて，N400 の電位は大きくなる．Luck らは，注意の瞬きによって意識にのぼらなかった単語が，先行する文脈にそぐわなかった時に，N400 の成分が大きくなることを示した．この結果は意識にのぼらな

かった情報について，単なる潜在的な知覚のみならず，高次の意味的処理がなされていることを意味している．

マスキングを利用する方法

マスキング（逆向マスキング）とは，ターゲットとなる知覚刺激の呈示直後に，妨害刺激を呈示することによって隠してしまい（マスクをかけてしまい），ターゲットの存在を認識できないようにする方法である．ターゲットが視覚刺激の場合には，ターゲットとなる知覚刺激を瞬間的に呈示し，間髪いれずにその場所に妨害刺激を呈示することでマスクがかかる．ターゲットが聴覚刺激や触覚刺激の場合，ターゲットを弱い強度で呈示し，その直後に強い強度の妨害刺激を呈示することでマスクがかかる．

マスキングを用いて呈示されたヘビやクモの写真は，その存在が認識されないにもかかわらず，ヘビやクモに対して恐怖感を感じる人たちの恐怖反応を引き起こす．Öhman ら[84]は，ヘビ，クモ，花，キノコの計 4 種類の写真を用意し，それぞれマスクありとマスクなしの条件で実験参加者に呈示した（図 2-17）．マスクあり条件の場合，写真を 30 ミリ秒呈示した直後に中性的なマスク刺激を 100 ミリ秒呈示した．一方，マスクなしの条件では写真のみを 130 ミリ秒呈示した．恐怖反応の測定指標には，指先の発汗量〔皮膚コンダクタンス反応（SCR：skin conductance response）〕を用いた．ヒトは恐怖を感じると，手のひらに微量の汗をかく．SCR は発汗に伴う電気的反応であり，手のひらの発汗量（精神性発汗）が多くなるほど，SCR の振幅が大きくなる．実験の結果，マスクあり・なしの両条件において，ヘビに恐怖を感じる参加者はヘビの写真に対して SCR の振幅が大きくなり，クモに恐怖を感じる参加者はクモの写真に対して SCR の振幅が大きくなった．この結果は，マスキングによって意識にのぼらなかったヘビやクモの写真刺激に対して，潜在的な情報処理がなされていることを示している．

神経心理学的な方法

神経心理学的な方法では，半側空間無視やさまざまな失認の症状を呈する患者が対象となる．例えば，Mattingley ら[85]は右大脳半球の損傷によって半側空間無視の症状を呈する患者を対象に，平行線の二等分課題を行った．いくつか

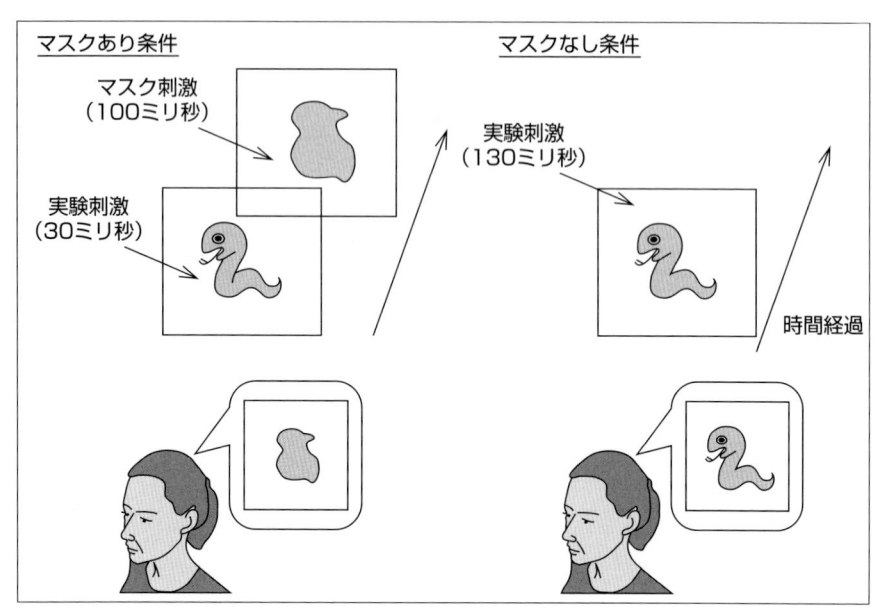

図 2-17 マスキング法を用いて潜在的な知覚情報処理の存在を示した実験例（文献 84）より引用）

　実験参加者群は，ヘビに恐怖感を感じる群，クモに恐怖を感じる群，およびコントロール群であった．ヘビ，クモ，花，キノコの計 4 種類の写真（実験刺激）を用意し，それぞれマスクありとマスクなしの条件で参加者に呈示した．マスクあり条件の場合，実験刺激の存在を認識することができない．恐怖反応の指標として指先の発汗量（SCR）を測定した．その結果，マスクあり・なしの両条件において，ヘビ嫌いの人はヘビの写真に対して SCR の振幅が大きくなり，クモ嫌いの人はクモの写真に対して SCR の振幅が大きくなった

の条件では，平行線の左側にミューラー・リアー錯視図形で用いられる矢羽を描いた平行線で，二等分課題を行った（**図 2-18**）．矢羽が線分の一方にのみ描かれた場合でも，わずかに錯視の効果が得られることが，健常者を対象として確認されている．すなわち，矢羽が外側を向いている場合（b），左側が実際よりも長くみえるため，結果として二等分点はごくわずかであるが左側に寄る．矢羽が内側を向いている場合（c），左側が実際よりも短くみえるため，結果として二等分点は，矢羽がない平行線での結果に比べて右に寄る．実験の結果，半側空間無視の患者は，線分の左側に矢羽がついていることに気づかなかったにもかかわらず，一部の条件で健常者と同じ傾向を示すことがわかった．この

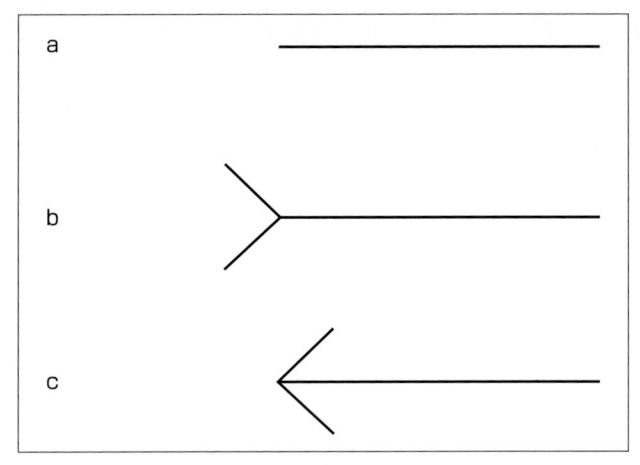

図 2-18　Mattingley らにおいて用いられた視覚刺激の一例
（文献 85）より引用）

ミューラー・リアー図形で用いられる矢羽が一方だけでも，矢羽が外側を向けば実際よりもわずかに長く見え（b），内側を向けば短くみえる（c）．矢羽が平行線の左側にのみついている場合，半側空間無視の症状を呈する患者が矢羽の存在に気づくことが困難となる

結果は，意識にのぼらない左空間の視覚刺激が，潜在的には知覚されている可能性を示唆する．この結果は，カニッツァ図形（**図 2-16**）を利用した線分二等分課題を用いた研究からも支持されている[86]．

　大脳右半球損傷による左空間の無視症状は，視覚刺激に対してだけではなく，体性感覚刺激に対しても観察されることがある．その症状は視覚刺激の場合と同様であり，体性感覚刺激が左側の身体部位に呈示された場合には認識できるが，身体の両側に呈示された場合に，左側に呈示された刺激を無視してしまう．この無視されてしまった体性感覚刺激が，やはり潜在的には知覚されていることを示唆する報告がある[87,88]．ある大脳右半球損傷患者は，眼を閉じて鍵やハンコのような物体を両手に持った場合，左手に持った物体がなんであるかを認識できなかったが，左右の物体が同じ物体かどうかを判断すると，でたらめに答えるよりもはるかに正確な判断をすることができた[87]．また別の患者は，左手に持った物体の認識において，通常は物体の認識ができなければ生じえない

と考えられる，知覚的な残効（perceptual aftereffect）の現象がみられた[88]．この残効は，手に握る物体の大きさを判断する際に，直前まで持っていた物体の大きさが影響を与えるという効果である．例えば直径 5 cm の球を握った時，その直前に直径 1 cm の非常に小さな玉を持った後のほうが，その直前に直径 10 cm の大きな球を握った場合よりも大きく感じる．このような残効は，手に握った球の大きさを認識できて初めて成立すると考えられる．これに対して Maravita[88] は，左手に握った物体の大きさを認識できない患者において，この残効がみられることを確認した．この結果から，潜在的には左手に握った物体の大きさに関する情報が知覚されており，それが以後の大きさ判断に残効として影響を与えたと考えられる．

意識にのぼらない知覚情報に対する意味的な処理

プライミング効果

潜在的な知覚情報処理の存在を実証する研究の中には，意識にのぼらなかった単語の意味，あるいは絵のカテゴリーといった高次の認知的情報が，その後の単語や絵の処理に影響を及ぼすことを示唆する報告がある．これらの研究の多くは，プライミング効果（priming effect）を利用した実験を行っている．プライミング効果とは，最初に呈示された刺激（プライム）の影響を受けて，次に呈示される刺激（ターゲット）に対する反応が変わることを指す[89]．例えば，画面に単語が出現したら素早くボタンを押すといった反応時間課題を考えてみる．「ヒゲ」という単語に対する反応時間を，その直前に反応した単語が「カミソリ」であった場合と「タイヤ」であった場合で比べてみる．すると，「ヒゲ」に関連がある「カミソリ」であった場合のほうが，ヒゲに対する反応時間が早くなる．すなわち，ターゲットとなる単語に先駆けて，ターゲットに関連のある単語がプライム刺激として呈示されると，それによりターゲットに関する処理が促進される．これをプライミング効果という．

無意識的プライミング効果

マスキングを利用してプライム刺激が呈示されたことに気づかないような場

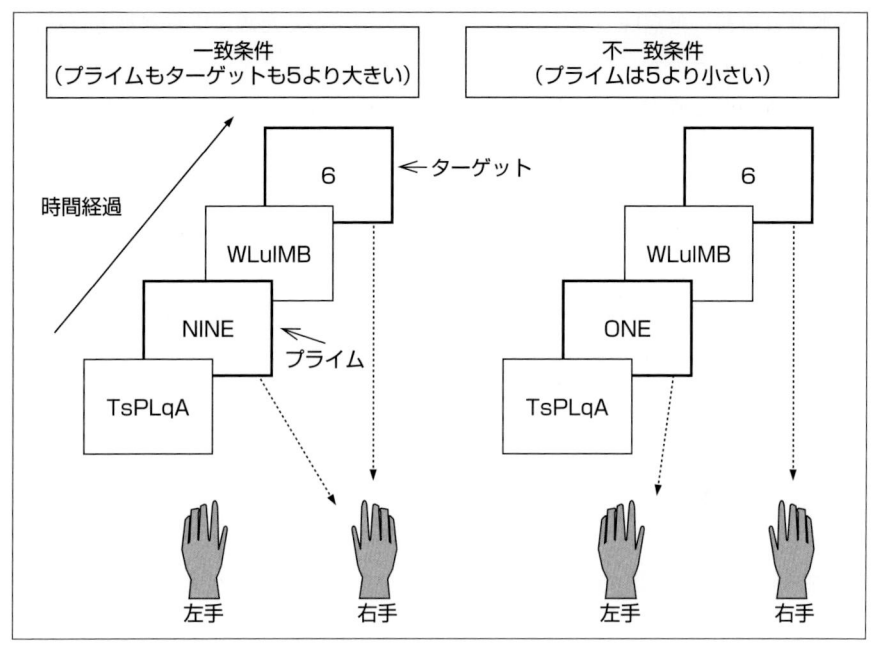

図 2-19 Dehaene らの実験課題（文献 91）より引用）
　プライム刺激は数字，または数字を意味する文字のいずれかが呈示された．図はプライムが文字（NINE）であり，かつターゲットの数字「5」より大きい数字を意味する条件（一致条件）であった

合でも，やはりターゲットに対するプライミング効果がみられる[90]．このようなプライミングは無意識的プライミング（または閾下プライミング；unconscious priming, subliminal priming）といわれ，潜在的な知覚情報処理の研究において非常に多く用いられる．

　Dehaene ら[91]は，文字や数字が潜在的に知覚されると，意味的処理に加えて，それに反応するための適切な運動反応までもが自動的に準備されることを，事象関連電位と fMRI を用いた脳血流量の測定により明らかにした．研究の概要は以下の通りである．実験参加者の課題は，4 つの視覚刺激の最後に登場する数字（ターゲット）が 5 よりも大きければ右手のキーを，小さければ左手のキーを押すことであった（**図 2-19**）．4 つの視覚刺激の 2 番目がプライム刺激であり，数字または「NINE」のように数字を意味する文字が登場した．プライ

ム刺激は直後の無意味な文字によってマスクがかかるため，実験参加者はその存在を認識できなかった．実験の結果，プライム刺激とターゲット刺激で「5」より大きいかどうかが一致した場合（一致条件）は，一致しなかった場合（不一致条件）に比べて，素早く反応することができた．この結果は，プライム刺激が数字でも文字でも変わらなかった．すなわち，プライム刺激が「NINE」と文字表記されていても，それが数字の「9」であるという意味的な処理がなされていた．さらに不一致条件の場合，ターゲットに反応するための手と反対の手，すなわちプライム刺激に反応するための手の運動を準備する脳活動が，事象関連電位および脳血流の変化から観察された．この結果は，たとえマスキングによってプライム刺激の存在を認識できなくても，プライム刺激は潜在的に知覚され，さらにはプライム刺激に対する意味的処理や適切な運動反応が準備されることを意味している．Dehaeneらの研究成果は，潜在的に知覚された情報が，身体運動にも大きな影響を与えていることを強く示唆する．

無視された空間の刺激がもたらすプライミング効果

半側空間無視の患者に対して，無視される空間に対しプライム刺激を呈示しても，プライミング効果が生じる．Bertiら[92]は，大脳右半球損傷によって左空間無視の症状を呈する7名の患者を対象として実験を行った．課題は反応時間課題であり，患者たちは画面の右側に呈示される絵（ターゲット）が，果物か動物のどちらのカテゴリーに属するかについて，できるだけ素早く回答することが求められた．ターゲットが呈示される直前に，画面の左側にプライム刺激が呈示された．プライム刺激は，ターゲットと同一の絵，ターゲットと同じカテゴリーの絵（リンゴに対してバナナなど），異なるカテゴリーの絵のいずれかであった．患者たちはプライム刺激が呈示されたことに気づいていなかった．実験の結果，ターゲットとプライムが同一の絵，または同一のカテゴリーの場合，異なるカテゴリーの絵の場合に比べて反応時間が早くなるというプライミング効果が得られた．すなわち，無視された空間に呈示された絵に対して，潜在的には意味的な情報処理がなされ，後続する刺激の処理を促進したことを示唆する．同様のプライミング効果は，刺激を絵ではなく単語にした場合にも確認されている[93]．

意識にのぼらない知覚情報処理と身体運動

意識は騙されるが，運動は騙されない

先に紹介したDehaeneら[91]の研究成果は，潜在的に知覚された情報が，身体運動にも大きな影響を与えていることを示した．実は，意識経験にのぼらない知覚情報が運動に利用されていることは，古くから指摘されていた．これらの指摘は，「知覚と運動の乖離（dissociation between perception and action）」の問題として，多くの研究者の関心を集めた．ここでいう知覚とは，本書における意識経験（アウェアネス）のことである．例えば目の前の物体に対して，どのような大きさと認識するかということと，どのような大きさの物体として運動行為を行うかということの間には，ときに食い違いが生じる．脳損傷によって物体を正しく認識できない患者が，あたかもその物体を正しく認識しているかのように，適切な運動行為が可能な場合がある．健常者を対象とした研究においても，錯視図形に対して見た目は騙されても，その図形を手に取ろうとすると運動は騙されず，図形の物理的属性を反映した運動が実行される．以下に，代表的な研究知見を紹介する．

臨床報告

脳損傷によって物体の形や方向などを正しく認識することができない患者が，その物体に対して適切に運動行為を遂行できるという不思議な現象が，さまざまな臨床報告により明らかにされた．盲視（blindsight）の現象はその代表事例である．盲視とは，意識経験としては見えていない視覚刺激に対し，運動行為としては見えているかのように正しく反応できる現象を指す．いわば，「見えてないのに見えている」という矛盾した印象を与える現象である[94]．

右後頭葉に損傷がある患者D.B.は，左視野にある呈示された物体を正しく認識することができなかった．ところがD.B.に対して，左視野に呈示された光点の位置に対して眼を動かすように指示すると，正確に眼を動かすことができ，さらにその位置を正確に指をさすことができた[95]．

また，盲視とは別の事例として，一酸化炭素中毒によって大脳皮質の一次視覚野（主として18野，19野）に損傷がみられた患者D.F.は，目の前にある細

長い穴がどのような向きで開いているかを正しく認識できなかったが，その穴にカードを入れるように要求されると，まるで穴の向きを正しく認識しているかのように，正確にカードを入れることができた[96]．また患者 D.F. は，歩行通路に存在する障害物の高さがどの程度であるかを正しく認識できなかったが，その障害物をまたいで歩くように要求されると，障害物に接触することなく，またいで歩くことができた[97]．これらの結果は，外界の物体に対して，それが何かを認識するための視覚情報と，それに対して運動行為によって働きかけるために必要な視覚情報が独立しており，患者 D.F. の場合，前者の処理が脳損傷によって阻害されたものと考えられる．

錯視図形に対する意識経験と運動の乖離

健常者を対象とした錯視図形に対するリーチング研究からも，同様の結果が報告されている．例えば，ミューラー・リアー図形に対して，その長さがどの程度かを親指と人差し指の間隔で示してもらうと，その成績は錯視の影響を強く受けたが，実際にミューラー・リアー図形を 2 本の指でつかんでもらった場合，つかむ直前の親指と人差し指の間隔は，先ほどの課題ほど錯視の影響を受けておらず，実際の長さに対応することがわかった（**図 2-20**）[98]．これらの結果は，別の錯視図形を用いた検証でも確認されている[99〜101]．

興味深いことに，錯視図形をみた後，視覚情報を利用できない環境下でリーチングさせると，そのリーチング動作が錯視の影響を強く受ける[102,103]（詳細は Glover[104] を参照）．つまり，動作遂行中の視覚情報が得られず，記憶を頼りにリーチングを遂行すると，その動作は錯視図形に騙されてしまう．また，錯視図形をみてからすぐにリーチングをするのではなく，2 秒以上の時間間隔をあけてリーチングする場合，すなわち意識上でどのようにリーチングするかを考えることができる条件では，やはりその動作が錯視の影響を受ける[105,106]．これらの事実は，意識経験としての物体の認識に基づいて動作を行った場合，かえって正確な動作遂行の妨げとなりうることを示している．

体性感覚刺激に対する意識経験と運動の乖離

視覚刺激を用いた研究と比べて研究数は非常に少ないが，体性感覚刺激における知覚経験と運動の乖離の現象を明らかにした研究も存在する．高井ら[107]は

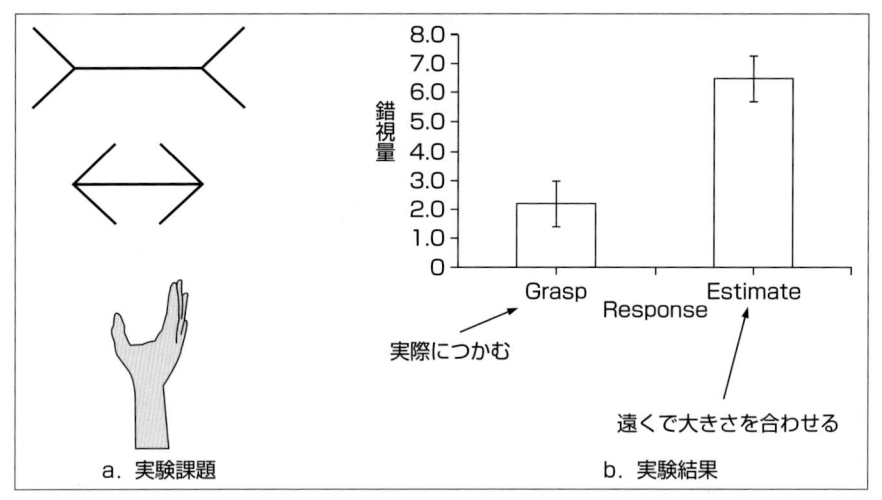

図 2-20 Westwood らにおいて確認された知覚と運動の乖離（文献 24）より引用）
　実験参加者は，ミューラー・リアー図形における主軸の長さについて，親指と人差し指の間隔で示す課題（estimate）と，主軸を実際に親指と人差し指でつかむ課題（grasp）を行った（a）．2 つの課題における錯視の影響（b）．縦軸の値が大きいほど錯視の影響が大きかったことを意味する

　反応時間課題を用いて，意識にのぼらない刺激が素早い反応に寄与することを示した．実験参加者は，右手に刺激を感じたらできるだけ素早く反応キーを押すことが求められた．実験では 3 種類の体性感覚刺激が利用された．すなわち，①わずかに感じることができる非常に弱い刺激（Weak 条件），②はっきりと感じることのできる強い刺激（Strong 条件），および③マスキングによる弱い刺激と強い刺激の連続呈示（Double 条件）であった．Double 条件では，弱い刺激がごく短時間呈示された直後に，強い刺激が呈示されるため，弱い刺激が呈示されたことは認識されなかった．実験の結果，まず Weak 条件では Strong 条件に比べて反応時間が 100 ミリ秒程度遅かった．これは，刺激強度が弱いほど反応時間が遅くなるという先行知見の指摘と一致した結果であった．次に，Double 条件と Strong 条件の反応時間を，強い刺激が呈示された時間でそろえて比較すると，Double 条件のほうが 30 ミリ秒程度，反応時間が早いことがわかった．この結果から，マスキングによって弱い刺激の存在は意識にのぼらなかったにもかかわらず，弱い刺激の存在は反応時間を促進させたことがわかる．

なぜ，弱い刺激の存在でDouble条件の反応時間が早くなるのであろうか．この問いに答えるのは容易ではない．なぜなら，Weak条件における反応時間の結果で明らかなように，非常に弱い刺激そのものの検出には非常に長い時間がかかるため，弱い刺激を呈示することが直接的に反応時間の短縮に寄与するとは思われないからである．今中[108]はこの問いに対して2つの考え方を提起した．1つ目の考え方は，先行する弱い刺激が知覚過程を活性化させる役割を果たすため，結果として後続の強い刺激に対する検出と反応に時間がかかるというものである（知覚過程の活性化説）．2つ目の考え方は，先行する弱い刺激が，知覚過程を介さずに直接的に運動準備過程を促進させるという考え方である（運動準備過程の促進説）．どちらの説明が妥当か，今後の検証が待たれる．

意識経験と運動の乖離をどのように考えるか

盲視の症状を呈する患者が，物体を正しく視認できないのにその位置を正しく指し示すことができるのはなぜだろうか．健常者が錯視図形に対して意識経験のレベルでは騙されるのに，運動行為の中では騙されないのはなぜだろうか．この問いに答える多くの理論は，意識経験の生起のために利用される知覚情報と，運動行為のために潜在的に利用される知覚情報は，脳の異なる経路で伝達されている，という解釈を採用している．

盲視については，網膜から入った情報が通る2つの視覚系が関与していると考えられている．視覚刺激は網膜で電気信号に変換された後，2つの視覚経路をたどる（**図 2-21a**）．第1の経路は，外側膝状体を経由して第一次視覚野に伝えられる経路である．この経路は視覚刺激に対する意識経験に関わる経路であり，視覚刺激の色や形といったさまざまな属性の認識に関わる．通常は視覚系といえばこの経路のことを指している．第2の経路は，中脳の上丘と呼ばれる部位にいく経路である．動物実験から，この経路は視覚刺激の定位（位置の同定）に関わると考えられている．盲視では大脳皮質の1次視覚野の経路が損傷を受けているので，視覚対象の認識に障害が生じるが，上丘の経路は正常なので，正確な運動反応が可能なのだろうと推察されている[94]．

一方，錯視図形に対する正確な運動反応や，一次視覚野に損傷がみられた患者D.F.のケースは，視覚刺激に関する情報が第1の経路である一次視覚野に伝えられた後，異なる経路で処理される段階で発生すると考えられている（**図**

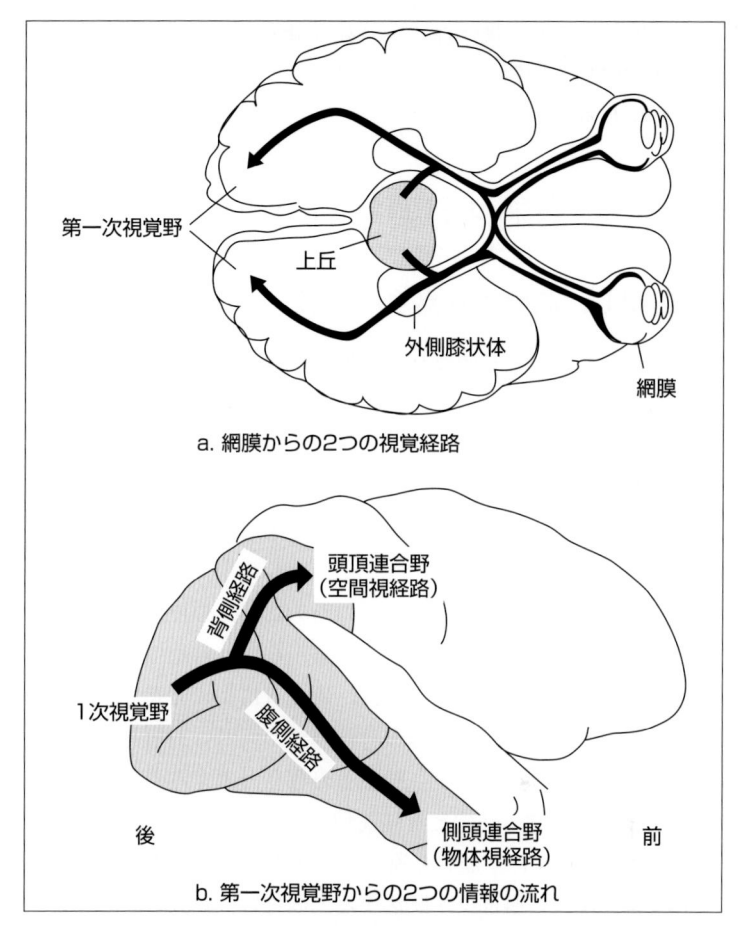

図 2-21　網膜からの 2 つの視覚経路（a）と第 1 次視覚野からの 2 つの情報の流れ（b）（文献 94, 109）より一部改変引用）

（a）外側膝状体を経由して後頭葉に到達する経路と，上丘に行く経路が存在する．（b）側頭葉に到達する経路を腹側経路と呼ぶ．この経路は主として視覚刺激の認識に関わる（what system）．後頭葉に到達する経路を背側経路と呼ぶ．この経路は主として視覚刺激の空間位置などの情報処理に関わるため（where system），身体運動と密接に関わる

2-21b)．一次視覚野に伝えられた情報は，大脳皮質の側頭葉に向かう経路（腹側経路）と，頭頂葉に向かう経路（背側経路）がある．腹側経路は視覚対象

の認識に深く関わるため，物体視システム (what system) と呼ばれる．一方，背側経路は視覚対象の空間位置の知覚に関わるため，空間視システム (where system) と呼ばれる[110]．

身体運動に意識は必要ないのか？

行為を監視し，調整する高次の意識

　本節では，われわれの日常的な身体運動が，意識にのぼらない脳の情報処理過程に支えられていることを示した．眼や耳などの感覚器官には実に膨大な情報が入力される．それらの情報を処理していく過程において，意識にのぼるのはごくわずかな情報である．脳における情報処理は，そのほとんどが意識されないままに実行されている．にもかかわらず，その情報処理は適切に行われ，われわれの身体運動を支えている．

　では，意識とは適切な身体運動の遂行のためになんの役割も果たしていない存在なのだろうか．身体運動とあらゆる意識現象は，完全に独立した関係にあるのだろうか．この問いに対する考えは，研究者によって異なる．しかし，認知システムの少なくとも一部は意識と身体運動の両者に利用されている事実を考えると，意識と身体運動を完全に独立した存在と考えるのはかえって不自然であろう．第1章「知覚・認知と身体運動の不可分性」で述べたように，運動をイメージしている最中，すなわち運動する身体像を意識化している最中には，実際の身体運動に関わる脳部位が賦活する．同様に，運動の観察という認知的活動とその運動を模倣するという身体活動との間で，ミラーニューロン・システムが共通の神経基盤として機能している．これらの発見から，意識的・認知的な活動と身体運動の間になんらかの連関性を想定してもよいように思われる．

　意識に対するこのような問いは，そもそもなぜヒトは進化の過程において意識をもつことを選択したのか，という究極の問題に結びつく．なぜなら，知覚・認知に関わる脳の情報処理の多くは潜在的に遂行されており，意識がなんのために存在するのかという議論が，身体運動の枠組みを超えて存在するからである．意識に関わる研究者は，この問題にさまざまな主張を展開しているが，それらの中には，身体運動と意識の連関性を考えるうえできわめて示唆的な主張

がある．例えば，コッホ[111]や本田[17]は，高次の意識活動がスムーズで効率的な行為の実現に寄与すると主張した．ここでいう高次の意識活動とは，意識の3階層モデル（**図 2-1**）における自己意識のレベルを指す．自己意識のレベルでは，アウェアネスのレベルで知覚された情報などを用いて，現在の自己の状態を意識レベルでモニターする．いわば，「意識がそれ自体を意識する」という状況が自己意識の状態である．ヒトはこの自己意識を利用して，効率よく適切な判断を導き，必要に応じて行動を調整するというのが彼らの考え方である．本田[17]が指摘するように，「脳は情報処理のなかの一つの有効な処理段階として，意識という形での表現形式を発達させた」のかもしれない．

　では，通常は行為実現のために潜在的な情報処理が遂行されていく中で，意識はいつその機能を発揮するのだろうか．新奇な状況や予想外の状況では，潜在的に遂行される情報処理だけでは，的外れな行動が遂行されるかもしれない．意識は，このように通常とはやや異なる場面で適切な判断や行為の選択をするのに役立つであろう．またコッホは，目的達成のための手段が複数存在し，それぞれが独自の潜在的情報処理システムを駆動させようとする時，意識がその調整役として機能すると主張した．例えば，コッホ自身が例として取り上げた，目的地に向かう途中で見知らぬ場所にたどり着いてしまった場面を考える．この場面では，立ち止まらずに歩き続けることで，偶然目的地にたどり着くかもしれない．逆に，いったん立ち止まって周囲の人に道を尋ねるのも，有効な手段である．どちらの手段が適切かは，状況によって異なる．意識は，このような場面において状況を判断し，適切な手段を選択して問題を解決するのに役立っている．これがコッホの主張である．この説明は，われわれの日常的な状況判断における体験とも一致しており，説得力がある．

身体運動の抑制障害（環境依存障害）

　これまで述べてきた意識の役割は，行為全般を想定したものである．しかし，より狭義の身体運動についても，やはり意識が監視役，調整役として働いていることを示唆する研究がある．それは，前頭葉の損傷患者にみられる身体運動の抑制障害に関する研究である．監視役である意識が前頭葉損傷によって機能を失うと，身体運動が著しく不適切な場面で登場してしまう，という研究知見がある．このような行動障害は，自分の意志とは無関係に，環境に存在する刺

激に反応して行動してしまうことから，環境依存障害（environmental dependency syndrome）と呼ばれる．例えば歯ブラシをみつけると，それがどんな場面であれ，歯を磨いてしまう[112]，あるいはトイレに行きたいわけでもないのに，トイレのそばに近づくと入ってしまう[113]といった行動がみられる（英語では utilization behavior という）．また本人の意図とは無関係に，他人の行為を模倣してしまう行動障害もみられる．患者は，たとえ他者の行為が意味のある行為であれ，無意味な行為であれ，模倣してしまう．また，模倣してはいけないと禁止されても，模倣を止めることができない．

　環境依存障害のポイントは，行っている行為そのものは正しい身体運動により実行されている，という点にある．脳の運動関連領域に損傷がないため，歯を磨く，模倣行動をすること自体はなんら問題がない．問題なのは，それが著しく不適切な場面で行われている点にある．健常者は，文脈にそぐわない行動を自制することができる．後ほど紹介するアクション・スリップの状況を除けば，自らの意志で行動を開始することができる．意識的にその行動をモニターし，状況に応じて行動を停止することもできる．前頭葉が損傷を受けると，行動の意識的なコントロールができなくなり，環境の刺激に対して反射的に応答してしまう．

　Lehrmitte[112]によれば，視覚刺激や触覚刺激などの環境刺激は，頭頂葉を活性化して，それをつかんだり使用したりする行為を誘発する．しかし通常は，前頭葉がそれを調整し，抑制しているため，不適切な場面では生じない．前頭葉に損傷があると，そのような調整・抑制機構が不調になるために，意図と無関係に刺激に誘発されて行動してしまう．これは前頭葉の障害によって，不適切な場面にもかかわらず，視覚的刺激あるいは触覚的刺激によって，身体運動が自動的・無意識的に誘発されるようになり，その結果，行為の意識的コントロールが不可能になった状態であると考えられる．身体運動の抑制障害（環境依存障害）に関する知見は，意識の監視機能が身体運動に必要であることを示唆する．すなわち，脳内には運動遂行のための自動的・無意識的なプロセスが存在するが，健常者においては，それらの働きが意識の監視によって調整・制御されているため，文脈に応じて正しい運動が実行できるのである．

うっかりミス（アクション・スリップ）

著しく不適切な場面で行為が遂行されてしまう現象は，たとえ脳損傷がなくとも，日常的に体験される場合がある．いわゆる「うっかりミス」である．認知心理学ではアクション・スリップと呼ぶ．アクション・スリップとは，普段やりなれた行為が正しく実行できない失敗事態を指す．この失敗は能力不足によって起こるのではない．歯磨きや洗顔のように，何も意識しなくとも自動的に遂行できてしまう行為に起こる．意識の監視がないからこそ，ちょっとした妨害によって誤った行為が実行されてしまうのである[114]．

アクション・スリップの中には，環境依存障害のように，環境刺激の存在によって誤った行為が誘発されることがある．「エレベーターに乗って5階に行くつもりであったが，3階でドアが開き，思わず降りてしまった」「冷蔵庫にあるケチャップを取りに行こうとしたら，冷蔵庫の中が汚かったので整理をしたところ，ケチャップを取らずに帰ってきてしまった」．似たような失敗談をおもちの読者諸氏も多いかもしれない．いずれの失敗談も，普段やりなれた行為がちょっとした妨害刺激（不意に3階で開いた自動ドア，冷蔵庫内の雑然と置かれた物）の存在により不適切な場面で意図した行為を実行したり（自動ドアの例），意図した行為を最後まで実行できずに，誤った行為を遂行してしまう事例である．このように，健常者であっても意識の監視がうまく機能しないと，身体運動は適切に実行できないことがある．確かに身体運動に関わる脳の情報処理は，そのほとんどが潜在的に実行されている．しかし特殊な状況や複雑な状況では，意識的な活動が身体運動の監視・調整役を果たしている．その結果，あらゆる場面で身体運動がスムーズに，効果的に実行されるようになるのである．

●文　献

1) 三浦佳世：心理学入門コースⅠ 知性と感性の心理学．岩波書店，2007
2) 苧阪直行：意識とは何か―科学の新たな挑戦．岩波書店，1996
3) 岩村吉晃：神経心理学コレクション―タッチ．医学書院，2001
4) Goodwin GM, et al：Proprioceptive illusions induced by muscle vibration：contribution by muscle spindles to perception? *Science* **175**：1382-1384, 1972

5) Goodwin GM, et al：The contribution of muscle afferents to kinaesthesia shown by vibration induced illusions of movement and by the effects of paralysing joint afferents. *Brain* **95**：705-748, 1972
6) 清木勘治：解剖学 第7版．金芳堂，1995
7) 小宮山伴与志：筋固有受容器における運動の知覚と反射．西野仁雄，他（編）：運動の神経科学—基礎から応用まで．NAP，2000
8) 樋口貴広，他：身体状態の意識化・イメージ化—運動イメージの正しい理解に向けて．認知運動療法研究 **6**：81-97，2007
9) Craske B：Perception of impossible limb positions induced by tendon vibration. *Science* **196**：71-73, 1977
10) Lackner JR：Some proprioceptive influences on the perceptual representation of body shape and orientation. *Brain* **111**：281-297, 1988
11) Naito E, et al：Illusory arm movements activate cortical motor areas：a positron emission tomography study. *J Neurosci* **19**：6134-6144, 1999
12) Naito E, et al：I feel my hand moving：a new role of the primary motor cortex in somatic perception of limb movement. *Neuron* **36**：979-988, 2002
13) 内藤栄一：運動習熟のメカニズム．臨床スポーツ医学 **21**：1057-1065，2004
14) Gooey K, et al：Effects of body orientation, load and vibration on sensing position and movement at the human elbow joint. *Exp Brain Res* **133**：340-348, 2000
15) Rossetti Y, et al：Is there an optimal arm posture? Deterioration of finger localization precision and comfort sensation in extreme arm-joint postures. *Exp Brain Res* **99**：131-136, 1994
16) Ramachandran VS, et al：Touching the phantom limb. *Nature* **377**：489-490, 1995
17) 本田仁視：意識/無意識のサイエンス．福村出版，2000
18) Berlucchi G, et al：The body in the brain：neural bases of corporeal awareness. *Trends Neurosci* **20**：560-564, 1997
19) Ramachandran VS：Behavioral and magnetoencephalographic correlates of plasticity in the adult human brain. *Proc Natl Acad Sci U S A* **90**：10413-10420, 1993
20) Feinberg TE（著），吉田利子（訳）：自我が揺らぐとき—脳はいかにして自己を創りだすのか．岩波書店，2002
21) 前島伸一郎：半側無視の下位分類．高次脳機能研究 **26**：235-244，2006
22) Keenan JP, 他（著），山下篤子（訳）：うぬぼれる脳—「鏡のなかの顔」と自己意識．NHK出版，2006
23) Farnè A, et al：Left tactile extinction following visual stimulation of a rubber hand. *Brain* **123**：2350-2360, 2000
24) 樋口貴広：身体情報の知覚と運動制御．日本スポーツ心理学会（編）：最新スポーツ心理学．大修館書店，2004，pp149-161
25) Botvinick M, et al：Rubber hands 'feel' touch that eyes see. *Nature* **391**：756, 1998
26) Ehrsson HH, et al：That's my hand! Activity in premotor cortex reflects feeling of ownership of a limb. *Science* **305**：875-877, 2004
27) Pavani F, et al：Visual capture of touch：out-of-the-body experiences with rubber gloves. *Psychol Sci* **11**：353-359, 2000
28) Farnè A, et al：Neuropsychological evidence of modular organization of the near peripersonal space. *Neurology* **65**：1754-1758, 2005
29) Graziano MS, et al：Coding the locations of objects in the dark. *Science* **277**：239-241,

1997
30) Ramachandran VS, et al：Synaesthesia in phantom limbs induced with mirrors. *Proc Biol Sci* **263**：377-386, 1996
31) Yavuzer G, et al：Mirror therapy improves hand function in subacute stroke：a randomized controlled trial. *Arch Phys Med Rehabil* **89**：393-398, 2008
32) Garry MI, et al：Mirror, mirror on the wall：viewing a mirror reflection of unilateral hand movements facilitates ipsilateral M1 excitability. *Exp Brain Res* **163**：118-122, 2005
33) Summers JJ, et al：Bilateral and unilateral movement training on upper limb function in chronic stroke patients：A TMS study. *J Neurol Sci* **252**：76-82, 2007
34) Blanke O, et al：Stimulating illusory own-body perceptions. *Nature* **419**：269-270, 2002
35) Vernikos J(著)，白崎修一（訳）：宇宙飛行士は早く老ける？―重力と老化の意外な関係 朝日新聞社，2006
36) Blanke O, et al：Out-of-body experience and autoscopy of neurological origin. *Brain* **127**：243-258, 2004
37) Blanke O, et al：Linking out-of-body experience and self processing to mental own-body imagery at the temporoparietal junction. *J Neurosci* **25**：550-557, 2005
38) Ehrsson HH：The experimental induction of out-of-body experiences. *Science* **317**：1048, 2007
39) Lenggenhager B, et al：Video ergo sum：manipulating bodily self-consciousness. *Science* **317**：1096-1099, 2007
40) 水本正晴，他：心の部屋プロジェクト―視点変換実験の試み．科学基礎論研究 **98**：29-35, 2002
41) Blanchard Y, et al：The influence of concurrent cognitive tasks on postural sway in children. *Pediatr Phys Ther* **17**：189-193, 2005
42) Billock VA：A Framework for Vision's Bag of Tricks. *Science* **300**：742-743, 2003
43) 岩崎祥一：注意．行場次朗，他（編）：知性と感性の心理―認知心理学入門．福村出版，2000, pp94-106
44) 彦坂興秀：注意の神経機構．安西祐一郎，他（著）：岩波講座認知科学 9 注意と意識．岩波書店，1994, pp89-177
45) 横澤一彦：視覚的注意．乾 敏郎，他（著）：認知心理学 1 知覚と運動．東京大学出版会，1995, pp169-192
46) Posner MI：Orienting of attention. *Q J Exp Psychol* **32**：3-25, 1980
47) Nakayama K, et al：Sustained and transient components of focal visual attention. *Vision Res* **29**：1631-1647, 1989
48) 熊田孝恒：知覚と注意．都築誉史（編）：認知科学パースペクティブ―心理学からの 10 の視点．信山社，2002, pp31-47
49) Hikosaka O, et al：Voluntary and stimulus-induced attention detected as motion sensation. *Perception* **22**：517-526, 1993
50) Findlay JM, 他（著），本田仁視（訳）：アクティヴ・ビジョン―眼球運動の心理・神経科学．北大路書房，2006
51) Hikosaka O, et al：Focal visual attention produces illusory temporal order and motion sensation. *Vision Res* **33**：1219-1240, 1993
52) 宮内 哲：注意システムと意識．苧阪直行（編）：脳と意識．朝倉書店，1997, pp146-

53) Rees G, et al：Inattentional blindness versus inattentional amnesia for fixated but ignored words. *Science* **286**：2504-2507, 1999
54) Simons DJ, et al：Gorillas in our midst：sustained inattentional blindness for dynamic events. *Perception* **28**：1059-1074, 1999
55) Mack A, et al：Inattentional Blindness. MIT Press, London, 1998
56) 樋口貴広：状況判断と運動行動．麓　信義（編）：運動行動の学習と制御—動作制御へのインターディシプリナリー・アプローチ．杏林書院，2006，pp149-166
57) Most SB, et al：What you see is what you set：sustained inattentional blindness and the capture of awareness. *Psychol Rev* **112**：217-242, 2005
58) Rensink RA, et al：TO SEE OR NOT TO SEE：The Need for Attention to Perceive Changes in Scenes. *Psychol Sci* **8**：368-373, 1997
59) O'Regan JK, et al：Change-blindness as a result of 'mudsplashes'. *Nature* **398**：34, 1999
60) Hayhoe MM, et al：Task constraints in visual working memory. *Vision Res* **38**：125-137, 1998
61) O'Regan JK, et al：Picture Changes During Blinks：Looking Without Seeing and Seeing Without Looking. *Visual cognition* **7**：191-211, 2000
62) Rensink RA：Seeing, sensing, and scrutinizing. *Vision Res* **40**：1469-1487, 2000
63) Simons DJ, et al：Change blindness：past, present, and future. *Trends Cogn Sci* **9**：16-20, 2005
64) Simons DJ, et al：Failure to detect changes to people during a real-world interaction. *Psychon Bull Rev* **5**：644-649, 1998
65) Levin DT, et al：Change blindness blindness：The metacognitive error of overestimating change-detection ability. *Visual cognition* **7**：397-412, 2000
66) Raymond JE, et al：Temporary suppression of visual processing in an RSVP task：an attentional blink? *J Exp Psychol Hum Percept Perform* **18**：849-860, 1992
67) Shapiro KL, et al：Attention to visual pattern information produces the attentional blink in rapid serial visual presentation. *J Exp Psychol Hum Percept Perform* **20**：357-371, 1994
68) Chun MM, et al：A two-stage model for multiple target detection in rapid serial visual presentation. *J Exp Psychol Hum Percept Perform* **21**：109-127, 1995
69) 中島義明："注意の瞬き"現象は記憶理論や資源理論の"連結子"になり得るか？　基礎心理学研究　**20**：130-146，2002
70) 中島義明：認知変数連結論—認知心理学を見つめ直す．コロナ社，2007
71) Vogel EK, et al：Electrophysiological evidence for a postperceptual locus of suppression during the attentional blink. *J Exp Psychol Hum Percept Perform* **24**：1656-1674, 1998
72) Cornwell BR, et al：Attentional blink and prepulse inhibition of startle are positively correlated. *Psychophysiol* **43**：504-510, 2006
73) 森岡　周：リハビリテーションのための認知神経科学入門．協同医書出版社，2006
74) Driver J, et al：Perceptual awareness and its loss in unilateral neglect and extinction. Dehaene S（ed）：The cognitive neuroscience of consciousness. MIT Press, Cambridge, 2001, pp39-88
75) Vuilleumier P, et al："Both" means more than "two"：localizing and counting in patients with visuospatial neglect. *Nat Neurosci* **2**：783-784, 1999
76) Snyder JJ, et al：Spatial-temporal anisometries following right parietal damage.

Neuropsychologia **42**：1703-1708, 2004
77) Corbetta M, et al：A common network of functional areas for attention and eye movements. *Neuron* **21**：761-773, 1998
78) Shipp S：The brain circuitry of attention. *Trends Cogn Sci* **8**：223-230, 2004
79) Mattingley JB, et al：Preattentive filling-in of visual surfaces in parietal extinction. *Science* **275**：671-674, 1997
80) Kanizsa G：Subjective contours. *Sci Am* **234**：48-52, 1976
81) von der Heydt R, et al：Illusory contours and cortical neuron responses. *Science* **224**：1260-1262, 1984
82) Merikle PM, et al：Perception without awareness：perspective from cognitive psychology. Dehaene S (ed)：The cognitive neuroscience of consciousness. MIT Press, Cambridge, 2001, pp115-134
83) Luck SJ, et al：Word meanings can be accessed but not reported during the attentional blink. *Nature* **383**：616-618, 1996
84) Öhman A, et al："Unconscious anxiety"：phobic responses to masked stimuli. *J Abnorm Psychol* **103**：231-240, 1994
85) Mattingley JB, et al：The effects of unilateral visuospatial neglect on perception of Müller-Lyer illusory figures. *Perception* **24**：415-433, 1995
86) Vuilleumier P, et al：Explicit and implicit perception of illusory contours in unilateral spatial neglect：behavioural and anatomical correlates of preattentive grouping mechanisms. *Neuropsychologia* **39**：597-610, 2001
87) Berti A, et al：Somatosensory extinction for meaningful objects in a patient with right hemispheric stroke. *Neuropsychologia* **37**：333-343, 1999
88) Maravita A：Implicit processing of somatosensory stimuli disclosed by a perceptual after-effect. *Neuroreport* **8**：1671-1674, 1997
89) Eysenck MW, 他（編著）, 野島久雄, 他（訳）：認知心理学事典. 新曜社, 1998
90) Marcel AJ：Conscious and unconscious perception：experiments on visual masking and word recognition. *Cognit Psychol* **15**：197-237, 1983
91) Dehaene S, et al：Imaging unconscious semantic priming. *Nature* **395**：597-600, 1998
92) Berti A, et al：Visual processing without awarenesss：Evidence from unilateral neglect. *J Cogn Neurosci* **4**：345-351, 1992
93) Ládavas E, et al：Implicit associative priming in a patient with left visual neglect. *Neuropsychologia* **31**：1307-1320, 1993
94) 本田仁視：視覚の謎―症例が明かす（見るしくみ）. 福村出版, 1998
95) Weiskrantz L, et al：Visual capacity in the hemianopic field following a restricted occipital ablation. *Brain* **97**：709-728, 1974
96) Goodale MA, et al：A neurological dissociation between perceiving objects and grasping them. *Nature* **349**：154-156, 1991
97) Patla AE, et al：Obstacle avoidance during locomotion is unaffected in a patient with visual form agnosia. *Neuroreport* **8**：165-168, 1996
98) Westwood DA, et al：Delayed grasping of a Müller-Lyer figure. *Exp Brain Res* **141**：166-173, 2001
99) Aglioti S, et al：Size-contrast illusions deceive the eye but not the hand. *Current Biology* **5**：679-685, 1995
100) Bruno N, et al：Dissociating perception and action in Kanizsa's compression illusion.

Psychon Bull Rev **9**：723-730, 2002
101) Haffenden AM, et al：The effect of pictorial illusion on prehension and perception. *J Cogn Neurosci* **10**：122-136, 1998
102) Gentilucci M, et al：Visual illusion and action. *Neuropsychologia* **34**：369-376, 1996
103) Glover S, et al：The role of vision in the on-line correction of illusion effects on action. *Can J Exp Psychol* **55**：96-103, 2001
104) Glover S：Separate visual representations in the planning and control of action. *Behav Brain Sci* **27**：3-24, 2004
105) Bridgeman B, et al：Interaction of cognitive and sensorimotor maps of visual space. *Percept Psychophys* **59**：456-469, 1997
106) Zivotofsky AZ：A dissociation between perception and action in open-loop smooth-pursuit ocular tracking of the Duncker Illusion. *Neurosci Lett* **376**：81-86, 2005
107) 高井晋次，他：逆向マスキング・パラダイム下の体性感覚反応時間に及ぼす無自覚的知覚の影響．体育学研究 **45**：333-346，2000
108) 今中國泰：無意識的知覚と運動の発現．バイオメカニクス研究 **6**：61-71，2002
109) 安西祐一郎，他：岩波講座認知科学9 注意と意識．岩波書店，1994
110) Milner AD, et al：The visual brain in action. Oxford University Press, Oxford, 1995
111) Koch C（著），土谷尚嗣，他（訳）：意識の探求―神経科学からのアプローチ（上）．岩波書店，2007
112) Lhermitte F：'Utilization behaviour' and its relation to lesions of the frontal lobes. *Brain* **106**：237-255, 1983
113) 宮森孝史：記憶と高次脳機能の神経心理学．利島　保（編）：朝倉心理学講座4 脳神経心理学．朝倉書店，2006, pp114-138
114) 芳賀　繁：失敗の心理学―ミスをしない人間はいない．日本経済新聞社，2004

第3章
知覚運動系という考え方

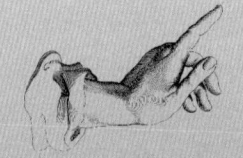

第1節 知覚と運動の循環論

　ギブソン[1,2)]が創始した生態心理学は，身体運動が脳の指令によって生み出されるのではなく，身体内部の自律的なふるまいや，環境と身体の相互作用によって創発されるのだという独自の主張を展開した．その主張は，伝統的な運動制御の考え方（認知科学的，情報処理的アプローチ）を根本から否定するものであったため，賛否両論がある．しかし一方で生態心理学に基づく研究は，知覚と運動が真に不可分な関係を築いていることを，さまざまな現象を通して実証し，伝統的な運動制御の考え方を支持する研究者たちにも多大な影響を与えた．本節では，認知科学的な立場から生態心理学の発想を概観した時，どのような示唆を与えたのかという観点から，生態心理学の考え方について説明する．本格的に生態心理学の発想に触れたい読者諸氏は，三嶋[3)]を参照されたい．初学者にも配慮の行き届いた良書である．

生態心理学の発想

脳の中枢制御を想定しない理論

　身体運動に関する生態心理学の発想を特徴づけるのは，身体運動は脳の指令によって制御されているのではない，という考え方である．従来の認知科学的なアプローチでは，脳（あるいは脊髄を含めた中枢神経系）が身体運動を実現するための中枢制御機構であると仮定する．すなわち脳は，感覚器官を通して身体や環境の状況を把握し，適切な運動制御指令を筋肉に伝える，いわば司令塔としての役割を担っていると考える．これに対して生態心理学では，身体内部の自律的なふるまいや，環境がもつ特性と身体がもつ特性との相互作用で，身体運動が一意に決定されるため，脳を中心とした中枢制御機構を想定する必要がないという立場をとる．これは，必ずしも脳がいっさい仕事をしていない

と主張しているわけではない．この主張の本質は，脳は身体や環境と同列に扱われるべきシステムの一要素であり，脳が身体運動実現のための司令塔として扱われていることを否定することにある．

　はじめて生態心理学に触れる読者諸氏にとっては，この主張はあまりに大胆で，すぐには受け入れがたい発想かもしれない．しかしながら，生態心理学的な研究が示すさまざまな事例の中には，脳の働きを中心に身体運動を考える研究者にとっても，決して無視できないものがある．

　もともと生態心理学の発想が登場した背景には，古典的な運動制御の考え方に立ちはだかった，さまざまな問題があった．その一つが，運動の自由度問題である．机の上にあるカップに手を伸ばすといった単純な行動でも，それを実現できる腕の動かし方（運動軌道）は無数に存在する．これは腕に3つの関節があり，各関節の使い方によって異なる腕の動きが可能だからである．各関節は複数の筋肉で構成され，さらに各筋肉には筋繊維を支配する運動ニューロンが多数存在する．したがって，表面的にはカップに手を伸ばすという同一の動きでも，それを実現している運動ニューロンの活動パターンは無数に存在することになる．古典的な運動制御モデルの中には，脳が個々の運動ニューロンに送られる指令をすべて記憶しており，状況に応じて適切な記憶を引き出して制御するという考え方が存在した（**図 3-1**）．もし，運動ニューロンの活動パターンを記憶から引き出して制御すると仮定する場合，一つの腕の軌道を制御するために2,600もの指令を出さなければならないという試算がある[5]．いくら人間の脳が優れていても，単純な腕の動きを制御するのにこれだけの指令を出しているとすれば，その制御は決して容易ではない．カップに手を伸ばした後，5本の指を使ってカップを握るまでの制御を考えれば，個々の運動ニューロンに対して指令を出すような制御様式は明らかに無理がある．

　工学の領域では，制御のために決定すべき変数の数を自由度という．この自由度の概念は運動制御にも応用され，人間の身体がもつ無数の自由度がどのように制御されているのかという問題を，「運動の自由度問題」と呼んだ．脳が個々の運動ニューロンのすべてを制御するような運動制御モデルは，運動の自由度問題を解決できないという批判にさらされた．このため，運動の自由度問題を解決できるかどうかが，運動制御モデルの妥当性を示す重要な指標となっていた．

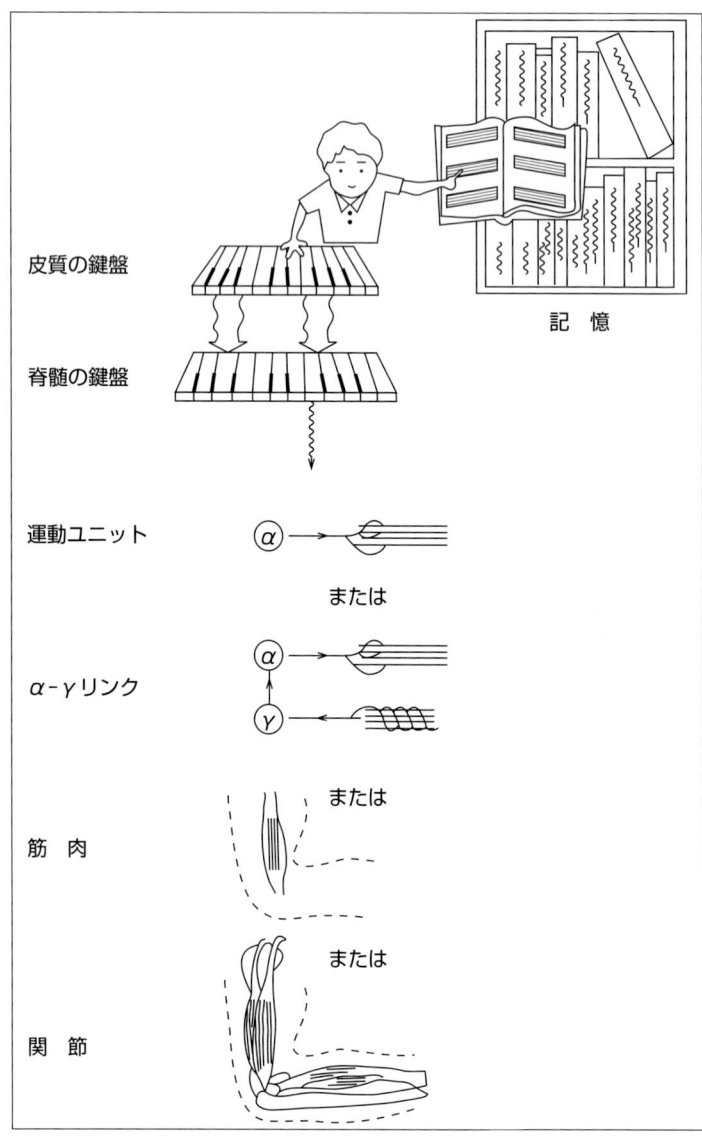

図 3-1　生態心理学からみた，古典的な運動制御のモデルの考え方
（文献 4, 5）より引用）
　脳が個々の運動ニューロンに送られる指令のすべてを引き出して制御するという考え方を，音楽の楽譜に沿って鍵盤で演奏する場面を用い，皮肉的に説明をしている

生態心理学は，この運動の自由度問題を解決するための方法として，脳の指令によって運動を制御するという発想そのものを改めるべきだという大胆な主張を展開した．生態心理学では，自然界に実際に存在するさまざまな原理や法則を身体運動にあてはめて考えると，脳のような中枢制御機構の存在を仮定しなくても，運動の制御は可能だという立場に立つ．この中で特に重要とされた自然界の原理が，自己組織化の原理である．自己組織化とは，設計図のような事前の計画が存在しないにもかかわらず，ある条件の下で多数の要素が協調的に，秩序だったパターンとして振る舞う現象である．例えば，魚や鳥の群れが，突然の方向転換に際して一糸乱れず，一斉に方向転換をする光景をみかけたことがあるだろう．このような秩序だった集団行動について，リーダー格の魚や鳥が舵取り役として集団に指令を下していると考えるのは，いささか無理がある．鳥や魚の群れは，突然の敵の来襲のような不意の状況でも，一糸乱れぬ方向転換が可能であり，このような場面でリーダー格の指令を待って動いているとは思えないからである．このような集団行動をコントロールしている原理が，自己組織化の原理である．

　コンピュータ・シミュレーションを利用した研究から，以下の3つのルールさえあれば，魚や鳥の群れの行動が説明できることがわかった[6]．すなわち，①鳥は仲間のほうへ集まろうとする，②お互いに同じ速さで飛ぼうとする，③ぶつからないようにする，というルールである．このルールのもとで，群れの1匹(1羽)が危険を察知して方向転換すると，集団はそれに応じて秩序だった方向転換が可能である．すなわち，個々の魚や鳥の動きに対して指令を与えなくても，全体としてごくわずかなルールが存在すれば，自己組織的に，秩序だった集団行動の制御が可能ということになる．

　三嶋[3]は，お湯の中で生じる水の対流を例にして自己組織化の原理をわかりやすく説明している．水を入れた鍋をコンロで温めると，一定の温度まで上がった段階で水が対流を起こす（**図 3-2**）．対流は水分子の動きの方向が特定の方向に向かっていくことで生じる．当然のことながら，対流の際に水分子がどのように動くかについて，事前の計画は存在しない．**図 3-2** において鍋の右側で対流している水分子は，鍋が一定の温度に温まった際，たまたま右側に存在したために右側を対流しているにすぎない．にもかかわらず，水分子は全体としてたいへん秩序だったパターンとして対流を起こしている．

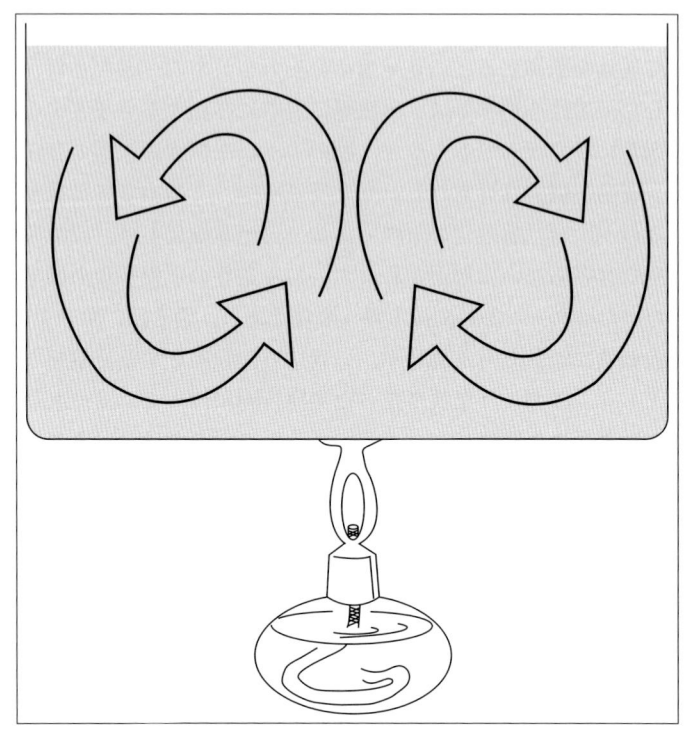

図 3-2　水の対流現象（文献 3)より引用）

　生態心理学では，この自己組織化の原理を運動制御にあてはめることで，運動の自由度問題が解決されると想定する．もし，自己組織的な原理で身体全身の動きが制御できれば，わずかなルールだけを設定するだけで，筋肉や運動ニューロンが自律的に，協調的に振る舞うことが可能になる．すなわち，制御すべき自由度の数はルールの数だけとなり，自由度問題が一気に解決されることになる．二足歩行ロボットの制御に関する研究では，足の動きをコントロールする中枢制御部が存在しないロボットが，足の動きに関するわずかなルールだけで，障害物などを見事に回避して自律的に歩行できることが実証されている[7]．この結果を支持するように，ネコを用いた有名な実験では，間脳の部分を切断することで大脳皮質によって四肢の動きを制御できないネコ（除脳ネコ）が，トレッドミルの上で歩行をし，さらにトレッドミル上でスピードを変えると適応

的に歩行パターンを変化させることがわかっている[8]．つまり，基本的な歩行パターンの生成については，脳の中枢制御ではなく，自己組織的な原理で制御されている可能性がある[9]．

　自己組織化の原理のうち，特に熱力学における原理を応用して運動制御の解明をしようとする試みは，ダイナミカルシステム（力学系）・アプローチ (dynamical system approach) と呼ばれる．このアプローチは，やはり歩行のように同じ動きが周期的に繰り返される運動に対して，非常に有益な情報を提供している．このアプローチは，左右の人差し指を周期的に動かす動作で起こる現象を説明するのに役立つことが実証され[10]，その後歩行[11]やスポーツに関連する動作[12,13]など，さまざまな周期的運動の説明に用いられている．初学者にも比較的わかりやすい書物も多いので，より深く学習したい読者諸氏は参照されたい[14～16]．

環境のもつ役割――アフォーダンス

　生態心理学的な運動制御のモデルが，脳の中枢制御を仮定しないもう一つの根拠は，身体運動は身体の特性と環境の特性の相互作用によって，おのずと一意に決定されるという主張に基づいている．中枢制御機構の存在を仮定する従来の運動制御のモデルでは，環境とは，あくまで身体運動を実現するために考慮されるべき情報という位置づけであった．これに対して生態心理学では，環境は身体と連動することで身体運動を生み出す主原因と考える．初学者の理解を促すためにやや誇張的に表現すれば，身体と環境の「相性」で身体運動が決まるというのが生態心理学の発想である．

　生態心理学では，身体運動を含めた人間のさまざまな行為について，その決定に関わる環境の性質をアフォーダンス (affordance) と呼ぶ．アフォーダンスとは動詞の afford を名詞化した，ギブソンの造語である．わかりやすくいえばアフォーダンスとは，人間を含めた動物の特性を考慮した時，環境がどのような行為を実現させる条件を兼ね備えているかについて，環境を主役として表現するための言葉である．例えば，人間は地面で二足歩行をするが，水上ではできない．この当たり前の事実を，環境を主役として表現すると，「地面は二足歩行をさせるアフォーダンスをもつ」とか，「地面は二足歩行をアフォードする」となる（**表 3-1**）．

　このアフォーダンスの考え方がしばしば誤解を受けるのは，アフォーダンス

表 3-1 アフォーダンスの暫定的リスト（文献 17, 18) より引用）

Ⅰ．姿勢や移動に関連する面と「面の配置」
●その上に立てる面（支持面）は，休息をアフォードする．●その上を歩ける面は，「歩行」をアフォードする．（陸棲生物が移動できるためには，土台はおおむね平坦で堅くなければならない．水面を歩行することはできない．）●垂直に立ち上がった堅い面，すなわち障壁は，衝突や移動の妨害をアフォードする．●障害物の間の隙間や空き地は，移動をアフォードする．●切り立った場所や崖縁は，地面との衝突による負傷をアフォードする．●崖の突端同士の間の隙間は（幅によるが），跳ぶことをアフォードする．●段差のある場所は，降りる（昇る）ことをアフォードする．●上に座れる面は座ることをアフォードする…

Ⅱ．隠さない面と隠す面（透明か，不透明か）
●遮蔽面には，遮蔽縁（スクリーン・壁・蓋・衣類）がある．不透明な《opaque》面．●隠さない面（ガラス）．●生活体を他者から隠すことをアフォードする場所（隠れ場所，「プライベートな」場所）．●ある対象を他の対象から隠すことをアフォードする．場所や配置．（次のことに留意されたい．すなわち，子どもは，「いないいないばあ」や「かくれんぼ」などの隠れる遊びで経験されるような遮蔽の可能性に対して，非常に強い関心を抱く）

Ⅲ．操作やそれに関連する活動をアフォードする対象〔持ち運べる（portable）固体と移動させられない（immovable）固体とを，さらにつかめる（graspable）固体とつかめない固体とを区別する〕
●把手（持ち運べる対象に付着した，つかめる対象）．●握り（移動させることのできない配置に付着した，つかめる対象）．●棒（あるいは熊手）．細長い，堅い物は，遠くの物に手を出す（あるいは手を出して操作する）ことをアフォードする．●木の枝（霊長類に，樹上生活の際の身体の支持をアフォードする）．●投げることができる物，飛び道具（堅く，つかむことができて，移動させることができ，適度な重さの物）．●打ち付けること（hitting）をアフォードする物，すなわち，棍棒・金槌．●切ること（cutting）をアフォードする物，すなわちナイフ・斧．●突き通すこと（piercing）をアフォードする物，すなわち針・槍…

Ⅳ．アフォーダンスをもつ物質
●注ぐこと，滴り落ちること，はね散らすことをアフォードする物質．液体（liquid）．●塗ること，描くこと，作図することをアフォードする物質．粘性（viscous）物質．●手先の操作によって形つくられることをアフォードする物質．可塑性・可圧延性物質．●その形状が変わることを抗する物質．形と大きさを維持する固体．物体．●栄養摂取をアフォードする物質や物体．食物．●病気をアフォードする物質や物体．毒…

表 3-1　つづき

V．負傷や恩恵のアフォーダンス 　●崖や突端は，落下をアフォードする．●壁は，衝突（あるいは乗り越えること）をアフォードする．●飛行物の接近〔すなわち，「ルーミング（looming）」〕は，負傷をアフォードする．●ナイフの刃は，触れて怪我することを（あるいは何かを切ることも）アフォードする．●火は，触れて火傷を負うことをアフォードするが，暖かさをもアフォードする．●ヘビは，噛まれることをアフォードする．●深い水たまりは，溺れることをアフォードするが，浅い水たまりは水浴びすることをアフォードする 　そのアフォーダンスが（特別な訓練なしには）みえない，場所・物質・事象が存在する 　●落石や雪崩の危険性をみてとることは，困難である．●落雷の電光は，発生するまでみえない．●陽射しによる火傷やガンマ線の危険性は，みただけではわからない．●「不慮の」爆発の危機が差し迫っていても，みただけではわからない
VI．動物の仔によるアフォーダンスの抽出 　動物の中には，生死を分けるようなアフォーダンスの知覚を子が学習するのに時間を要しないものもある

と呼ばれる環境の性質"のみ"で身体運動が決定されるかのような印象を与えることに起因する．これは，アフォーダンスという概念が大きなインパクトを与えた結果，アフォーダンスという言葉だけが一人歩きしてしまい，生態心理学の本質的な考えとは切り離されたことが背景にあると思われる．

　生態心理学の発想の本質は，身体運動が身体と環境の相互作用によって決定されるということであり，アフォーダンスとは，その相互作用における環境の特性を表す言葉にすぎない．地面では人間は二足歩行をするが，ウマやウシは四足歩行をする．地面が二足歩行をアフォードするのは，二足歩行の能力をもつ人間（および二足歩行を身につけた動物）に対してのみである．すなわち，身体運動の実現には，環境のもつ要素が動物のもつ要素と等しく重要であること，これが本質的な主張である．実際，アフォーダンスの定義を概観すると，「動物との関係において規定される環境の特性」[19]，あるいは「ある動物にとって，どのように行動できるか，どのように行動すべきかに関わる環境の特性」[20]など，動物との関係の中で見出される特性であると強調していることがわかる．

身体運動において動物のもつ能力が重要であることは周知の事実であるため，結果として環境のもつ役割に関する主張が，生態心理学を特徴づけることとなる．

環境の役割を強調した生態心理学の発想は，さまざまな分野に対して新しい視点を提供した．例えば，デザイン領域では「ユーザーが利用しやすいデザイン」とは，そのデザインをみただけでどのように使えばよいかがわかるものを指すものであり，そのようなデザインとは，道具のもつアフォーダンスを適切に利用しているデザインであろうといった議論が起こった[21,22]．またリハビリテーションの領域に対しては，患者がリハビリテーションを通して獲得すべきことは，単純な身体機能の回復ではなく，障害をもった身体と環境の新たな関係の獲得である，という新たな視点を提供した．さらにアフォーダンスの発想は，患者の「できない動作」が，環境の設定を変えることで「できる動作」になりうる可能性を示しており，その観点からもリハビリテーションに対してさまざまな示唆を与えた．

知覚と行為の循環論

知覚と運動の不可分性

本書の視点から生態心理学の発想に触れる時，その最大の功績は，知覚と身体運動が真に不可分な関係を形成していることを示した点にある．ギブソンは，知覚が運動のために働くといった一方向的な関係を考えず，運動もまた知覚のために一役買っているという双方向的な関係を主張した．このような主張は，知覚と行為の循環論と呼ばれる．

人間を含めた動物は，動くことで得られる情報を知覚して，行為（身体運動）を実現している．これが知覚と行為の循環論がもつ重要な要素の一つである．情報処理的なアプローチにおいても，身体を動かした結果として得られる知覚情報は重要であると認識している．したがって，一般的な情報処理的モデルでは，身体運動によって得られる知覚情報がフィードバック情報として中枢に送られ，その後の行為の修正に利用されていると想定する．しかし生態心理学の場合，身体運動によって得られる知覚情報は，単なる事後的なフィードバック

情報ではなく，知覚のために不可欠な道具と考えている．

　これは，生態心理学における知覚の定義と深く関わる．生態心理学では，知覚とは変化する状況の中で，変化せずに存在する性質（情報，パターンなど）を浮き彫りにする過程であると考える．この変化せずに存在する性質は，不変項（invariant）と呼ばれる．変化が起こらなければ知覚が成立しないというのが，生態心理学的な知覚の考え方である．状況を変化させるためには，身体を動かすことが最も有効であるため，身体運動が知覚のために不可欠な道具となる．この主張は，知覚するためにはいつでも努力して身体を動かし続けなければいけない，ということを意味しない．というのも，人間の身体は意図的に動かさなくても絶えず動いており，それによって起こる状況の変化も，知覚を成立可能にするからである．例えば，直立して立っている場合，みた目には静止しているようにみえても，実際には姿勢は常に揺らいでいる．この揺らぎは，網膜上に投射される風景を変化させるため，視覚を成立させることが可能となる．また次節で述べるように，われわれの眼も絶えず動いている．眼が動けば，網膜上に投射される風景はそれに応じて変化するため，やはり視覚は成立する．すなわち，特別な努力をしなくとも知覚の成立自体は可能である．自然に発生する動きに加えて，さらに人間は常に周りを見渡したり，興味あるものに近づいたりと，能動的，探索的に身体を動かす．その動きはやはり状況の変化をもたらし，知覚を成立させる．このようにして成立した知覚情報が，次なる運動（行為）に影響し，その運動がまた知覚を成立させるという循環的関係，これが，知覚と行為（身体運動）の循環論である．「われわれは動くために知覚するが，知覚するためにはまた，動かなければならない」[2]．第 1 章第 2 節「知覚と身体運動」でも紹介したこのギブソンの言葉は，この考え方を的確に表現している．

動きの中で発生する知覚情報

　動きの中で発生する知覚情報，あるいは動くことでしか得られない知覚情報とは，具体的にどのような情報であろうか．これについては残念ながら，特定の行為に関する特定の情報のみが明らかになっているにすぎない．しかしながら，明らかにされた情報は多くの研究者にインパクトを与え，生態心理学の発想を普及させる大きな原動力となっている．

　手に適当な長さの棒を持つ時，たとえ目をつぶっていたとしても，棒を振っ

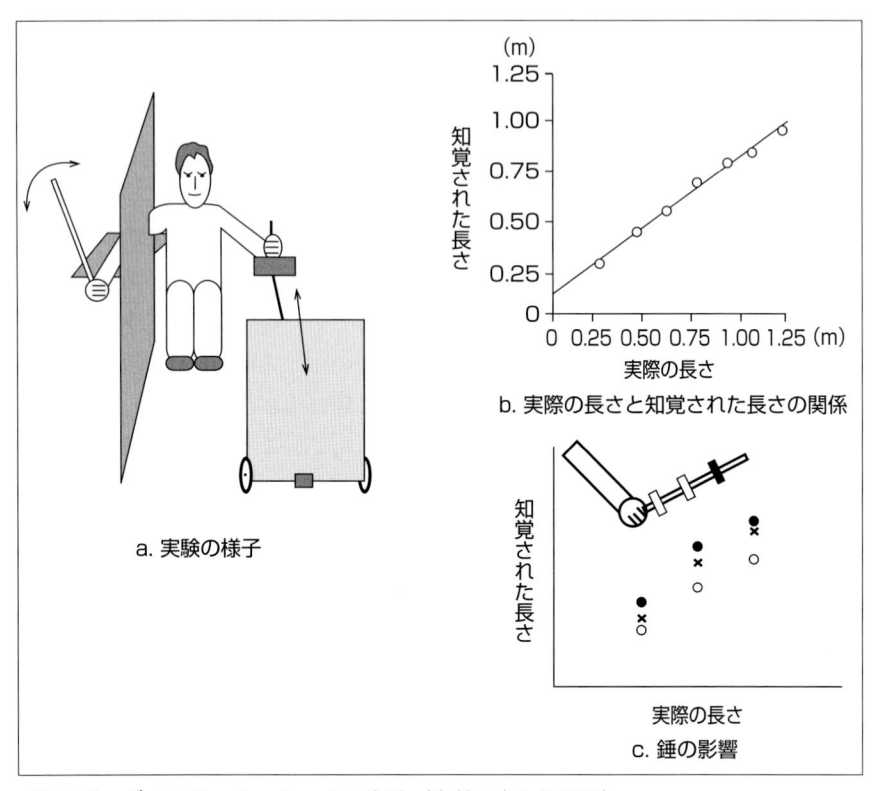

図 3-3 ダイナミック・タッチの実験（文献 23）より引用）
　実験課題：右手に持った棒を振りながら，その長さを判断する．左手で滑車を操作して，棒が届く先を衝立の位置で示す（a）
　実験結果：棒の長さが正確に知覚されている（b）
　棒に錘を付けた時の影響：錘の位置が手元（○），真ん中（△），先端（×）の場合を比較すると，錘が手元から遠くなるほど棒が長く感じられる（c）

てみれば，それがどの程度の長さかを正確に判断することができる．このように，棒を振ることで棒の長さを知覚する行為は，ダイナミック・タッチ（dynamic touch）と呼ばれる（**図 3-3**）．ダイナミック・タッチでは，棒を振るという手の動きによって手首周りに発生する抵抗，すなわち慣性モーメントが不変項として知覚されている[23]．慣性モーメントとは，止まっている物体を回転させようとしたり，等速度で回転している物体の速度を変えようとしたりする時に発

生する，物体の抵抗を意味する．手に棒を持って振り回す時，手首を回転の軸として慣性モーメントが発生する．発生する慣性モーメントは，棒が長いほど大きくなる．これは慣性モーメントが回転軸から重心までの距離に依存しており，棒が長いと重心が遠くなって，慣性モーメントが大きくなるためである．棒の重心位置は，棒に錘を付けることによっても変化する．錘の位置が手から遠い位置にあるほど，棒を振った時に発生する慣性モーメントは大きくなる．ある実験では，同じ長さの棒であっても，錘の位置が手から遠いほど棒が長く感じられることを明らかにした[24]．この結果は，棒の長さの知覚が慣性モーメントに依存していることを示している．つまりダイナミック・タッチでは，棒を振るという手の動きによって変化の状況を作り出し，その結果として発生する慣性モーメントが，不変項として棒の長さを知覚させることになる．

　動きの中で発生する知覚情報としてもう一つ有名なものが，オプティック・フロー（optic flow）と呼ばれる視覚情報である．オプティック・フローとは，身体または物体の動きによって網膜上に生じる，規則的かつ光学的な変化のパターンを指す．ゲームセンターでみかける最新のレーシングゲームには，まるで実際に車を運転しているように，リアルな空間移動の感覚を生じさせるものがある．物理的には自分はその場から動いていないので，そこで体感する空間移動の感覚は，画面上の視覚情報によってもたらされている．ここで利用されているのが，オプティック・フローである．われわれが進行方向を見据えて空間を前進する時，網膜上では進行方向の一点を中心として風景が拡大していく．この拡大率は，中心から遠くなるほど大きいため，中心から遠い位置ほど風景が早く通り過ぎていくようにみえる．すなわちレーシングゲームでは，ハンドルの回転の情報から進行方向を特定し，そこを中心として画面に映る風景の拡大率を操作することで，リアルな空間移動の感覚を生じさせている．ゲームのほかにも，自動車の運転中や，電車に乗っている車窓からの眺めから，オプティック・フローを体感することができる．

　オプティック・フローは，**図 3-4** のように矢印（ベクトル）を用いて表現することができる．すなわち，矢印の向きが風景の拡大する方向を表し，矢印の大きさが拡大率を表す．ランダムな点の集まり（ランダムドット）をこの図のベクトルに沿うように動かせば，やはりオプティック・フローが生じるため，実験室の中で行う基礎的な実験では，ランダムドットを使った実験がポピュラー

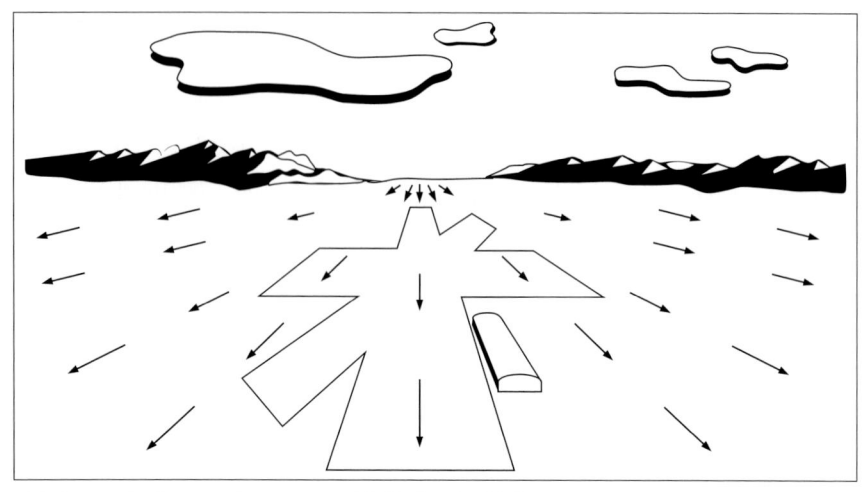

図 3-4　オプティック・フロー（文献 1）より引用）
地平線上の一点を中心として拡散する

である．
　オプティック・フローを知覚することで，さまざまな情報を獲得する．例えば，空間を直進する場合（フローが回転成分を含まない場合），フローの拡大中心が移動方向となる[25,26]．等速度で移動する場合，空間にある物体に対して到達する時間を特定することができる[27]．
　オプティック・フローの考え方が脚光を浴びた初期の研究では，人間が一様にオプティック・フローの情報を正しく利用できることが示されていた．このため，人間はどんなに新規性の高い課題であっても正しくオプティック・フローを利用できると理解する者も少なくなかった．しかし実際には，オプティック・フローを個々の身体運動で正しく利用するためには，その運動を一定量遂行し，運動とオプティック・フローを関係づけていく過程が必要であることがわかった[28]．例えば，野球のバッティングのように向かってくるボールに対して正しくタイミングを合わせてボールを打つ課題の場合，ボールの拡大率に関係する光学的情報の知覚が重要である．新規性の高い状況でこのバッティング課題を行うと，実験参加者がこの光学的情報を利用できるようになるまで，一定の練習期間が必要なことがわかった[29]．このような過程を，知覚的調整（perceptual

attunement）と呼ぶ．知覚的調整の概念は，知覚には経験を通した学習の要素が含まれることを示唆している．

オプティック・フローの適切な利用に対して学習の要素が重要であるという発見は，リハビリテーションに対しても示唆的である．加齢や疾患によって身体の動きが拘束されると，わずかな段差に簡単にひっかかるようになるなど，身体と環境の空間的な関係は劇的に変化する．劇的に変化した関係の中で，オプティック・フローを有効利用するためには，一定の調整期間が必要となる．すなわち，リハビリテーションの中で ADL 動作を再学習していく過程は，単に運動機能を回復させる過程にとどまらず，知覚を調整する過程としても重要である．リハビリテーションの段階で，日常空間を反映した状況の中で一定の訓練をしておけば，日常空間が新規性の高い状況とならないため，有益な調整を促すかもしれない．

認知科学からみた生態心理学

生態心理学的な研究が示したさまざまな現象は，脳の中枢制御を仮定する認知科学的な研究者にとってもたいへん示唆的である．特に，以下の 3 点はたいへん重要な指摘であり，多くの認知科学者もおおむね賛同しているものと思われる．すなわち，①少なくとも歩行のように同じ動きが周期的に繰り返される運動については，自己組織的な原理が働いて運動のパターンが生成されるため，脳が運動のすべてを決定しているわけではないこと，②運動制御のモデルを脳の情報処理だけで完結させずに，環境と身体の循環的な相互作用を含めて，全体的システムとして考える必要があること，③動きの中で創発される知覚情報が，運動制御にきわめて重要であること，の 3 つである．

しかしながら，脳の情報処理過程の解明に向けて研究に明け暮れる認知科学者が，脳の中枢制御を想定しない生態心理学の考え方に 100％同意できないであろうことは，想像に難くない．実際，生態心理学的な研究が示した現象を好意的に引用しつつも，脳の中枢制御を一切想定しない発想は，行きすぎだという批判は少なくない[30,31]．生態心理学の発想を運動のどのレベルにあてはめて考えるかによって，印象は大きく異なるように思われる．例えば，地面の上で歩く時，どのような歩調で歩くかという，いわば運動のパラメータを決定するレベルについては，自己組織的な原理によってかなりの部分が説明できるのか

もしれない．しかしながら，さまざまな運動の中から歩くことを選択する過程，すなわち運動の選択や意図のレベルについては，具体的な制御の法則を理解するのが困難な印象を受ける．人間は地面の上で歩くだけでなく，ジャンプしたり踊ったり逆立ちしたりと，さまざまな運動（行為）をする．これらの多様な運動の候補の中で，どのようにして運動が一意に決定されるのだろうか．現状では，前頭葉を中心とした脳の中枢機能による運動の選択・実行を想定したほうが，認知科学者にとっては理解しやすいであろう．

またオプティック・フローのように，動きの中で知覚される情報の重要性については，今や誰もが認めるところであるが，「空間知覚の成立にはオプティック・フローがあれば十分だ」といった生態心理学の主張は，いいすぎだという批判もある[32,33]．確かに歩行のような空間移動行動の場合は，オプティック・フローを知覚することで，歩行の制御に必要な情報の多く（場合によっては，必要な情報のすべて）を獲得することができるかもしれない．しかしながら，椅子に座った状態で静的な環境をみているような場面にまでその対象を広げると，身体に関する脳内表象を想定したほうが，空間の知覚や認識に関する多くの現象を説明しやすい．この点については第4章「身体と空間の表象」を参照されたい．

以上のように，認知科学的な研究者の多くは，生態心理学的な研究が示した現象に対しておおいに関心を示しつつも，あくまで脳の中枢制御の枠組みの中で，それらの現象を解釈しているように思われる．例えば，オプティック・フローに反応する細胞が，脳の視覚野に存在することがわかっている[34,35]．このような研究は，オプティック・フローを脳内で処理される視覚情報の一つとして扱う，認知科学的な研究である．本書も生態心理学がもたらした研究の意義を，認知科学的な枠組みの中で理解するという立場をとっている．このような姿勢は，生態心理学者にとっては当然受け入れ難いものであろう．最近の書物の中には，生態心理学に対するさまざまな批判を受けて，それらの多くが生態心理学に対する認識不足や誤解から生じているという観点から，新たに生態心理学の発想を解説するものもみられる[18,20]．知覚と運動の不可分性を示しているという点では双方の立場は共通していることから，それぞれの研究成果を誤解なく，客観的に理解し，リハビリテーションに応用可能な成果については，立場の違いを越えて取り入れていくという姿勢も必要かもしれない．

第2節 視線行動と身体運動

われわれは絶えず視線を動かし，必要な視覚情報を取り込んでいる．視線行動を測定する技術が飛躍的に進歩し，歩行や上肢動作など，日常行為を行っている最中の視線行動が比較的容易に観察できるようになった．その結果，日常行為の遂行中の視線の移動パターンと身体の動きのパターンには，強固な時間的・空間的関係があることが明らかになった．さらに，加齢や脳疾患によって歩行障害を呈する人の視線行動を測定した研究では，視線と身体運動の時間的・空間的関係が崩れていたという報告や，これら対象者の視線運動に介入するだけで，実際の運動を伴わなくても歩行障害に改善がみられたという報告がなされた．これらの結果は，適切な身体運動の実現には適切な視線行動が必要であることを示唆する．リハビリテーションの観点からこれらの結果をみると，視線行動に介入することで身体運動の改善が可能かもしれないという，新たな介入の可能性を示しているように思われる．本節では視線行動に関する基礎知識，日常行為における視線行動の研究成果，および，視線行動への介入が歩行障害を改善させた事例について紹介する．

視線行動の基礎

眼は絶えず動いている

われわれの眼は絶えず動いている．さまざまな状況での眼の動きや視線の位置を詳細に観察してみると，われわれの眼は，視線が常に意味のある情報に対して向けられるようにコントロールされていることがわかる．例えば，写真や絵画をみている時の視線のパターンを観察すると，視線の位置は1秒間に3～4回程度の頻度で移動と固定を繰り返しながら物体の輪郭など，そこに広がる情景や対象物の認識に必要な情報に対して一定期間とどまっている[36]（**図 3-5**）．

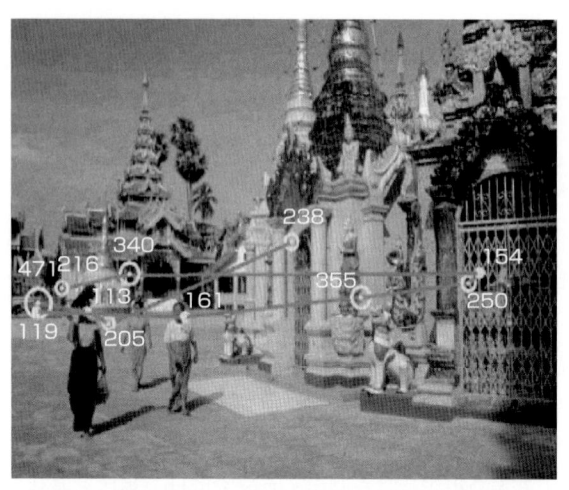

図 3-5　写真の中の人物を探して，その人数を数えている時の視線行動（文献 36）より引用）
○印が視線の停留場所を表し，隣接する数値は停留時間（ミリ秒）を示している．視線は実際に人のいる場所や，人がいそうな場所（ドア付近）に停留し，別の場所に移動している

　視線の移動のパターンにも，状況あるいはそこで遂行する身体運動に応じたパターンが存在する[37]．決してでたらめな動きでもなく，また目の前の情景をくまなくサーチするような非効率的な動きでもない．そこには意味をもった非常に効率的な視線の動きが観察できる．

　視線をある位置から別の位置へ急速に移動させる眼球運動を，サッカード（saccade）という．また，視線をある位置に一定期間停留しておくことを固視（または凝視，注視；fixation）という．なお，fixation の日本語訳としては「注視」のほうが一般的である．しかし，注視は文字どおり「注意して視る」という意味であり，空間的注意の位置と視線の停留位置が分離できる事実を考えると，「固視」のほうが視線の停留をニュートラルに表現できてよいという指摘もある．よって本書では，「固視」を採用する．

　視線がある位置に停留している時でも，眼の動きが完全に静止することはない．眼は絶えず微細に動き，網膜上の投影像が常に微細に動く状態を作り出している．これは視覚の情報処理回路の特性上，完全に動きの停止した視覚情報

に対しては感度を失ってしまうためである．この特性は，例えば眼球内にある血管の影など，意味のない情報がむだに知覚されないために必要と考えられている．このような微細な眼の動きを固視微動（small involuntary eye movement）という．また視線の移動には，サッカードのようにある位置から別の位置へ急速にジャンプするだけでなく，動くものを眼で追う場合のように，滑らかに視線が移動する場合もある．このような眼の動きを追跡眼球運動（または滑動性眼球運動；smooth pursuit eye movement）という．

眼を動かす理由

サッカードによって視線位置を絶えず移動させている理由は，少なくとも2つある．一つ目の理由は，網膜上において高い解像度を有する場所が網膜の中心領域（中心窩）に局在していることにある．網膜上の視細胞の解像度は，中心窩から離れるに従って低くなっている（**図3-6**）．このため，対象物を視認する（オブジェクト知覚という）ためには，視線を対象物に向けることで，対象

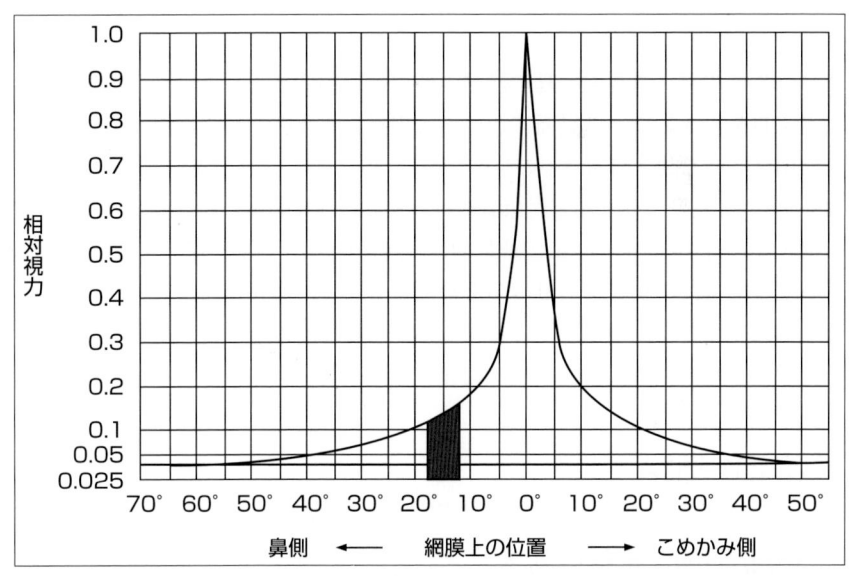

図3-6　網膜偏心度(中心窩からの位置)と相対視力の関係（文献38）より引用）
黒く塗りつぶされた部分が盲点の位置

物の視覚像を中心窩に投影させる必要がある．一般にオブジェクト知覚には対象物に関する複数の情報が必要である．例えば，他者の顔を認識するには顔の輪郭や眼，鼻，口，髪型などの情報が必要である．したがって，視線はそれらの必要な情報に順次移動することになる．もう一つの理由は，視覚的注意が向けられる場所が，特別な状況を除いて視線の向けられる位置に一致するため，視覚的注意の移動手段として視線を動かす必要があるというものである．特別な状況とは，例えば，サッカーやバスケットにおいて他のプレイヤーの位置を確認するために，視線を動かさずに注意だけを左右に動かす場合，あるいは心理学的な実験において，ディスプレイの中心を固視し続けながら，ディスプレイの左右に呈示される視覚刺激の色や形などに注意を向ける場合である．このように視線を向けずに注意することを潜在的注意（covert attention），視線を向けて注意することを顕在的注意（overt attention）という（第2章第2節を参照）．視覚的注意は，多様な情報の中から必要な情報を選択して優先的に処理するためのフィルターとして，きわめて重要な機能をもっている．したがって，視線位置を定めるための眼球運動の制御機構は，視覚情報の知覚と認知について不可欠な役割を果たしている．眼球運動の制御機構については，藤田[39]，Findlayら[38]を参照されたい．

　日常生活における視線行動の研究の歴史は比較的長く，工夫に富んだ方法で読書や自動車運転などの場面における視線行動が研究されてきた．歩行のように自由に空間を動き回る最中の視線行動については，アイカメラ（アイマークレコーダ）の普及により，測定対象者の動きを妨げずに視線行動を測定することが可能となった1980年代以降，飛躍的に理解が進んだ（図3-7）．その結果，視線行動が効率的な視覚情報処理のためだけでなく，身体運動を「先導」する機能として重要な役割を担っている可能性が示唆された．次に，歩行や上肢動作を対象とした一連の成果について紹介する．

視線行動と歩行

目標指向的な視線の動き

　歩行中の視線行動は，さまざまな場面において検討がなされてきた．屋内通

第 2 節　視線行動と身体運動　97

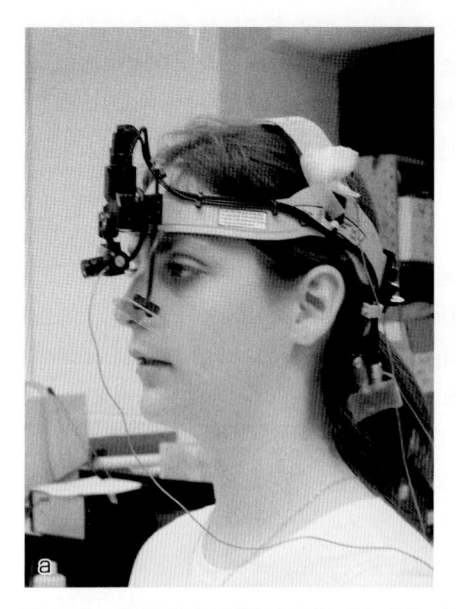

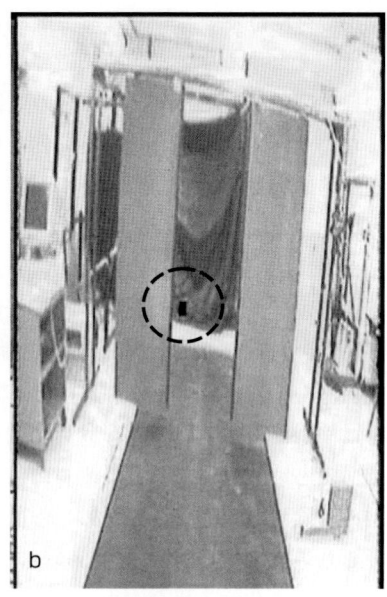

図 3-7　視線行動を測定するアイカメラ（ASL 社製 ALS500）
　ヘルメットに 2 つのカメラが取り付けられている．一つは眼球運動を測定するカメラであり，鏡を介して眼に近赤外光を照射し，それにより得られる角膜反射と瞳孔の動きを検出する．もう一つは小型 CCD カメラであり，実験参加者の眼の高さに設置されている．CCD カメラにより得られる映像が，被験者の視野に近似した映像を提供する．眼の動きの情報はキャリブレーションによって補正され，視野映像の上に同期され，カーソルとして呈示される．この映像データに基づき，視線が空間のどこに位置していたかを解析する（a）．アイカメラから得られる映像の一例（b）．狭いドア型の通過口に向かって歩いている際の視線位置が，黒いカーソル（点線の〇印の中）で示されている

路を歩く場面，狭い隙間を通り抜ける場面，歩行の途中で進路を左右に切り替える場面，通路にある障害物をまたぐ場面，日本庭園にある飛び石のように通路に複数設置したターゲット（以下，飛び石ターゲットとする）に正しく着地して歩く場面などが代表的である．これらの研究に共通して観察されたことは，歩行中の視線は自分の進むべき方向，あるいは目標到達地点や障害物などの重要なオブジェクトに対して停留するということである．例えば，若齢健常者が屋内通路を歩いて約 6m 前方の角で左折する場合，左折するまでの視線停留時間の約 75％は通路の中央付近（すなわち進行方向）あるいは左折しようとする角

に視線を向けていた[40]．また5m前方にある2枚のドアに挟まれた隙間を通り抜けようとする場合，ドアに近づくまでの視線は，隙間の中央部あるいはドアの縁に向けられた[41,42]．これらの報告から，歩行中の視線は目の前の情景をくまなくサーチするような非効率的な動きではなく，個々の状況における歩行の目的達成に必要な情報に対して選択的に向けられていることがわかる．このような視線行動をとる背景としては，その状況で意味のあるオブジェクトは何か，また障害物との接触回避のために最適な進行方向とはどの方向か，といった情報が不可欠である．つまり，視線行動のコントロールには，空間に関する記憶（例えば，障害物からいったん眼を離しても障害物の位置を忘れないための短期的記憶や，通路にはいつも大きな荷物が置いてあるといった長期的記憶），あるいは概念的知識（例えば，狭い隙間はその中心を通り抜けるのがいちばん安全であるという知識や，硬い素材の物体は柔らかい素材の物体に比べて接触した時の危険性が高いという知識）が関与している[37,43]．

　これら必要な情報に対する視線の停留パターンは，その情報との距離関係に依存して変化する場合がある．例えば，隙間を通り抜ける場面では，隙間に近づくまでは1秒間に3～4回の頻度で視線位置が変わる．すなわち1回あたりの視線停留時間は約300ミリ秒程度である．しかし，隙間を通り抜ける直前には，その約3倍である1秒近くにわたって隙間の中央部に視線を固定させる現象がみられる[41]．この現象は，自動車運転中にカーブを曲がる場面における視線行動の研究成果とよく似た現象である[44,45]（図3-8）．自動車運転の研究では，カーブを曲がる約1秒以上前から，カーブの内側部（tangent pointと呼ばれる）に対して視線を固定することが確認されている．ドライビング・シミュレータ上での運転中に，カーブの内側部以外の場所を固視させるような実験操作を行うと，カーブ運転のパフォーマンスが悪くなることから[46]，内側部の固視はカーブの運転に重要な役割を果たしていることがわかる．

　歩行と自動車運転に関する報告で共通することは，実験参加者の視線は目的の達成に最適な進行方向に対して停留していることである．隙間の中央部を歩いて通り抜ければ，ドアとの接触確率は最も少ない．カーブの内側部に進入すれば，最もスムーズにカーブを曲がることができる．オプティック・フローの考え方に基づけば（第3章第1節を参照），最適な進行方向に視線を固定することで，対象物への到達時間を特定するための光学的な情報を利用できるため，

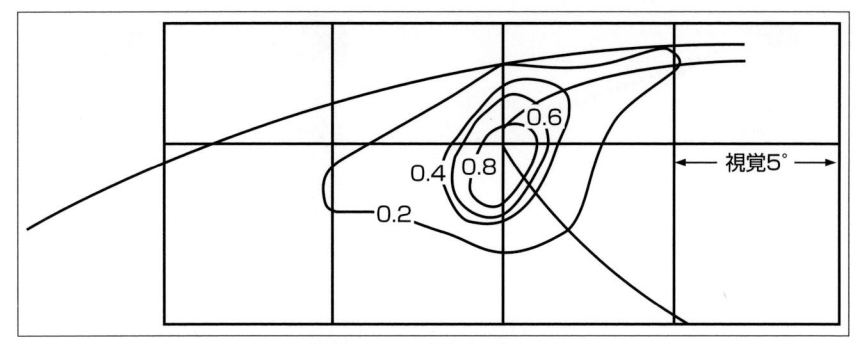

図 3-8　自動車でカーブを運転する際の視線位置の模式図（文献 45）より引用）
カーブ運転中に視線が停留する確率が数値で示されている．カーブを曲がる 1 秒以上前から，カーブの内側部に視線が停留する

安全な空間移動のための非常に効果的な視線行動といえる．

障害物をまたぐ際の視線行動

歩行中の視線が空間ではなく，頭部に対して固定されていることの重要性が，歩行中の障害物回避の研究によって示されている．Patla ら[48)]は，通路に置かれた障害物に近づいていき，またいでその障害物を越える場面では，障害物に対して視線が向けられたのは全視線停留時間の 20%にすぎず，それ以外の多くは通路上の数歩先の位置に固定されていたことを示した（**図 3-9**）．視線を数歩先の位置に固定することで，結果として空間における視線位置は歩行速度に依存して前方へ移動し続けることになる．Patla らは，このような視線の特性を移動性固視と呼んだ（travel fixation；動詞の travel には，「移動する」という意味がある）．この移動性固視の特性は，歩行進路を左右に切り替える場面などでも確認されている．移動性固視についても，最適な進行方向に対する視線の固定と同様，オプティック・フローの有効利用のためになされる戦略と考えられる[49,50)]．

さらに Patla ら[48)]は，実験参加者が障害物に対して視線を向けたのは，障害物に到達する 2 歩前までであり，障害物をまたぐ 1 歩手前の時点では，視線はすでに障害物のさらに前方に向けられることを明らかにした．この結果から，障害物そのものに対する視覚情報処理は，障害物をまたぐ 1 歩前にはすでに終

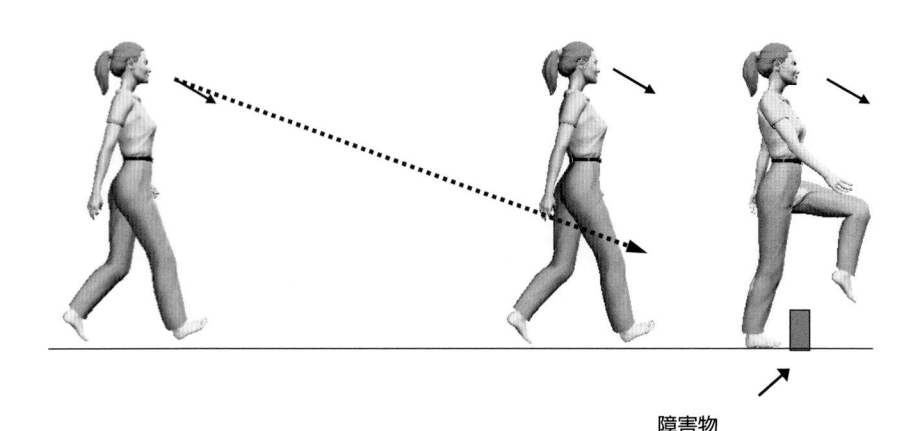

図 3-9　障害物をまたぐ際の視線位置（文献 47)より引用)
　視線は通常数歩先の位置に固定されている（短い実線矢印）．障害物に視線が向けられた（長い点線矢印)のは全視線停留時間の 20％程度にすぎない

了していると考えられる．実際，液晶シャッターゴーグルという装置を用いて，障害物をまたぐ直前でシャッターを閉じて，視覚情報が利用できない条件を作り出しても，障害物をまたぐ動作は通常の動作時と変わらない[49,51]．すなわち，障害物に到達する 1 歩手前の時点で障害物に対する視覚処理が終了しているため，たとえその後で視覚情報を遮断しても，動作に影響がないといえる．以上のことから，障害物に関する視覚情報は，障害物の直前で獲得して瞬時に動作を修正するフィードバック情報としての役割ではなく，遠方からアプローチする際に獲得して動作を予測的に調整するフィードフォワード情報としての役割を担っているといえよう[47,52]．
　意味のあるオブジェクトが歩行空間内に多数存在する場合，視線をより頻繁に動かすことになる．飛び石ターゲットの上を歩く課題では，あるターゲットに対して足を振り出す前に，必ず視線が先行してそのターゲットを捕らえる．視線はそのターゲットに着地した直後（着地後 50 ミリ秒程度）までその位置に停留し，対側の足が遊脚層に切り替わるまでには視線が次のターゲットに向けられている．この視線と下肢の移動パターンには強固な時間的関係があり，常に視線が下肢の動きを先導してターゲットへの正しい着地を実現していることがわかる．Chapman ら[53]は，転倒の可能性の高い高齢者が，転倒の可能性の低

い高齢者や若齢者に比べて，視線を向けたターゲットに対して着地する前にすでに次のターゲットに視線を向けてしまう傾向を明らかにした．彼らはこの早計な視線移動（premature gaze transfer）が下肢の正確なコントロールに悪影響を与えていると結論づけた．視線と四肢の動作との強固な時間関係については，次に紹介する上肢動作の事例でさらに強調されることになる．

視線行動と上肢動作

生活場面における視線行動

　上肢動作における視線行動と歩行中の視線行動には，共通する特徴が多くある．しかしながら上肢動作の場合，例えば食事や皿洗いのように，数多くの動作が組み合わされて一つの行為が成立する場合が多いため，その組み合わせによって視線の移動パターンは複雑に変化する．ここでは，台所でお茶を入れるための一連の動作中に視線行動を測定した Land ら[54]の研究を中心に紹介をする．

　Land ら[54]は，台所で電気ポットを使ってお湯を沸かしてからお茶を入れるまでの間に，3名の実験参加者の視線がどのように動くかを測定した．これらの行為は日常の何げない，比較的単純な動作であるが，その過程では実に45個もの動作が組み合わされて構成されていた．確かにポットでお湯を沸かすまでの間だけでも，ポットを手に取る，ポットの蓋を開ける，シンクに向かって歩く，蛇口をひねる，水を入れる，ポットの水が満杯になったか確かめるなど，その動作は多様である．

　分析の結果，お茶の入れ方には個人差があるにもかかわらず，3人の視線行動にかなりの共通性がみられた（**図 3-10**）．まず第1に，参加者の視線はお茶を入れる行為に関連する対象物に限定的に向けられていた．これは，歩行においても確認された事実である．この結果から，上肢動作における視線動作についても，記憶や概念的知識といった高次の認知過程が関与しているといえる．次に，ごく一部の例外を除けば，一定時間に視線を向ける対象物は一つだけであり，これから手で操作しようとする対象物，あるいは現在操作している対象物に視線が向けられていた．したがって，ポットの蓋を開ける時はポットの蓋に視線が向き，蛇口には視線が向けられなかった．逆に蓋を取った後にシンク

で蛇口から水を入れる時，視線は蛇口とポットの間を行き来しており，蓋には視線が向けられなかった．さらに Land らは，全視線停留時間のおよそ3分の1の時間について，ある対象物を手で操作する前に，必ずその対象物に対して先に視線が向けられることがわかった．Land らは，この視線行動を方向づけ（directing）と読んだ．視線が対象物に向けられるタイミングは，動作の種類にかかわらず，手でその対象物を操作する約 0.5 秒前であり，その対象物に対す

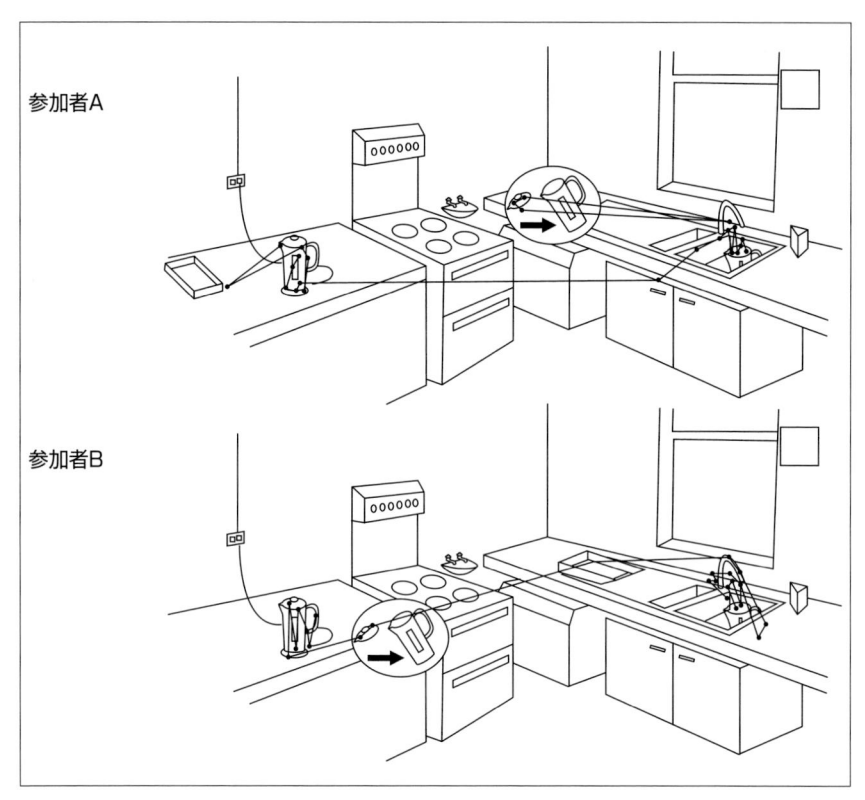

図 3-10　台所でお茶を入れる作業のうち，最初の 10 秒間に視線が停留した位置（●印）（文献 54）より引用）
　2 人の参加者はポットの蓋を取るタイミングが異なるものの（参加者 A は蛇口に近づいてから蓋を開け，参加者 B はポットを手に取った直後に蓋を開けた），全体的な視線停留のパターンはきわめて類似している．全体的に，視線はお茶を入れるために必要な物体だけに停留した．また一定時間に視線を向ける対象物は原則として一つだけであった

る手の操作が終了する約 0.5 秒前に，次のターゲットとなる対象物に視線を移動していた．この結果は，上肢動作においても視線は先導役を担っていることを示唆する．なお，残りの 3 分の 2 の時間については，①お茶の葉などの対象物の位置を特定するために周囲を見回す行動(locating)，②ポットと蛇口など，複数の対象物を同時に操作している際に，それらの対象物の間で視線を行き来させる行為(guiding)，③ポットに水がどの程度入ったかなど，事の推移を見守るために一点を持続的に固視する行動(checking) など，が観察された．いずれも，その局面で重要となる対象物に対して視線が向けられている（あるいは，その対象物を探している）ことがわかる．

Land らの観察結果から，お茶を入れるまでの一連の行為において，視線は手で操作する対象物にいち早く向けられ，実際に手で操作している間は対象物付近に停留し，次の動作に移る際にはその直前に次の対象物に視線が移る，という規則性があることがわかった．これらの結果から，上肢動作の最中の視線行動には，上肢動作の先導役としての役割と，事の推移をモニターする役割があると考えられる．お茶を入れる行為は日常的な行為であり，われわれはその一部始終を意識的にチェックしなくとも，お茶を入れることができる．しかしながら，われわれの視線はその中心で現在操作している対象物が捉えられるように絶妙にコントロールされていた．この結果から Land らは，視線の中心で捉えられた視覚情報は，潜在的なレベルで情報処理が行われ，身体運動に利用されているのだろうと推察した．お茶を入れる場面と同様の視線行動が，サンドイッチをつくる場面[55,56]，手を洗う場面[57]，おもちゃのブロックを用いて指定された形をつくる場面[58]の視線行動でも報告されている．したがって，上肢動作の最中の視線行動には，行為のタイプにかかわらず共通性があると考えられる．

先読みする視線

最近の研究では，Land ら[54]が強調した「現在操作している対象物への視線」に加えて，「後になって操作する対象物に一瞬向けられる視線」の重要性が議論されている[57,58]．これは，例えば手を洗っている最中にペーパータオルに視線を一瞬向けて，再び手に視線を戻すといった視線行動である．Pelz ら[57]はこのような視線行動を「先見性固視」（look-ahead fixation）と呼び，運動計画に重

要な役割を果たしていると主張した．実際，おもちゃのブロックを操作する課題において，新しいパーツを操作し始める前に先見性固視があった場合となかった場合では，パーツに視線を向ける際の頭部の回旋角度や，パーツに視線を向けてから手を伸ばすまでの時間的な関係が変化したことから[58]，先見性固視によって得られた視覚情報は，その後の運動計画に利用されていると考えられる．

視線行動のもつ可能性

身体運動の先導役を担う視線行動

　歩行および上肢動作における視線行動の分析から，視線行動と身体運動には強固な時間的・空間的関係が存在することがわかる．最大の特徴は，視線が身体運動の先導役を担うということである．すなわち，ヒトが身体運動を通して空間内の対象物に働きかける時，身体運動に先立って，視線がその対象物に向けられる．静止した単一の障害物を回避する歩行場面では，その障害物が遠方にある時点で歩行者はそれに視線を向けておき，必要な視覚情報処理を済ませてしまう．障害物を回避する時点では，すでに障害物のさらに先の情報に目を光らせている．また，複数の対象物に対して次々と働きかける場面，例えば飛び石ターゲットの上を歩く場面や，お茶を入れる場面では，最初のターゲットとなる対象物に視線を向け，その直後にその対象物に対して動作をし，その動作が終わる直前に次の対象物に視線を移して，また動作をする，という秩序ある関係が形成されている．これらの事実から，視線行動と身体運動には強固な時間的・空間的関係があると考えられる．またこのような研究成果は，視線行動と身体運動の関係性が崩れることで，身体運動に障害をきたすケースが存在するのではないかという可能性を示唆する[46,53]．例えば，自立的に食事をすることが困難な患者において，手指動作や高次認知機能に顕著な障害を示さないケースがあれば，視線行動と身体運動の関係性が維持されているかについて評価を行うことで，新たな介入の可能性がみえてくるかもしれない．

視線行動への介入と身体運動の改善

　視線行動に介入することで，運動の改善に寄与できるケースがあるかもしれ

ない．数例であるが，飛び石ターゲットを用いた歩行課題において，成功例が報告されている[59,60]．小脳疾患の患者は，1回のサッカードによって視線を特定のターゲットに移動させることが困難であり，視線位置を何度か修正してようやくターゲットを固視できる．Crowdyら[59]は，2名の小脳疾患患者を対象として，飛び石ターゲットを用いた歩行課題の成績に対する視線行動への介入の効果を検討した．介入に先駆けて，患者の歩行課題の成績と，個々の飛び石ターゲットに視線を向けるのに必要なサッカードの回数（1回か複数か）を測定した．続いて患者は，スタート地点に立ったままで，スタートから6つ目までの飛び石ターゲットに対して1回のサッカードで視線を移す訓練を行い，再び歩行課題を行った．その結果，いずれの患者もサッカードの訓練後に歩行課題の成績に改善がみられた．さらに1回のサッカードでターゲットに視線を移した試行数が増加した．患者は2度の測定の間に一切の歩行訓練を行っていない．したがって，ここで得られた効果は，主として視線行動のトレーニングによるものと推察される．また，最近の学会発表において，Youngら[60]は転倒の可能性の高い高齢者を対象に，先のターゲットに対する早計な視線移動（先に紹介したChapmanら[53]を参照）をしないための訓練を行ったところ，やはり歩行訓練を行っていないにもかかわらず，飛び石ターゲットに対して正確に着地できる割合が増加したことを報告した．視線行動の介入に関する研究はまだ始まったばかりであるが，新しいリハビリテーションの可能性を期待させる研究の一つといえよう．

　視線を正しくコントロールすることは，空間内の重要な対象物の視覚情報処理のために不可欠である．本節で紹介した一連の事実は，視線行動が視覚情報処理のツールとしてだけでなく，身体運動と強固な時間的・空間的関係を形成して，身体運動の先導役を果たすことを示している．一部の研究者は，眼球運動に関わる運動制御の要因，すなわち眼球を動かすために大脳の運動野から出力された運動指令（遠心性コピー），あるいは眼球がどの程度動いたのかという固有受容感覚情報のいずれかが，四肢の正確なコントロールに利用されているのではないかと主張している[61]．この主張は経験的事実とも一致する部分がある．例えば，スキーやスノーボードにおいては，ターンしたい方向に視線を向けてターンをすると，スムーズにターンができる（オプティック・フローの見地からみても，この視線行動は有益である）．また臨床場面では，ベッドでの寝

返りが困難な患者が，しばしば体幹の捻転動作に先行して視線を寝返りの方向に向けていないことが観察される．これらの経験的な事実は，視線行動における運動性の要因が身体全身の運動制御に利用されていることを期待させる．

●文　献

1) Gibson JJ（著），古崎敬，他（訳）：生態学的視覚論─ヒトの知覚世界を探る．サイエンス社，1985
2) Gibson JJ：The ecological approach to visual perception. Lawrence Erlbaum Associates, Hillsdale, 1986
3) 三嶋博之：エコロジカル・マインド─知性と環境をつなぐ心理学．NHK出版，2000
4) Turvey MT, et al：The Bernstein perspective 1.：The problems of degrees of freedom and context-conditioned variability. Kelso JA：Human motor behavior：An introduction. Lawlence Erlbaum Associates, Hilsdale, 1982, pp239-252
5) 佐々木正人：運動制御への生態学的アプローチ．川人光男，他：岩波講座認知科学 4 運動．岩波書店，1994，pp1-29
6) Waldrop MM（著），田中三彦，他（訳）：複雑系─科学革命の震源地・サンタフェ研究所の天才たち．新潮社，2000
7) 中野　馨：脳をつくる─ロボット作りから生命を考える．共立出版，1995
8) Shik ML, et al：Control of walking and running by means of electric stimulation of the midbrain. *Biofizika* **11**：659-669, 1966
9) 多賀厳太郎：脳と身体の動的デザイン─運動・知覚の非線形力学と発達．金子書房，2002
10) Kelso JA：Phase transitions and critical behavior in human bimanual coordination. *Am J Physiol* **246**：R1000-1004, 1984
11) Wagenaar RC, et al：Dynamics of pathological gait. *Hum Mov Sci* **13**：441-471, 1994
12) Vereijken B, et al：Free(z)ing degrees of freedom in skill acquisition. *J Mot Behav* **24**：133-142, 1992
13) Yamamoto Y, et al：An alternative approach to the acquisition of a complex motor skill：Multiple movement training on tennis strokes. *Int J Sports Health Sci* **2**：169-179, 2004
14) 工藤和俊：運動スキル研究におけるダイナミカルシステムアプローチ．日本スポーツ心理学会（編）：最新スポーツ心理学─その軌跡と展望．大修館書店，2004，pp175-184
15) Beek PJ, et al：Perspective on the relation between information and dynamics：An epilogue. *Hum Mov Sci* **13**：519-533, 1994
16) 山本裕二：複雑系としての身体運動─巧みな動きを生み出す環境のデザイン．東京大学出版会，2005
17) Gibson JJ：A preliminary description and classification of affordance. Reed ES, et al：Reasons for realism. Lawrence Erlbaum Associates, Hilsdale, 1971/1982, pp403-406
18) 境　敦史，他：ギブソン心理学の核心．勁草書房，2002
19) Gibson JJ, 他（著），境　敦史，他（訳）：ギブソン心理学論集─直接知覚論の根拠．勁草書房，2004
20) 河野哲也：＜心＞はからだの外にある─「エコロジカルな私」の哲学．NHK出版，2006

21) Norman DA（著），野島久雄（訳）：誰のためのデザイン？―認知科学者のデザイン原論．新曜社，1990
22) 加藤　浩，他（編）：状況論的アプローチ 2―認知的道具のデザイン．金子書房，2001
23) Turvey MT：Dynamic touch. *Am Psychologist* **51**：1134-1152, 1996
24) Solomon HY, et al：Haptically perceiving the distances reachable with hand-held objects. *J Exp Psychol Hum Percept Perform* **14**：404-427, 1988
25) Warren WH Jr, et al：Visually controlled locomotion：40 years later. *Ecological Psychology* **10**：177-219, 1998
26) Warren WH Jr, et al：Optic flow is used to control human walking. *Nature Neuroscience* **4**：213-216, 2001
27) Lee DN：Visuo-motor coordination in space-time. Stelmach GE, et al（eds）：Tutorials in motor behavior. North-Holland, Amsterdam, 1980
28) Fajen BR, et al：Learning to control collisions：the role of perceptual attunement and action boundaries. *J Exp Psychol Hum Percept Perform* **32**：300-313, 2006
29) Smith MR, et al：Monocular optical constraints on collision control. *J Exp Psychol Hum Percept Perform* **27**：395-410, 2001
30) クリストフ・コッホ（著），土谷尚嗣，他（訳）：意識の探求―神経科学からのアプローチ（上）．岩波書店，2007
31) 松原　仁：身体性の意味するところ．岡田美智男，他（編）：身体性とコンピュータ．共立出版，2001，pp86-93
32) 積山　薫：空間視とその発達・障害．乾　敏郎（編）：認知心理学 1―知覚と運動．東京大学出版会，1995
33) 積山　薫：身体表象と空間認知．ナカニシヤ出版，1997
34) Dubin MJ, et al：Behavioral influences on cortical neuronal responses to optic flow. *Cereb Cortex* **17**：1722-1732, 2007
35) Duffy CJ：MST neurons respond to optic flow and translational movement. *J Neurophysiol* **80**：1816-1827, 1998
36) Henderson JM：Human gaze control during real-world scene perception. *Trends Cogn Sci* **7**：498-504, 2003
37) Land MF：Eye movements and the control of actions in everyday life. *Prog Retin Eye Res* **25**：296-324, 2006
38) Findlay JM, 他（著），本田仁視（訳）：アクティヴ・ビジョン―眼球運動の心理・神経科学．北大路書房，2006
39) 藤田昌彦：眼球運動のモデル．川人光男，他：岩波講座認知科学 4 運動．岩波書店，1994，pp108-159
40) Turano KA, et al：Direction of gaze while walking a simple route：persons with normal vision and persons with retinitis pigmentosa. *Optom Vis Sci* **78**：667-675, 2001
41) Higuchi T, et al：Where we look as we approach and pass through a narrow aperture in a variety of from of locomotion？ Prioceeding of 18th International Society for Posture and Gait, Burlington, 2007, p86
42) Cinelli ME, et al：Task-specific modulations of locomotor action parameters based on on-line visual information during collision avoidance with moving objects. *Hum Mov Sci* **27**：2008
43) Hayhoe M, et al：Eye movements in natural behavior. *Trends Cogn Sci* **9**：188-194, 2005

44) Land M, et al：Which parts of the road guide steering? *Nature* **377**：339-340, 1995
45) Land MF, et al：Where we look when we steer. *Nature* **369**：742-744, 1994
46) Marple-Horvat DE, et al：Prevention of coordinated eye movements and steering impairs driving performance. *Exp Brain Res* **163**：411-420, 2005
47) 樋口貴広：第2節 状況判断と運動行動．麓　信義（編）：運動行動の学習と制御―動作制御へのインターディシプリナリー・アプローチ．杏林書院，2006，pp149-166
48) Patla AE, et al：Where and when do we look as we approach and step over an obstacle in the travel path? *Neuroreport* **8**：3661-3665, 1997
49) Patla AE, et al：Any way you look at it, successful obstacle negotiation needs visually guided on-line foot placement regulation during the approach phase. *Neurosci Lett* **397**：110-114, 2006
50) Patla AE：How is human gait controlled by vision? *Ecol Psychol* **10**：287-302, 1998
51) Mohagheghi AA, et al：The effects of distant and on-line visual information on the control of approach phase and step over an obstacle during locomotion. *Exp Brain Res* **155**：459-468, 2004
52) 樋口貴広，他：空間知覚がもたらす歩行の協調性．バイオメカニクス研究　**9**：160-169，2005
53) Chapman GJ, et al：Evidence for a link between changes to gaze behaviour and risk of falling in older adults during adaptive locomotion. *Gait Posture* **24**：288-294, 2006
54) Land M, et al：The roles of vision and eye movements in the control of activities of daily living. *Perception* **28**：1311-1328, 1999
55) Hayhoe MM：Vision using routines：A functional account of vision. *Visual cogn* **7**：43-64, 2000
56) Hayhoe MM, et al：Visual memory and motor planning in a natural task. *J Vis* **3**：49-63, 2003
57) Pelz JB, et al：Oculomotor behavior and perceptual strategies in complex tasks. *Vision Res* **41**：3587-3596, 2001
58) Mennie N, et al：Look-ahead fixations：Anticipatory eye movements in natural tasks. *Exp Brain Res* **179**：427-442, 2007
59) Crowdy KA, et al：Rehearsal by eye movement improves visuomotor performance in cerebellar patients. *Exp Brain Res* **146**：244-247, 2002
60) Young WR, et al：Effects of a gaze behaviour intervention on stepping accuracy of older adults. Proceeding of 18th International Society for Posture and Gait, Burlington, 2007, p91
61) Wilmut K, et al：How active gaze informs the hand in sequential pointing movements. *Exp Brain Res* **175**：654-666, 2006

第4章
身体と空間の表象

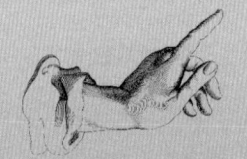

第1節 身体の表象

　身体の状態を知覚するための情報は実に多様である．多様な情報が矛盾を起こすことのないように，情報処理の過程ではこれらの情報を整理し，統合するプロセスが必要である．認知科学の領域では，脳内における感覚情報の統合の場として，表象（representation）の存在を仮定している．身体情報に関する表象すなわち身体表象については，身体図式（body schema）という呼び方がポピュラーである．本節では身体図式の基本的特性について概観する．

身体図式の特性

身体図式とは

　身体図式とは，身体の空間的・物理的な特性に関する抽象的・内的な知識構造を意味する[1,2]．身体図式という考えの原型は，前世紀初頭に提案されたHeadら[3,4]のモデルに遡る．神経学者のHeadは，脳損傷患者の身体知覚異常や認知障害を研究していた．その中で，受動的に四肢を動かされた場合，何か運動が生じたことは認識できたが，方向や強さといったことまで認識することができない患者がいることを確認した．このことからHeadらは，身体姿勢を正しく認識するためには，それに先行する比較基準との無意識的な関係づけが必要なのではないかと考えた．そして，この比較基準となる内的モデルを，姿勢図式（postural schema）と呼んだ．われわれの身体の位置は絶え間なく変化する．Headらは新しい姿勢を体験すると，それは姿勢図式の中に書き加えられ，更新されていくと主張した．身体図式の考え方に関する歴史的経緯については，酒田[5]や河野[6]を参照されたい．

　Headらのモデルでは，姿勢図式に記録されるのは身体姿勢であり，その情報源は主として自己受容感覚情報であった．しかしその後，このモデルはより

多くの情報を表象する図式，すなわち身体図式として発展した．身体の状態を知るために利用できる情報は，自己受容感覚だけでなく，皮膚表面感覚，視覚，前庭感覚，聴覚など実に多様である（第2章第1節を参照）．現在では，これらすべての情報が身体図式で表象されると考えられている[2]．

また Head らのモデルでは，自己が経験してきた身体姿勢がすべて図式に記録されるという情報蓄積型の特性や，絶え間ない姿勢の変化によって常に新しい図式が形成されるという可変的な特性が示されている．現代的な身体図式のモデルにおいても，絶え間ない姿勢の変化に応じて図式が更新（アップデート）されるという可変的な特性は踏襲されている．しかしながら現代のモデルでは，姿勢を一時的に変化させた場合に必要な短期的な情報更新と，例えば腕を切断した場合のように，身体状況の劇的な変化に対応するための身体図式の長期的・可塑的な改変を，異なるものとして扱っている．したがって，自己が経験してきた身体姿勢をすべて図式に記録し，図式を更新するという Head らの情報蓄積型の発想はあまりみられない．人間の筋骨格系は無数の自由度をもっているので，一見したところ同じような腕の姿勢でも，関節や筋肉の組み合わせによって無限に新しい腕の姿勢がつくられる（第3章第1節を参照）．これらのすべてを情報として蓄積するのは，明らかに非効率的であろう．

身体図式の概念は，身体に関する一般化・抽象化された基準系として，身体に関する意識経験や身体運動に関する多くの研究に登場している．以下のセクションでは，具体的な研究成果を紹介しながら，身体図式の本質に迫る．

身体図式と身体イメージ

身体図式と密接に関連する概念に，身体イメージ（身体像；body image）がある．両者を同義として扱う研究者も少なくない．しかしながら，身体図式の活動自体は潜在的であるのに対して，身体イメージは主として意識化された内容を問題とする．この点を誤解しないことが重要である．

身体イメージは，いわゆる心像として身体を内的に意識化させたものを意味する．例えば，身体イメージを評価する方法に描画法がある．描画法では，全身あるいは一部について絵に描いてもらい，それが身体の物理的特性と一致するかを評価する（**図 4-1**）[7,8]．身体部位の描画の場合には，実寸サイズに合っているかどうかが評価対象となるが，全身像の場合，全身のバランスに見合う

a. 親指の麻酔前　　　　　　　　b. 親指の麻酔後

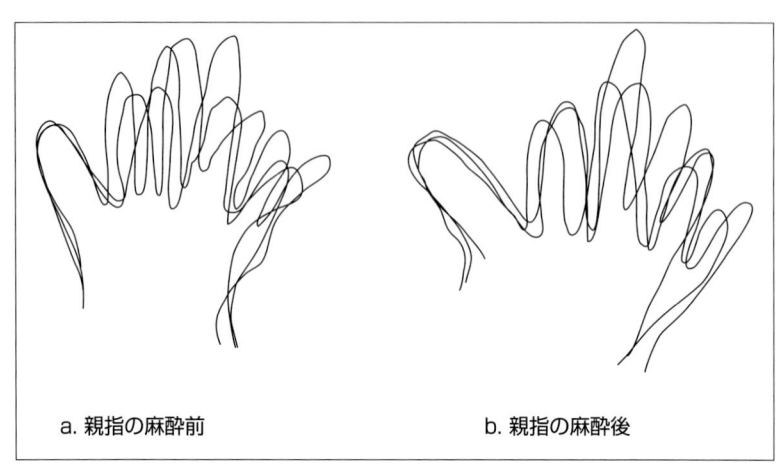

図 4-1　描画法を用いた研究例（文献 7）より引用）
　親指に麻酔をする前後に，イメージ上の右手の大きさを描画したもの（3 回の描画が重ね描きされている）．親指に麻酔をした後は，麻酔前に比べて手を大きく描画している

ように正確に描画されているかを問題とするのが一般的である．描画法は，摂食障害における身体認識の異常を検討する場合など，臨床的に利用される場合が多い[8,9]．例えば，拒食症の患者が実際は病的にやせているにもかかわらず，太っているような全身像を描くという報告がある[10]．また描画法に類似した手法として，さまざまなサイズで描かれた身体部位の絵を用意しておき，主観的に感じられるサイズに一致するものを選んでもらう方法もある（**図 4-2**）．選ばれた絵のサイズが実際とどの程度一致するかによって身体イメージの正確性を評価するため，例えば極端に絵を描くのが苦手な人の身体イメージを評価する場合には，測定誤差が少ない．いずれの方法においても，身体イメージが意識化・可視化されるものとして扱われていることがわかる．

　ただし，身体イメージは必ずしも絵に描けるような視覚的なものだけに限定されない．第 1 章第 3 節「認知と身体運動」において，運動イメージ（すなわち意識経験上の身体像の連続的な変化のイメージ）には，他者の運動をみているような視覚的（三人称的）イメージと，自分がその運動をした時に感じる体性感覚的（一人称的）イメージがあることに触れた．体性感覚的イメージは，描画法などによって視覚的に捉えられるような性質をもっておらず，運動に付

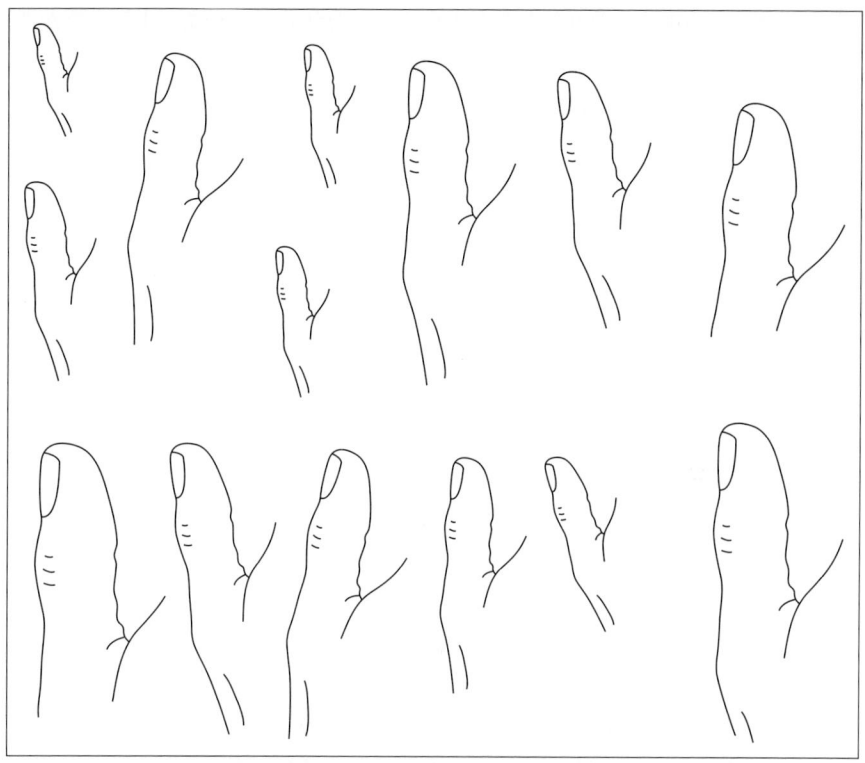

図 4-2　描画法とは異なる身体イメージの評価法の例（文献 7）より引用）
異なる大きさの親指の中からイメージ上の親指の大きさに合うものを選択してもらう

随して生起される身体的な意識経験（アウェアネス）を表現している．

　以上のように，身体イメージは主として意識化された内容を問題とする．これに対して，身体図式における感覚情報の統合などの働きは，潜在的に行われているため，通常は意識にのぼらない．しかし，両者は密接に関連して存在しており，決して独立した概念ではない．イメージ上で身体部位を回転させると，その回転速度が身体の解剖学的特徴や身体障害を反映するなど，そこには身体の特性を反映した特徴がみられる[11]．この事実は，身体の特性を表象する身体図式が，運動イメージや身体イメージを作り出していることを示している．研究者の中には，身体図式の活動がなんらかの理由で意識に上った時，その意識経験を身体イメージと呼んでも差し支えないという主張もある[12]．なんらかの

理由とは，①描画法に取り組む場合のように，身体状態を意識化する必要がある場合，②同時に生起している感覚情報の間に矛盾が生じた場合（例えば，第2章第1節で紹介したピノキオ錯覚の現象），③これまでの身体の状況が劇的に変化して，身体図式を大きく改変する必要がある場合（例えば，幻肢の症状），などがあげられる．このように考えれば，身体に関する意識経験はすべて身体イメージと位置づけられる．

身体図式を支える神経活動

身体に関する情報統合の場として想定された身体図式が，真に実在するシステムであることを証明するためには，その統合がどのような神経機構で実現されているかを明らかにする必要がある．サルのニューロン活動を測定した生理学的研究は，人間の上頭頂小葉にあたるサルの5野や，運動前野に相当する6野において，身体図式に関わる重要なニューロン活動について興味深い報告をしている．

サルの5野には，手掌を触るだけとか肘関節を曲げるだけといった，比較的単純な刺激にはまったく応答しないにもかかわらず，肘関節を曲げる最中に手掌を触るなど，複数の刺激を組み合わせると，選択的に応答するニューロンがある[13]．このニューロンの存在は，手掌における触覚情報と肘関節における自己受容感覚情報の統合が，単一ニューロンの神経活動で表現できることを示している．複数の刺激の組み合わせは，サルが自然の動作で自分の身体や物を触る時の組み合わせ（例えば，右手で左肩付近を触るなど）に比較的多いことから，日常の動作における多様な身体姿勢や動作を表現できるものと推察される[5]．また5野には，手が空間の特定の位置にある場合にのみ，手掌を触る刺激に応答するニューロンもある[13]．このようなニューロンがあれば，触覚刺激が空間のどこに存在するかを，比較的単純な神経活動で表現することが可能となる．このように単一のニューロン活動で，複雑で統合的な情報を表現できることが，身体図式の基本的な神経活動と考えられる[14]．

身体図式を支えるもう一つの重要な神経活動が，視覚と体性感覚など，複数の感覚モダリティの情報に応答できるバイモーダル・ニューロン（二種感覚ニューロン；bimodal neuron）の活動である．バイモーダルとは，2つを意味する「bi」と，視覚・聴覚・体性感など感覚の種類を表現する「モダリティ」を

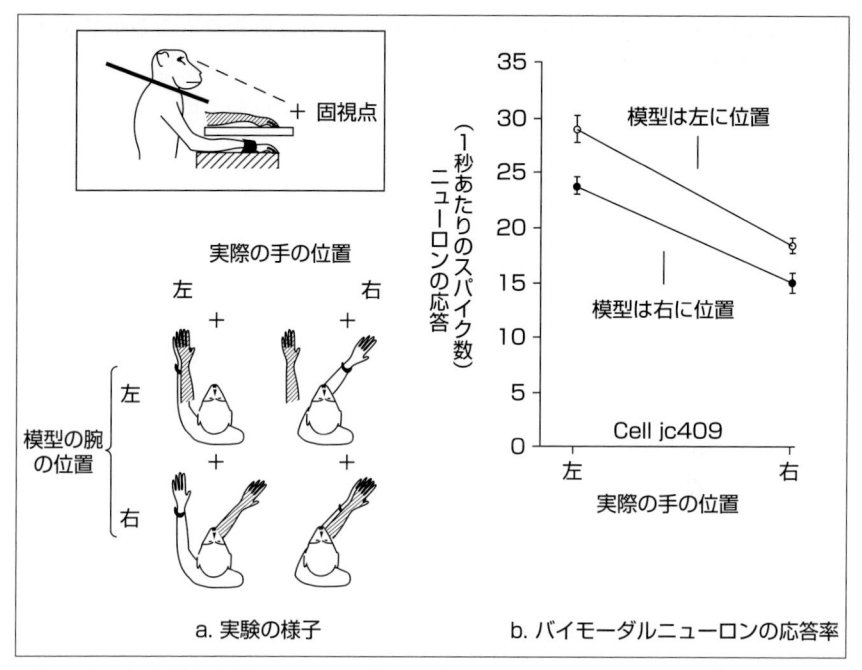

図 4-3 左手が左空間にあると認識された場合に応答するバイモーダルニューロン（文献 15）より改変引用）
左手を隠したプレートの上に，模型の腕が左右のいずれかに置かれた(a)

　合成した言葉である．すなわち，バイモーダル・ニューロンとは2つの異なる感覚刺激に応答するニューロンのことである．例えば，身体のある部位が触られた時，その触覚刺激に応答するニューロンが，触られた部位に近づいてくる物体をみただけ（すなわち視覚情報）でも応答する場合，そのニューロンをバイモーダル・ニューロンと名づける．このバイモーダルな特性は，多様な感覚情報を統合する身体図式においてきわめて重要な働きをしている．

　図 4-3 は，バイモーダル・ニューロンに関する研究成果の一つである[15]．この研究で活動が記録されたのは，左手が左空間にあると認識された場合に応答するニューロンである．サルは左手がプレートで覆われ，直接みることのできない状況で，固視点を見続けていた（**図 4-3a**）．左手は空間の左右のいずれかに置かれた．さらにプレートの上には，リアルな模型の腕が空間の左右のい

ずれかに置かれた．この状況では，実際の手の位置は直接みることができないため，体性感覚的にその位置を認識することになる．一方，模型の腕の位置は視覚的に認識される．Graziano ら[15]は，実際の左手の位置と模型の位置を操作することで，2 つの感覚情報が 5 野のニューロンにおいてどのように表現されるかを検討した．**図 4-3b** は，5 野のニューロンが各条件において 1 秒間に応答した数を示している．これをみると，このニューロンは実際の手が左手にある場合に高い応答率をみせたことから，左手が左空間にあると認識された場合に応答するニューロンであることがわかる．また，たとえ左手が右空間にあっても，模型の腕が左空間にある場合には，模型の腕が右空間に置かれた場合よりも統計的に高い応答率を示した．さらに，もし模型の腕を長方形の物体に置き換えた場合，長方形の物体が左空間に置かれても，ニューロンは高い応答率を示さなかった（この結果は図には反映されていない）．以上の結果から，5 野に存在するこのニューロンは，左手が左空間にあると認識された場合，感覚入力が体性感覚であれ視覚であれ，高い応答を示すバイモーダル・ニューロンであると考えられる．単一ニューロンの活動で複雑な身体姿勢や複数の感覚モダリティの情報を表現できる性質は，身体図式において多様な感覚情報を統合するうえで，欠くことのできない性質と考えられる．

　身体図式は，これらの特殊なニューロン活動だけでなく，広範な脳領域の神経回路網の活動によっても支えられている．すなわち身体図式とは，広範な脳領域の総合的・協調的な神経活動のことを意味するのであって，脳の 1 カ所に存在する，いわばステージのような存在ではない．具体的には，バイモーダル・ニューロンの存在が確認されている頭頂領域や腹側運動前野，さらに体性感覚野や島皮質などを含む広範囲な領域が関わる[16]．

身体図式と道具，半側空間無視

物を取り込む身体図式

　ヒトは，さまざまな物を道具として利用する．釘を打つ際にはハンマーを使い，食事には箸やフォーク，スプーンを使う．この道具を自在に使いこなせる背景にも身体図式が関与している．身体図式は身体部位だけでなく，身につけ

ている物や手足のように使いこなす道具を身体の一部として表象している．

　Agliotiら[17]は，左手の指に長年はめている指輪が身体図式で表象されていることを，脳損傷患者の症例研究によって明らかにした．73歳の女性患者 CB は，大脳右半球に伴う左空間の無視と左腕の失認の症状を示していた．患者 CB は，左腕が自分の腕であることを認めようとしなかった．さらに，左手の指にはめた指輪の存在も認識できなかった．指輪を左手の指から外した場合や，右手の指に付け替えた場合には，指輪が自分のものであることを認め，指輪に関するエピソードも鮮明に覚えていた．ところが，その後で再び指輪を左手の指に戻すと，指輪が先ほど右手の指にはめていた指輪にとても似ていることを認めるものの，それは医者のものであると主張した．以上の報告から，患者 CB の左腕に対する失認は，左手の指にはめた指輪にまで波及することがわかった．この結果は，指輪が身体の一部として身体図式に取り込まれていることを示している．

　棒の先端で遠くのものに触れた時，その触覚を感じるのは棒を持つ手先ではなく，棒の先端である．この現象は，実際に接触の情報を検知する感覚器官が手先にしかないことを考えれば，不思議な現象である．似たような現象は，ハンマーで釘を打った時の感触や，ペンで文字を書く場合の書き味などでも体験する．ヒトが道具を身体の一部として自在に扱う時，その触覚体験は道具の先にまで延長している．

　Yamamotoら[18]は，棒の先端に感じる触覚体験を利用して，棒がまるで腕に同化しているかのような知覚現象を明らかにした（**図 4-4**）．この実験で参加者は，左右の手に持った棒の先端に時間差をつけて呈示された刺激について，左右のどちらが早かったかを回答した．左右の腕をまっすぐ伸ばした場合（条件 A），この時間差の知覚は非常に正確であったが，手を交差させた場合，時間差の判断が非常に難しくなった（条件 B）．興味深いことに，手を交差させなくても，棒の先端を交差させて判断させると，時間差の判断が非常に難しくなった（条件 C）．すなわち，手を交差させることと棒を交差させることは，ほぼ同じ知覚現象をもたらした．さらに，手と棒の両方を交差させると（条件 D），再び正確な時間差判断ができるようになった．以上の結果から，棒の先端に感じる触覚刺激に対する時間判断は，手と棒の先端が同側にある場合に正確であることがわかる．手の交差と棒の交差が知覚的に同じ効果をもたらすという結

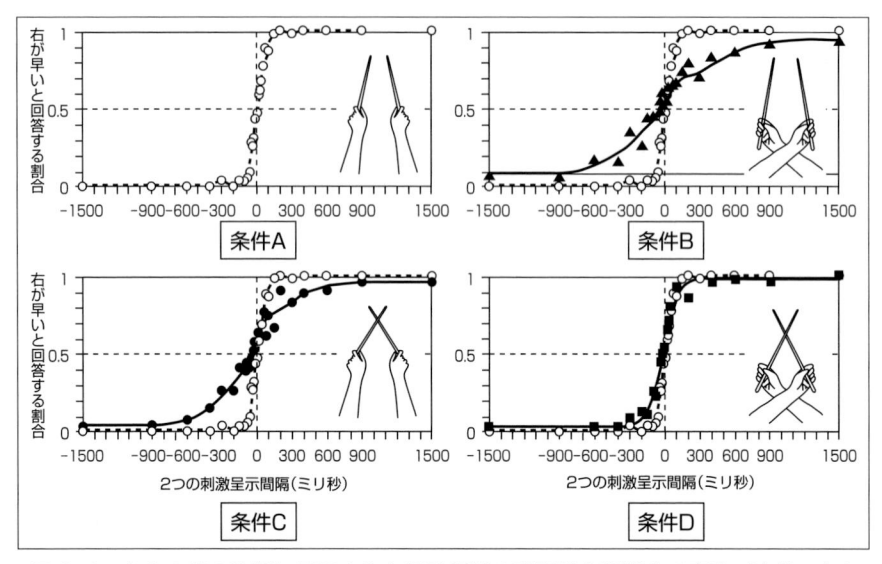

図 4-4 左右の棒の先端に呈示された振動刺激の時間差を判断する実験（文献 18）より改変引用）

　条件 B から条件 D の図には，条件 A の結果が○印で重ね書きされている．横軸の値は，左右の刺激間隔の時間であり，正の値の場合，右側が早く呈示されている．条件 A では，時間差がわずか 100 ミリ秒程度であっても正しく判断できるが，手を交差した場合（条件 B）や棒を交差した場合（条件 C）では，判断が難しくなっていることがわかる

果は，棒が身体の一部として身体図式に表象されていることを示唆する．
　道具を身体図式で表象する際にも，やはりバイモーダル・ニューロンが活躍する．サルの頭頂領域には，手に対する触覚刺激と，手の届く範囲にエサが近づくという視覚刺激の両方に反応するバイモーダル・ニューロンがある．サルが熊手を使って遠くの対象物を取ることができるように訓練した後，このバイモーダル・ニューロンの活動を測定すると，視覚刺激に対して反応する領域が，手の届く範囲から熊手の届く範囲まで拡大することがわかった[19]．このような神経活動の柔軟で即応的な変化が，道具を身体の一部として表象するうえで欠くことのできない性質なのだろう．

空間の左右を規定する身体図式

　大脳右半球の損傷がもたらす左空間の無視が，体幹を左側に回旋している最中に軽減したという報告がある[20,21]．この結果は，空間の左右が体幹の正中線で規定されている可能性を示している．身体図式は体幹の正中線の位置を正しく表象し，それに基づいて空間の左右を認識していることがわかる．

　杉本ら[21]は右半球頭頂領域に損傷がある女性患者1名に対して，半側空間無視の一般的検査である線分二等分課題を行った．右脳損傷がもたらす半側空間無視の場合，直線の左側を認識しないため，指し示される二等分点（主観的二等分点）は右にずれることが予想される．すなわち，主観的二等分点が実際の二等分点からどの程度右側へ逸脱したかを評価することで，半側空間無視の程度を簡便に測定することができる．患者はこの線分二等分課題を，体幹を左回旋，右回旋，回旋なしの各条件で行った（**図4-5**）．測定は，左無視がみられた時期（入院後71日）と，無視が改善して自立歩行が可能であった時期（118日後）の2回行った．その結果1回目の測定では，線分が患者の左空間に置かれた場合に，体幹を左回旋することで無視が軽減し，右回旋することで無視が

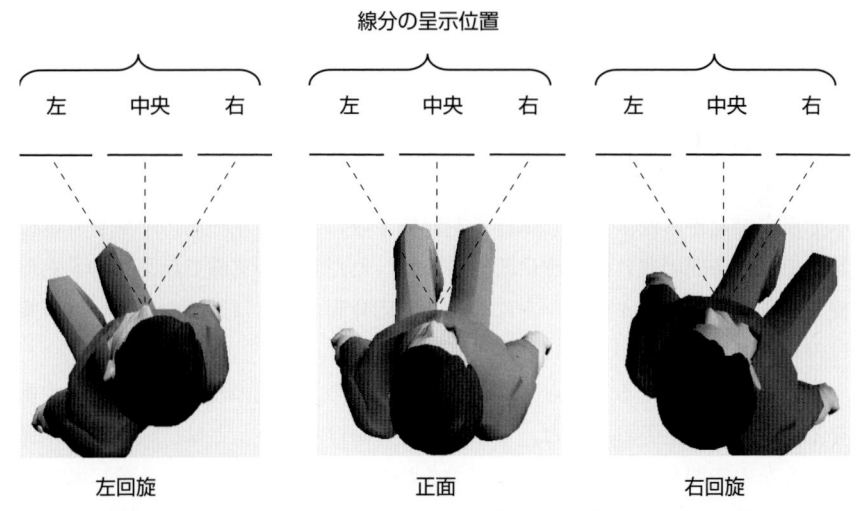

図4-5　体幹の回旋が線分二等分課題に及ぼす影響を検討した実験（文献21）より改変引用）

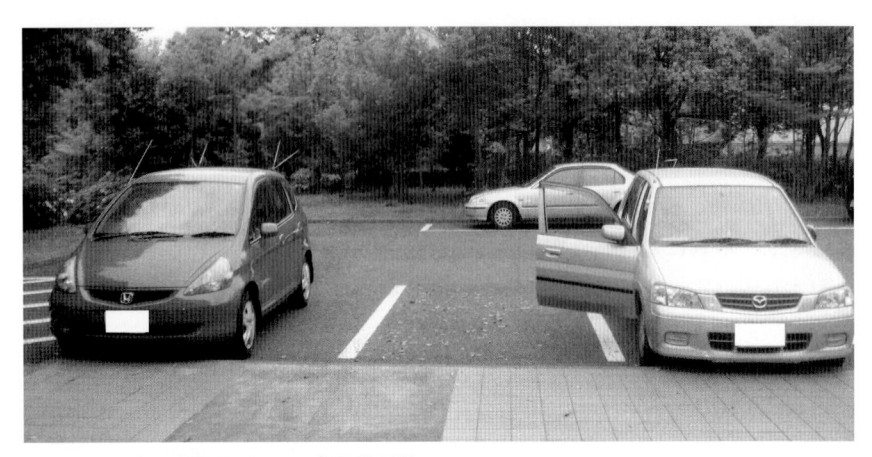

図 4-6　車の配置と 3 つの空間参照枠

わずかに増幅した．この結果は，自己にとっての右・左が体幹の正中線で規定されている可能性を示している．ただし，線分が患者の正面や右空間に置かれた場合には，体幹を回旋する効果は明確ではなかった．また無視が改善した2回目の測定では，体幹を回旋する効果はみられなかった．したがって，体幹の回旋が空間認識に影響するのは，非常に限定された条件でのみ起こる現象なのかもしれない．

　体幹の左回旋がもたらす左無視の改善は，左空間に呈示されたターゲットに素早く視線を向けるという反応時間課題でも確認された[20]．半側空間無視の患者は，ターゲットが左空間に呈示されると，正面や右空間に呈示された時に比べて反応が遅かった．しかし体幹を左回旋することで，左空間のターゲットに対する反応時間の遅れが有意に改善された．ただしこの実験では，体幹を右回旋しても，左空間のターゲットに対する反応時間がさらに遅くなるという現象はみられなかったという点に注意が必要である．

　体幹の回旋に関するこれら2つの研究成果から，空間の左右が体幹の正中線を基準として規定されること，また左無視における「左」とは，体幹の正中面よりも左の空間を意味する可能性が示された．脳が空間を認識する際に基準とする枠組みを，参照枠(frame of reference)と呼ぶ．参照枠には3種類がある（マイヤーズ[22]を参照）．それぞれ，自己を基準点とする参照枠（自己中心；viewercentered または egocentric），2次元座標における原点のように，空間に任意に決められた場所を基準点とする参照枠（環境中心；environment-centered または allocentric），そして，特定の物体の上下左右などを考える際に，その物体を基準点とする参照枠（物体中心；object-centered）となっている．例えば，**図4-6** における車3台の空間配置を考える．自己中心的な参照枠で配置を認識す

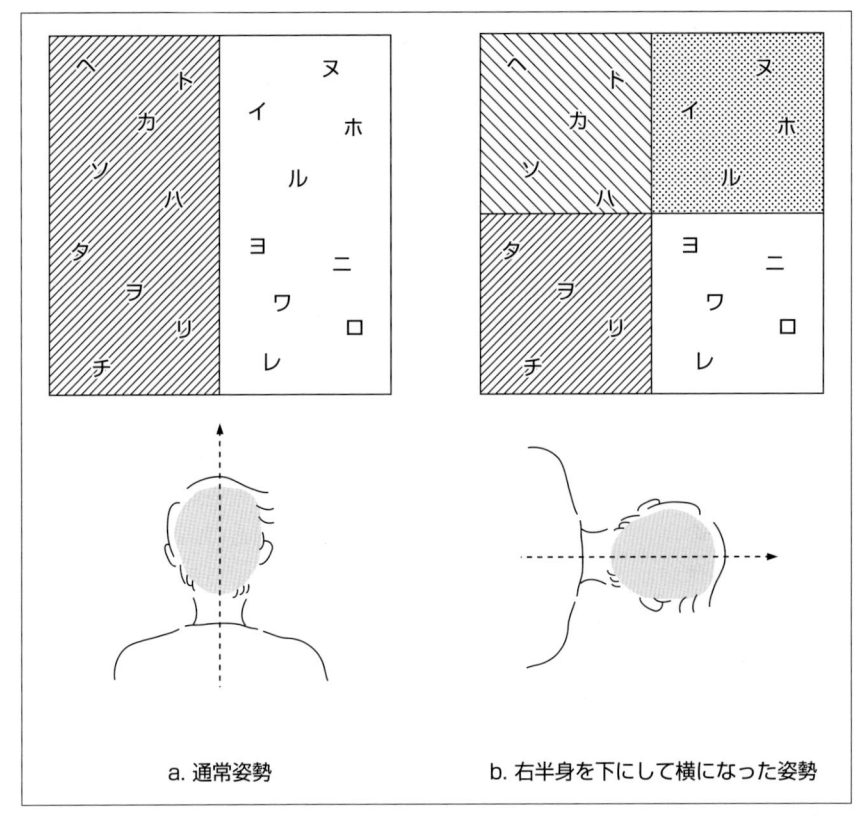

| a. 通常姿勢 | b. 右半身を下にして横になった姿勢 |

図 4-7　自己中心参照枠と環境中心参照枠のいずれにおいても半側空間無視が生じることを証明した研究[24]（文献 25）より引用）
　斜線部が無視の生じた場所を意味する．通常は左空間に無視が生じる(a)が，横になった状態(b)では，空間の上半分(自己中心的な参照枠における左空間)と左半分(環境中心的な参照枠における左空間)のいずれにも無視が生じる．特に2つの参照枠における左空間が交わる場所(左上の薄い斜線部)で，最も無視が顕著であった

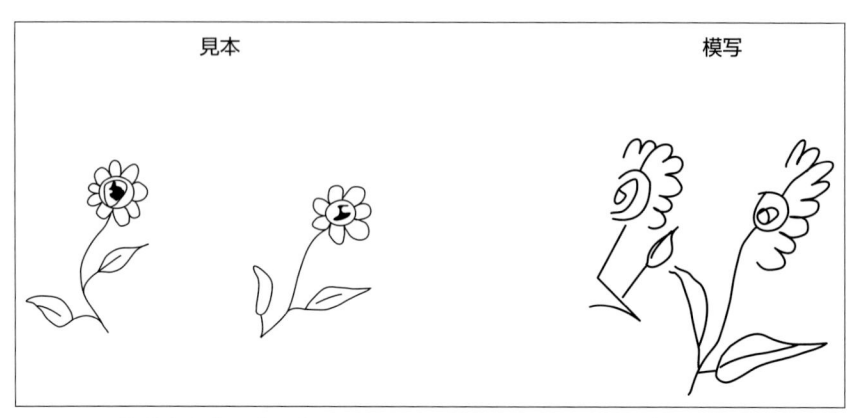

図4-8　物体中心的な参照枠における左空間に半側空間無視が生じた事例（文献26, 27）より引用）

る場合，2台の車が自分の左右にあり，その奥にもう1台車があるなど，対象物が自分にとってどのような空間位置にあるかを認識する．自分が空間を移動すれば，それに応じて自分と3台の車との位置関係が変わる．よって，自己中心的座標は自己の運動に伴って常に更新される．身体図式はこの自己中心的座標の生成に寄与している．環境中心的な参照枠の場合，3台の車の位置関係だけが問題となるため，自分が移動しても参照枠を更新する必要がない．物体中心的な参照枠の場合，対象とする車を基準に考える．例えば，写真の右側にある車は，運転席側のドア，すなわち右前方のドアが開いている．この「右前方のドア」は，まさに車を基準にした場合の表現である．このように物体を中心とする基準設定が，物体中心的な参照枠の特徴である．

体幹の回旋と半側空間無視に関する2つの研究成果は，身体図式が自己中心的な参照枠を形成するにあたり，体幹の正中面を基準にした参照枠を形成し，空間の左右を認識していることを示している．このほか状況によって網膜，頭部，腕などが，自己中心的な参照枠の基準点となる[23]．身体図式は，状況によって異なる基準点が求められる自己中心的な参照枠に対して必要な情報を提供している．

なお半側空間無視は，自己中心的な参照枠によって規定される左空間だけに発生するわけではない．例えば，右半身が下になるように横たわり，スクリー

ン上に映し出されたターゲットの文字を言語報告させると，スクリーンの上半分(自己中心的な参照枠における左空間)だけでなく，左半分（環境中心的な参照枠における左空間）にも無視の症状がみられた（**図 4-7**)[24]．また2本の花を模写することを求められた半側空間無視の患者の中には，それぞれの花の左半分を無視してしまうという，物体中心的な参照枠における左側を無視するケースがみられた（**図 4-8**)[26]．これらの成果は，半側空間無視は3つの参照枠のいずれに対しても起こりうることを示している．

第2節 空間の表象——身体との接点

　目の前に広がる空間は，主観的には単一の存在である．これに対して，空間を表象する脳内機構は，身の回りの空間とそれ以外の空間を別々の存在として表象している．この事実は，脳損傷がもたらす空間認識障害が，手の届く範囲とそれ以外の範囲で顕著に異なるという症例報告などによって明らかとなった．手の届く空間とそれ以外の空間を独立に表象するためには，脳が手の届く範囲を把握していなければならない．手の届く範囲は，手の長さや関節可動域などによって規定される．身体に関するこれらの情報は身体図式で表象されているので，必然的に空間の表象には身体図式が重要な役割を果たすことになる．

　研究領域では，身体部位に近接する空間を近位空間（peripersonal space）と表現し，それ以外の空間を遠位空間（extrapersonal space）と呼ぶ．近位空間の研究では，手の届く空間や顔の周辺空間の表象が主たる研究対象となっている．本節では，手の届く空間に関する研究を中心とし，近位空間と遠位空間が独立して表象されている可能性について説明する．続いて，歩行中に空間がどのように表象されるかについて，障害物回避の動作分析に基づく研究成果から概観する．歩行中は，移動に伴って近位空間の位置が変化する．このような状況における空間表象が，手の届く空間の表象とどの程度類似した特徴をもつのかについて検討していく．なお本節では，ヒトを対象とした研究を中心として紹介している．サルを用いた研究成果については，入来[28]やGrazianoら[29]を参照されたい．

「手の届く空間」の表象

手の届く空間だけを無視してしまう半側空間無視

　一般的な半側空間無視の症例では，視対象の距離にかかわらず，損傷を受け

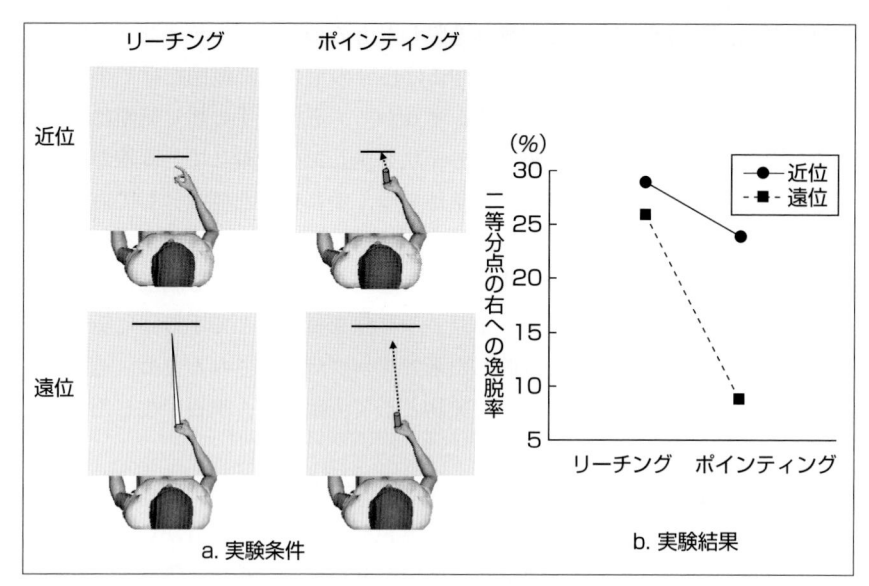

図4-9 手の届く空間だけを無視してしまう半側空間無視の症例（文献30, 34）より引用）

た脳領域と反対側の空間に対して無視が生じる．これに対して，手の届く範囲に呈示された視対象だけを顕著に無視する症例[30,31]や，逆に身体から遠い空間でのみ半側空間無視が顕著である症例[32,33]が報告され，大きな驚きを与えた．

Bertiら[30]は右半球全般に損傷がみられる77歳の女性患者PPの事例報告として，この事実を明らかにした．患者PPが行った課題は線分二等分課題であり，近位空間（手元から50 cm；近位条件）と遠位空間（手元から100 cm；遠位条件）のいずれかに置かれた直線の二等分点を正確に指し示すことが求められた（**図4-9a**）．二等分点を指し示す条件は2条件であった．一つは，二等分点を直接触って指し示す条件であった（リーチング条件）．遠位空間に置かれた場合，直接に指で触れることができないため，長い棒を手に持ち，その先端で二等分点を指し示した．もう一つは，レーザーポインターを使って二等分点を指し示す条件（ポインティング条件）であった．

図4-9bは，主観的二等分点が右側へ逸脱した程度を，パーセンテージで表示したものである．近位条件の場合，指し示す条件にかかわらず，主観的二等分点が大きく右側へ逸脱した．これに対して遠位条件の場合，リーチング条件

では主観的二等分点が大きく右側へ逸脱したものの，ポインティング条件では少なかった．これらの結果は，患者 PP は自分の手の届く範囲だけで半側空間無視が顕著であることを示している．すなわち，直線が手の届く範囲に置かれた近位条件では，常に半側無視空間の症状を呈したのに対して，直線が直接には手の届かない場所に置かれた遠位条件では，手に持った棒を介して直線に触れられる状況でのみ無視が生じた．以上の結果から，脳内では近位空間と遠位空間は独立に表象されており，患者 PP は近位空間を表象する脳部位を特異的に損傷していると推察される．つまり，手に棒を持つことで手の届く範囲が延長すると，空間表象はそれを反映した形でアップデートされるため，遠くに置かれた直線は手の届く範囲にある対象物として表象され，無視が生じたのである．

　もし，本当に近位空間と遠位空間が独立に表象されているならば，患者 PP とは逆の事例，すなわち遠位空間だけに無視症状を呈する患者がいるはずである．Cowey ら[33]は 13 人の半側空間無視患者を対象に，線分二等分課題における直線の位置を，手元から 25〜400 cm まで段階的に操作し，直線の位置の効果を検討した．その結果，13 人中 5 名の患者について直線が遠くなるほど半側空間無視が顕著であることを確認した．Cowey らは，直線が近いほど半側空間無視が顕著である患者が一人も存在しなかったことから，遠位空間だけに無視症状を呈する患者のほうが，その逆よりも一般的なのではないかと推察している．Ackroyd ら[32]も，50 歳の男性患者 HB に関する症例報告として，類似した結果を報告している．患者 HB は，身体に非常に近い空間に対する無視症状は軽度であったが，身体からやや遠い場所（ただし，手に届く範囲内）において顕著な無視症状を示した．患者 HB が手に長い棒を持ち，手の届く範囲が拡大すると，無視症状が軽度となる空間範囲が拡大した．Ackroyd らの実験では，ターゲットとなる視対象の距離（Berti ら[30]における近位と遠位の設定）は，いずれも手の届く範囲内で設定された．すなわち，手の届く近位空間の範囲内でも，身体に非常に近い空間とやや遠い空間では異なる形式で表象されている可能性を示唆している．

触消失の症例と空間表象

　近位空間と遠位空間が独立して表象される可能性は，触消失（あるいは触消

衰：tactile extinction）と呼ばれる症例についての研究からも指摘されている．この症例も半側空間無視と同様に，右大脳半球の損傷を契機とする場合が多く，左手に呈示された触覚刺激の認識が障害を受ける．一般に，触消失の症状を呈する患者は，左手に対する触覚刺激が単独で呈示された場合には正しく認識できる．にもかかわらず，触覚刺激が左右の手に同時に提示された場合や，右手付近に視覚刺激が呈示されたと同時に左手に触覚刺激を呈示すると，左手に提示された触覚刺激の認識が困難になる[35,36]．このうち，右空間に存在する視覚刺激が，対側の触覚刺激の認識に悪影響を及ぼすという事実（visual-tactile extinction）は，視覚と触覚という異なる感覚モダリティの相互作用について多くのことを物語るため，たいへん注目されている．

Maravita ら[37]は，67歳の男性患者 BV を対象とした事例研究の中で，右手付近に呈示した視覚刺激がもたらす触消失の程度は，視覚刺激と右手の距離によって異なることを明らかにした．**図4-10** は，この実験における主要な視覚刺激の呈示条件と，各条件において左手に呈示された振動刺激が検出された割合を示している．患者 BV の触消失は，視覚刺激が右手に近接した位置に呈示された場合には顕著であり，左手に対する振動刺激の検出率はわずか23％であった（条件Ⅰ）．視覚刺激が遠い位置に呈示された場合，検出率が69％まで改善したが（条件Ⅱ），棒を手に持つことで視覚刺激が棒の先端付近に位置した場合，顕著な触消失がみられた（条件Ⅲ）．ただし，視覚刺激が棒の先端付近に位置しても，患者 BV が棒を手に握っておらず，棒が机の上に置かれているだけの条件では，検出率は65％と比較的高かった．特に条件ⅢとⅣの間にみられた結果の違いはたいへん興味深い．棒の先端付近に呈示された視覚刺激が対側の触消失を引き起こすのは，棒が手に握られている時，すなわち棒が腕の延長物として機能しうる場合のみである．

触消失に関する同様の報告はほかにもいくつかあるが，やはり棒を道具として積極的に使用することの重要性を示唆するものがある．Farnè ら[39]は，右手に持った棒の先に呈示された視覚刺激が対側の触消失をもたらすのは，棒を実際に遠くの物体を手に取るための道具として使用した直後で顕著であり，棒の使用を終えて10分もすると，顕著な触消失は生じないことを明らかにした．これらの報告から，手に握った棒は身体図式に表象され，手の届く空間として表象される空間範囲が拡大し，触消失を引き起こす視覚刺激の範囲が拡大した

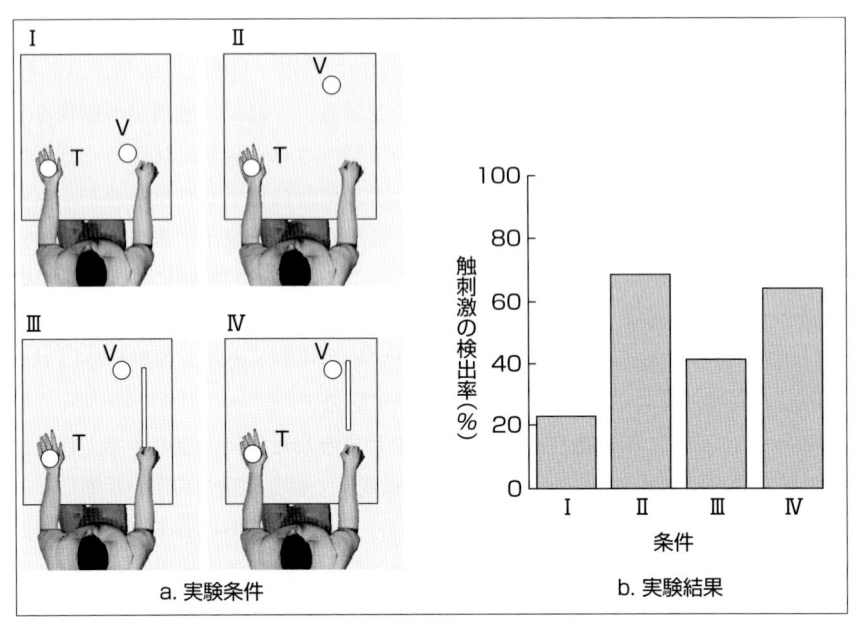

図 4-10 棒を持つことで変化する触消失の現象（文献 37, 38)より引用）
a．左手に触刺激（T）が呈示されると同時に，視覚刺激（V）が右手付近（条件 I），あるいは右手から離れた位置（条件 II～IV）に呈示された
b．視覚刺激が右手付近にある条件（I），および右手に棒を持つことで視覚刺激が棒の先に隣接する条件（III）で触刺激の検出率が低下した．棒を持たせずに右手付近に置いておく条件（IV）では検出率は低下しなかった

ものと考えられる．

物を取り込む身体図式——触消失への影響

腕の延長物として身体図式に取り込まれる物体は，手に持った棒に限定されない．第 2 章第 1 節「意識経験と身体」では，精巧につくられた模型の腕の上でリアルな触覚体験を感じるという錯覚現象を紹介した[40]．Farnè ら[41]は，模型の腕に近接して呈示した視覚刺激が触消失を生じさせることを明らかにした．この触消失は，模型の腕を実際の右腕と整合するように配置された場合に顕著に生じた．模型の腕を実際の腕に対して 90°回転した形で配置すると，模型の腕を置かない場合と同程度の触消失しか生じなかった．ここでもやはり，模型

の腕が身体の一部として身体図式に表象されるかどうかが，結果に影響したと考えられる．

　鏡に映る自己像をみる時，それが自分の身体像であると認識している．しかし物理的には，鏡に映る自己像は実際の身体位置から離れた位置にある．もし，触消失の症状を呈する患者に対して，患者の右手は直接みえない条件で，鏡に映る右手に近接して視覚刺激を呈示した場合，左手の触覚刺激に対する触消失は生じるであろうか．これはたいへん興味深い問題である．鏡に映る身体像が自己像だと認識されているのだから，その自己像は身体図式に表象されており，結果として触消失を引き起こしても不思議ではない．しかし一方で，鏡に映る自己像は実際の身体から離れた位置に，反転映像として存在している．すなわち，鏡に映る自己像では手先が手前に，腕の基部が遠くに映るため，実際の腕と整合して配置されていない．前述のFarnéらの研究[39]において，実際の腕と整合しないように配置した模型の腕が身体図式に取り込まれなかったことを考えると[41]，鏡に映る自己像は身体の延長物とはみなされず，結果として触消失は引き起こさない可能性もある．

　Maravitaらは[42]，患者BV（この患者は手に持つ棒の影響を検証した触消失の患者と同じ患者である[37]）を対象に，この問題を検証した（**図4-11a**）．その結果，患者の右手は直接みえない条件で鏡に映る右手に近接して光を呈示した場合，左手の触覚刺激に対する触消失が生じることがわかった．Maravitaらは，この触消失が確かに鏡の効果に依存したものであることを証明するために，ボックス条件という比較条件を設定した（**図4-11b**）．ボックス条件では，鏡を設置した箱から鏡を取り外し，箱の中がみえるようになっていた．そして箱の中に模型の手を置き，それに近接するように光を呈示した．その結果，ボックス条件で触消失が生じた頻度は，鏡を用いた場合の頻度に比べてはるかに低いことがわかった．したがって，鏡に映る手に近接して呈示された視覚刺激が触消失をもたらしたのは，それが自己像として身体図式に表象されるからだと考えられる．おそらく身体図式は，鏡に映る自己像が反転映像となることを「織り込み済み」であり，模型の腕が反転して置かれていることとは別の結果がもたらされたのであろう．

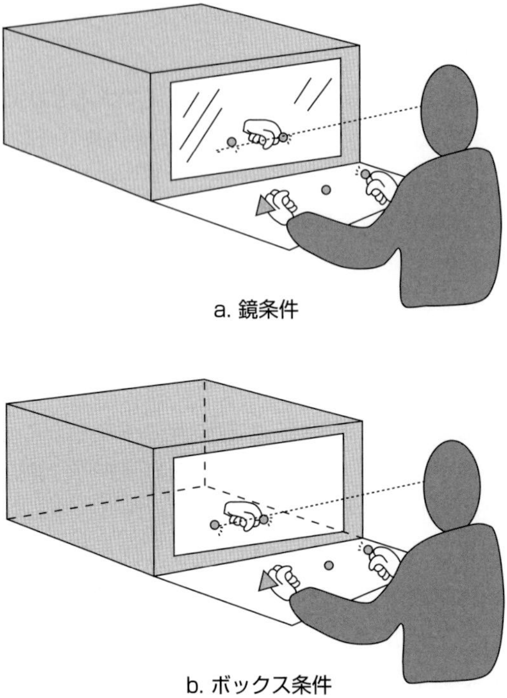

a. 鏡条件

b. ボックス条件

図 4-11　鏡に映る自己像が身体図式に表象されることを示した研究（文献 42）より引用）
　a．鏡に映る右手付近に光刺激を呈示することで触消失が生じた
　b．箱の中に模型の手を置き，その付近に光刺激を呈示した場合，触消失が生じる頻度は非常に低かった

棒が届く範囲全体が近位空間として表象されるのか

　これまで紹介してきた研究はいずれも，手に持った棒や模型の腕の近接空間が，手の届く空間として表象されていることを示唆している．このような結果から，これまで手に持った棒や模型の腕の存在が，手の届く空間として表象される範囲を「拡大させた」と説明してきた（**図 4-12**）．ところが，現状ではこの説明にはやや飛躍がある．研究のほとんどは，半側空間無視や触消失に与える影響を検証するにあたって，棒や模型の腕の先端部のみに視覚刺激を呈示し

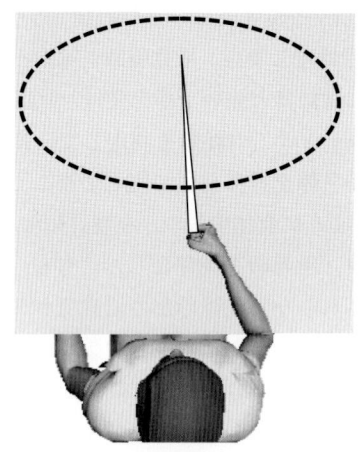

a. 到達可能な範囲全体に拡大するという仮説

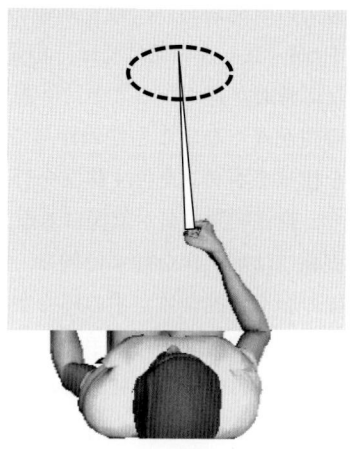

b. 棒の先端にのみ拡大するという仮説

図 4-12　手の届く空間の拡大に関する 2 つの仮説
棒によって到達可能な範囲全体が近位空間として表象されるという仮説(a)と，棒の先端付近だけが近位空間として表象されるという仮説(b)がある

ている．棒の中間位置や，手元に視覚刺激を呈示する研究はほとんど存在しない．このような状況を考えると，厳密には棒や模型の腕の「先端付近の空間」が手の届く場所として表象されている可能性が示されたにすぎない．よって，棒や模型の腕を使って届く空間全体が，手の届く範囲として表象されていることを証明するためには，棒の中間位置や手元に視覚刺激を呈示し，棒の先端部に呈示した場合と同様の現象をもたらすことが必要となる．

Holmes ら[43]は，健常者を対象としてこの問題を検証した．その結果，手の届く空間として表象されているのは，棒の先端付近のみ，すなわち棒を使って実際に空間に働きかける場所のみである可能性が示された．Holmes らでは，視触覚間干渉課題(multimodal congruency task)と呼ばれる課題を用いた．実験参加者は親指を上に，人差し指を下にして両手に長い棒を持った．参加者は，触覚刺激が提示されたのが親指か人差し指かをできるだけ素早く回答した．妨害刺激として，棒に取り付けられた光(LED)が，触覚刺激の呈示と同時タイミ

ングで点灯した．LEDは棒の先端，中央，根元の位置に，それぞれ上下に一つずつ取り付けられており，その一つがランダムに点灯した．この課題を用いた過去の研究から，①触覚刺激の呈示位置（上・下）と視覚刺激の点灯位置（上・下）が一致しない条件では，視覚情報の干渉を受けてしまい，触覚刺激に対する反応時間が遅くなること，②視覚刺激が手元に近いほど強い干渉を受け，反応時間が遅くなることがわかっている[44]．Holmesらはこの課題を利用して，棒を使ってボタンを押す作業を行うこと，すなわち棒を道具として使用することで，視覚刺激の呈示位置による干渉効果がどのように変化するのかを検討した．実験ではボタンを押す位置を，棒の先端，中央，手元の3条件とした．もし，棒の届く範囲全体が手の届く空間として表象されるなら，棒のどの位置でボタンを押しても棒全体が手の延長として表象されるため，たとえ視覚刺激が棒の先端位置にあっても強い干渉を受けると予想される．これに対して，もし実際にボタンを押す作業を行った場所だけが手の届く空間として表象されるなら，ボタンを押した棒の位置に近い視覚刺激が強い干渉をもたらすと予想される．

　実験の結果は後者の仮説を支持するものであった．すなわち，手元でボタンを押した場合，視覚刺激が手元に呈示された場合にのみ強い干渉効果をもたらした．この結果は，棒の手元で空間に働きかける場合，棒の先端は手の延長物としては表象されていない可能性を示唆している．一方，棒の先端や中央部でボタンを押した場合，視覚刺激が棒の先端と手元に呈示された場合の両条件で強い干渉効果をもたらした．この結果の解釈は必ずしも容易ではないが，Holmesらは，棒の先端部（あるいは棒の先端に近い中央部）が利用される場合，棒の先端付近と，本来手の届く範囲を規定する手元付近の両者が，手の届く空間として脳内で表象されるのではないかと解釈している．この解釈の妥当性については，今後検討の余地がある．しかしながらHolmesらが示した研究成果は，棒の使用がもたらす身体図式と空間表象の更新の様相について有益な情報を提供しており，意義深い．

まとめ——手の届く空間の表象

　これまで紹介してきた研究成果から，手の届く空間の表象に関して3つの結論が導き出される．第1に，空間の表象は単一構造ではなく，少なくとも身体に近接した空間とそうでない空間とは区別して表象されている．例えば，半側

空間無視の症状が手の届く範囲に呈示された視対象だけに顕著な症例や，逆に身体から遠い空間でのみ顕著な症例は，それぞれが脳の異なる領域で表象されている可能性を示唆している．第2に，空間の表象には身体図式が深く関わっている．手に持った棒や模型の腕，鏡に映った身体像が身体の一部として身体図式で表象されると，それらの外在物の近接空間までもが，手の届く空間として表象される．第3に，手に棒を持つことで手の届く範囲が拡大した場合，棒が届く範囲全体が手の届く空間として脳内で表象されるのではなく，空間に作用する場所，すなわち棒の先端付近部に手の届く空間が投影される可能性がある．第3の結論についてはそれを支持する研究数が少ないため，今後の更なる検討が待たれる．

　現在のところあまり検討されていない問題は，ターゲットとなる対象物が遠位空間から近位空間に（あるいはその逆に）急速に動いた場合の脳内表象過程である．例えばキャッチボールをしている時，向かってくるボールは遠位空間から近位空間に急速に移動してくる．もし，近位空間と遠位空間が完全に独立して表象されているなら，ボールが手の届く範囲内に入った瞬間に，近位空間の脳内表象部位が賦活されることを想定しなくてはいけない．はたして脳内の空間表象は，このような急速な切り替えに対応できるのであろうか．これはキャッチボールのように対象物が自分に向かってくる場面だけでなく，歩行や走行の場面のように，自分が対象物に対して近づいていく場面でも等しく問題となる．現時点では，空間の脳内表象を想定するモデルでは，対象物と自己の空間関係が劇的に変わる場面をうまく説明できていないように思われる．このような場面での空間の知覚には，第3章第1節「知覚と運動の循環論」で紹介したオプティック・フローの概念のほうが，直感に訴える．なお，歩行中の空間知覚に関する研究を概観すると，直接的には近位空間と遠位空間の表象問題を検討してはいないものの，これらの問題について多くの情報を提供しているように思われる．次のセクションで詳しく紹介する．

「移動する空間」の表象

障害物の回避動作にみる空間の表象

　歩行中に空間がどのように表象されるのか，またそれは手の届く空間を表象する場合と類似しているのか，これがここでの主たる話題である．歩行中は空間を移動しているため，空間内の対象物と自己の距離関係は常に変化する．このため，上肢動作の場合のように近位空間と遠位空間を厳密に操作して，その表象様式を検討することがきわめて難しい．したがって，歩行中の空間表象について検討するためには，歩行中の行動を詳細に分析して，その中から間接的に検討していくしかない．

　歩行に関する多様な研究の中で，特に障害物回避に関する研究知見は，空間の表象様式を推察するのに有益な情報を提供している．手の届く空間の表象に関する研究では，空間内の対象物とは，主として手を伸ばしたり指さしたりする対象，すなわち積極的に働きかける対象であった．これに対して，歩行中に遭遇した障害物は，接触を避ける対象である．室内の段差や道路に放置されている自転車など，歩行中にはさまざまな障害物に遭遇する．障害物との接触はケガや転倒となるため，適切な回避行動によって接触を回避しなくてはならない．**図 4-13** は，車止めが設置された通路の風景である．2 つの風景にある車止めは寸法にさほど違いはない．しかし，車止めとの接触を回避するための動作は大きく異なると予想される．**図 4-13a** の場面では，車止めの両脇が広く空いているため，進路を変更して車止めの脇を通るのが最もスムーズな障害物回避の方法であろう．これに対して**図 4-13b** の場面では，車止めの脇に十分なスペースがない．したがって，2 つの車止めの間にできた隙間を横向きに，いわゆるカニ歩きの状態で通り抜けるか，または車止めをまたいで歩くかを選択しなくてはならない．背の小さい子どもならば，車止めをくぐり抜けるかもしれない．どの回避行動が最も効率的かは，身長や足の長さや身体の幅によって異なる．加齢や障害によってこのような回避行動をとれない場合，別の道を探すことも考えなくてはいけない．

　このように，障害物を安全に回避するためには，障害物の形状や周囲の状況といった空間の情報に加えて，身体に関するさまざまな情報が必要となる．手

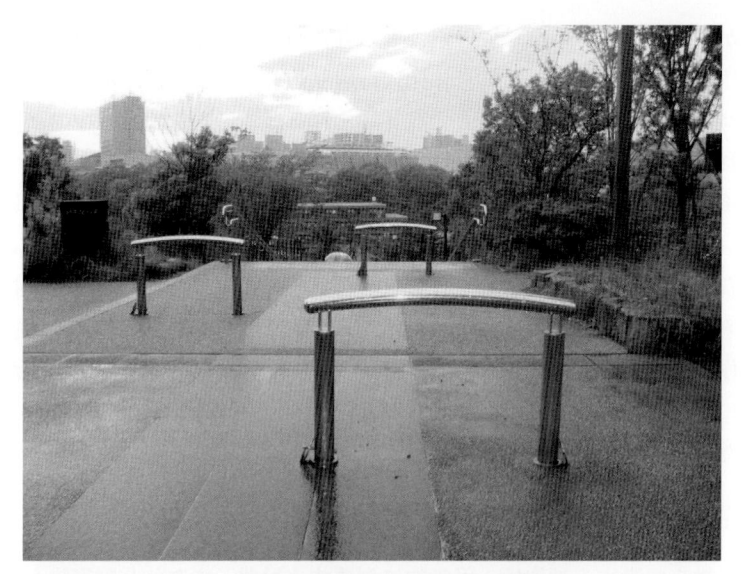

a. 車止めの両脇が広くあいている例

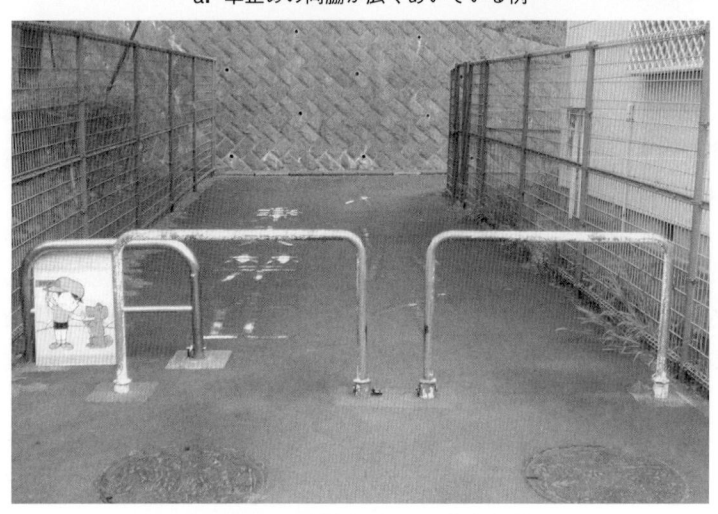

b. 車止めの両脇にスペースがない例

図 4-13 通路に設置されている車止めの例

の届く空間の表象では，身体に関する情報を入手するために身体図式が重要な機能を果たしていた．歩行においても，適切な回避動作の選択のためには身体

図式が重要な機能を果たしている．もし身体図式が関与しているならば，手に持つ棒が身体の延長物として身体図式に取り込まれたように，歩行中に手に持つカバンや買い物袋が身体図式に取り込まれるはずである．歩行中の回避動作もそれに応じて変化するかもしれない．経験的には，手にカバンを持って混雑した場所を歩いても，大型のスーツケースを持つような特別の場合を除けば，カバンの存在を意識することなく安全に通り抜けることができる．カバンの形状に合わせて回避行動を調整することに苦心する必要はなく，カバンを持つ状況に適応できている．本書においては，このような視点から歩行中の障害物回避動作に関する研究を概観し，障害物あるいはそれを取り巻く周辺空間がどのように表象されるか，また身体図式がどのように関与しているかについて考えてみたい．

障害物を回避するための予測的な動作修正

障害物を回避する動作は，障害物に到達する瞬間，すなわち障害物が近位空間に位置する場面で観察される．しかしながら，障害物に近づく際の歩行動作を詳細に分析してみると，障害物に近づくかなり前の段階から動作の修正が始まっており，その結果として安全でスムーズに障害物を回避できることがわかる．すなわち，歩行場面においては障害物が遠位空間に存在する段階で，障害物と身体との関係が適切に表象されている．

歩行中，狭い通路に穴が開いていたとする．それまでの歩幅を維持して歩いたら穴にはまってしまいそうな場合，一時的に歩幅を修正する必要がある．このような場面において，歩行者は歩幅をどのように修正するのであろうか．それは歩幅を伸ばすのであろうか，それとも縮めるのであろうか．また歩幅の修正はいつ始まるのだろうか．

Moraesら[45]は事前に一定の歩幅で歩けるように実験参加者を訓練したうえで，歩行を開始してから4歩目の位置に，長方形の障害物（縦長・横長の2パターン×3つの中心位置）を設置した．参加者は，この障害物を道路にあいた穴と見立てて，前後左右のいずれかによけて歩くことが求められた．障害物を回避するための歩幅の変化を分析した結果，障害物を回避するための4歩目のステップは，多くの場合（全試行の約60％），通常よりも歩幅を伸ばして障害物の前方に着地することがわかった（**図4-14**）．すなわち，障害物を回避するために歩

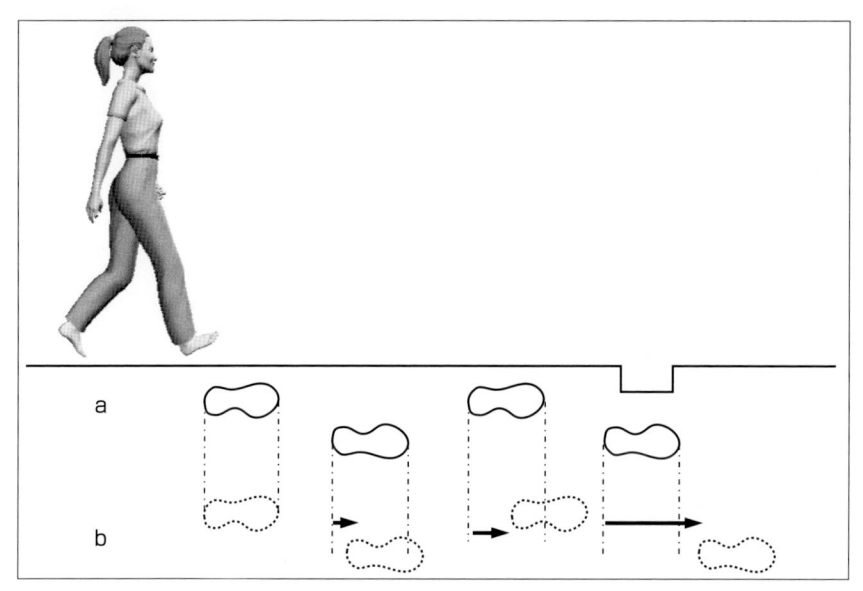

図 4-14　障害物回避の際にみられる予測的な歩幅の修正（文献 45, 46）より引用）
　通常の歩幅(a)を維持すると着地位置が歩幅に一致してしまう場合，着地地点を前方へ修正する(b)．またその修正は障害物を回避する数歩前から始まっている

幅を修正する場合，前進方向の力を妨げないようにすることが第一の原則といえる．また，障害物の位置によって障害物の前方に着地することが困難な条件では，体幹の内側方向に着地することがわかった．体幹の内側方向に着地した場合は，体幹の外側方向に着地した場合に比べて，身体の重心位置を通常歩行の位置に近いところに維持できる．したがって，歩幅修正の第2の原則は通常の歩行時からの重心位置の変位が少ないものを選択すること，といえる．歩行を開始して1歩目から3歩目までの着地位置を分析した結果，歩幅の修正は2歩目にはすでに始まっており，障害物に近づくにつれて着地位置が前方へ修正されていた．すなわち，4歩目において着地位置を前方へ移動させても，安定した身体姿勢が維持できるように，事前に歩幅を少しずつ広げ，4歩目の踏み切り位置を通常よりも前方にスライドさせている様子がうかがえる．以上の結果から，障害物を回避するための身体姿勢の変更は，障害物に近づく前の段階からすでに始まっているといえる．このような予測的な動作修正のためには，

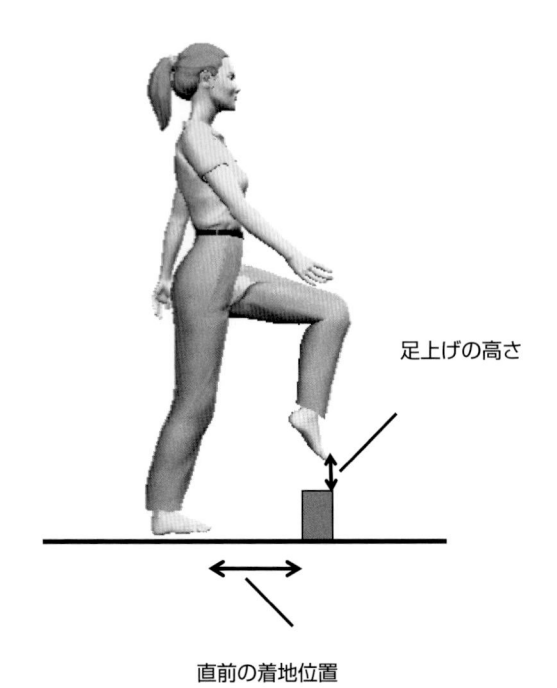

図 4-15　障害物を安全にまたぐために必要な 2 つの変数

　障害物が遠位空間に存在する段階で，障害物と身体との関係が適切に表象されていなければならない．

　障害物回避の際にみられる歩幅の変更は，一時的に歩幅を変更するためだけでなく，いつでも正しい位置に足を着地するためにも遂行されている．一定の高さの障害物をまたいで歩く場合，障害物の高さに合わせて足を高く上げることと同様に，障害物の手前の適切な位置で足上げ動作を開始することが重要である（**図 4-15**）．その位置が近すぎても遠すぎても，足上げの際あるいは振り下ろす際に，障害物にぶつかって転倒する可能性がある．いくつかの研究では，障害物の位置をランダムに変えても，障害物をまたぐ直前に足を着地する位置（foot placement）がほぼ一定であることを確認している[47,48]．このことは，いつでも最適な位置でまたぎ動作を開始できるように，事前に歩幅が修正されていることを示唆する．また，1 m 間隔で置かれた 2 つの障害物を連続してまたぐ

場合，1つの障害物をまたぐ場合に比べて，1つ目の障害物をまたぐ際の着地位置が障害物に近くなることがわかった[48]．これも，先を見越した動作修正の一つである．障害物の間隔が1mと比較的離れていることを考慮すると，最適な着地位置で2つ目の障害物をまたぐためには，1つ目の障害物のまたぎ動作をできるだけ障害物に近い位置で行い，遠くへ着地することで，次の1歩の歩幅が極端に大きくならないようにすると都合がよい．障害物に対する動作の修正は，単にその障害物との接触を回避するためだけでなく，障害物を回避した先をも見越して決定されているのである．

歩幅に関するこれらの研究成果から，障害物に近づくかなり前の時点から歩幅の修正は始まっており，その結果としていつでも安全に障害物をまたぐことができると考えられる．歩行のように障害物と自己の距離関係が常に変化する場合，このような先を見越した動作修正が不可欠といえよう．

遠位空間の視覚情報と障害物回避

先を見越して障害物を回避するための動作修正を始めるためには，障害物が遠方にある時点から，障害物に関する情報（例えば，高さや位置）を獲得する必要がある．視覚情報は遠方の情報を素早く正確に獲得するために有益である．したがって，障害物に関する視覚情報をいつどのように獲得するのかを調べることは，歩行中の空間表象の問題を解明するうえで有益な情報である．第3章第2節「視線行動と身体運動」では，歩行中の視線行動について説明した．その中では，障害物に対して視線が向けられるのは，障害物に到達する2歩前までであり，障害物をまたぐ1歩手前の時点では，視線はすでに障害物のさらに前方に向けられることについて述べた．このような視線行動の特性は，歩行中に遠方の情報を獲得するのに適している．

遠方の情報があれば，障害物をまたぐ直前の視覚情報がなくとも，障害物の回避が可能である．ある研究では，障害物をまたぐ4歩も手前から視覚情報を遮断し，いわば目隠し状態で障害物をまたいでもらった[49]．その結果，またぎ動作は通常とは異なるものの，障害物に接触してしまう回数そのものは増加しなかった．すなわち，たとえ障害物にさしかかる数m前の区間で視覚情報が利用できなくても，遠方で獲得した視覚情報を利用して障害物を安全に回避することが可能といえる．

Patla[50]は暗室条件のもとで，高さ 12〜15 cm の障害物の上部のみに照明をつけ，実験参加者に障害物をまたいで歩いてもらった．その際，実験参加者が障害物をまたぐ直前，あるいはその 1 歩前に到達したら照明を消し，視覚情報を利用できないようにした．その結果，1 歩前に照明を消した条件では，通常よりも足上げ動作の開始位置が遠くなり，より高く足を上げるなど，動作に変化がみられた．これに対してまたぐ直前に照明を消した条件では，またぎ動作に変化がみられなかった．この結果から，障害物の視覚情報処理とまたぎ動作に関する運動軌道計画は，障害物をまたぐ 1 歩前にはすでに終了しており，その時点で視覚情報を遮断しても動作に影響がみられないと考えられる．

遠方の障害物に対する視知覚判断の正確性

遠方にある障害物に対してなされる視覚的な判断は，どの程度正確なのであろうか．この問題を検討するため，筆者は実験参加者に 2.8 m の距離からドア型の通過口を観察してもらい，通過口の大きさを手元にある 2 つのマーカー間の距離で再生してもらった（**図 4-16**）[51]．その結果，実験参加者は幅 40〜90 cm までのすべての通過口に対して，実際よりも 5 cm 程度大きく見積もることがわかった．この結果は，実際には狭くてぶつかってしまう通過口を，肩を回旋しなくても通過できると判断しうることを意味しており，決して正確な判断とはいえない．

そこで今度は質問内容を変更して，実際の歩行中に通過口に対してなされる知覚判断に近い質問をした[52]．実験参加者には，先ほどとまったく同一条件で通過口を観察し，肩を回旋しなくても通過口にぶつかることなく通過できるかを，Yes・No 形式で回答してもらった．この質問では通過口の大きさと自分の身体幅の関係について判断する必要があり，より実際の歩行場面に近い知覚判断が要求される．心理物理学的な手法に基づいて，各実験参加者が通過できるかどうかを判断する境界の通過幅（弁別閾）を同定した．その結果，実験参加者は身体幅の約 1.15 倍よりも狭い通過幅に対しては，肩の回旋なしには通過できないと判断することがわかった．この判断は，身体幅よりもやや広い通過口に対して，肩を回旋することで余裕をもって通過することを促すため，安全な判断といえる．よって，遠方にある障害物に関する視覚的な判断は，身体サイズの情報を利用することでおおよそ正確に実行され，安全な障害物回避に寄与す

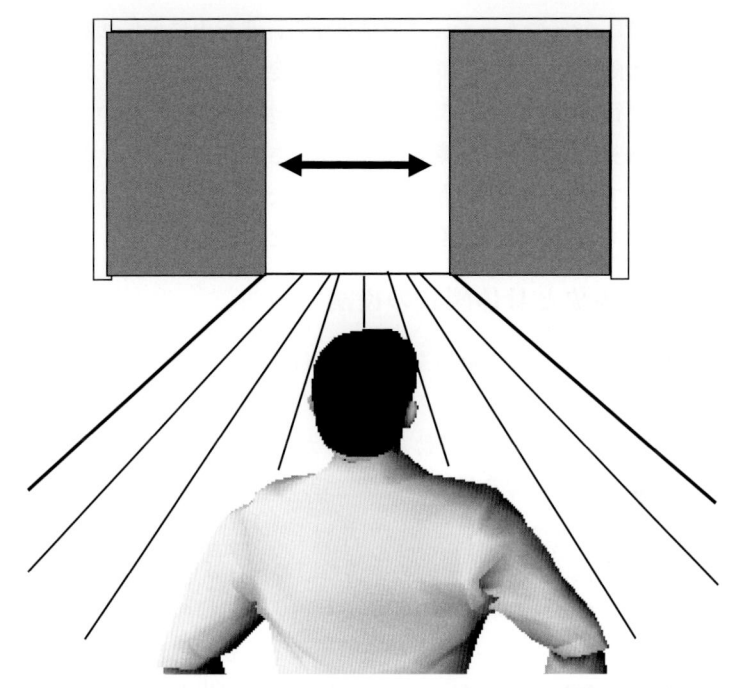

図 4-16 遠方にあるドア型通過口の大きさに関する知覚判断（文献 46, 51) より引用）

ると考えられる．このような結果は，歩行場面においても空間の表象に身体図式が重要な役割を果たしていることを示唆している．

　遠方の障害物についてある程度正確な知覚判断ができたのは，実験参加者が歩行せずに立ち止まって判断することで判断が容易になったからではない．むしろ，遠方の障害物に関する視知覚判断は，歩いている最中に獲得される情報を利用できたほうが正確である．Patla[53]は，歩行を開始してから 5 歩目の位置に一定の高さ (0.5～30 cm) の障害物を置き，歩行者に歩行開始から障害物を回避するまで，視覚情報のない条件で歩行してもらった．歩行の開始前に，静止した状態で障害物を 1.5 秒間観察する条件（静的視覚条件）と，歩行の開始位置（静的視覚条件と同じ位置）まで 3 歩だけ歩いた後，静止した状態で障害物を 1.5 秒間観察する条件（動的視覚条件）の 2 条件を比較検討した．その結果，障害物にぶつかってしまう確率は静的視覚条件では 24.6% であったのに対して，

動的視覚条件では 10% であった．この結果から，歩行中に得られる動的な視覚情報が，遠方の障害物に対する視知覚判断に重要であることがわかる．第 3 章第 1 節「知覚と行為の循環論」で示したように，歩行者は動きの中でオプティック・フローを知覚することで，障害物に関するさまざまな情報を獲得することができる．よって歩行者は，遠方において利用できる動的・静的視覚情報を駆使して，遠方にある障害物を表象しているものと考えられる[54]．

狭い空間の表象と身体図式の役割

混雑した駅のホームを歩く場面を想像してほしい．空間の状況は，人の動きによって劇的に変化している．その中で，われわれはいとも簡単に通過可能なスペースをみつけ，適切な回避行動をとりながら，他者との接触を回避できる．Warren ら[55]は，2 枚の暗幕を通過口に見立て，実験参加者にさまざまな大きさの通過口を通過してもらった．通過口が狭いと感じた場合は自由に肩を回旋してよい条件のもとで，肩の回旋を始める通過口の大きさを測定した．その結果，身体の大小にかかわらず，肩幅の 1.3 倍より狭い通過口の場合に肩を回旋することを示した．すなわち，ヒトは肩幅を参照することで，目の前のスペースがその 1.3 倍よりも大きいか小さいかを適切に判断し，小さい場合には，肩を回旋して接触を避けているといえる．

また日常生活においては，手にカバンや買い物袋を持って歩く機会が少なくない．この場合，必要となるスペースは荷物の形状に伴って広くなるため，肩幅の情報は必ずしも参照情報として役に立たない．しかし，われわれはこのような場面においても，荷物の寸法を考慮したうえで接触の有無を適切に判断することができる．筆者ら[56]の実験では，両手に長さ 63 cm の平行棒を持つなど，通常の歩行時よりも広いスペースが必要な場面を複数設定し，その際の回避行動を通常の歩行時と比較した．その結果，両手に平行棒を持った場合でも，通過口を通過する際の肩の回旋角度は，通過口の大きさと平行棒の長さの相対関係に従って，規則的にコントロールされていた（**図 4-17**）．この結果は，手に持った平行棒が身体の延長物として身体図式に表象され，棒の長さを参照することで，安全な回避行動が選択されることを示している．

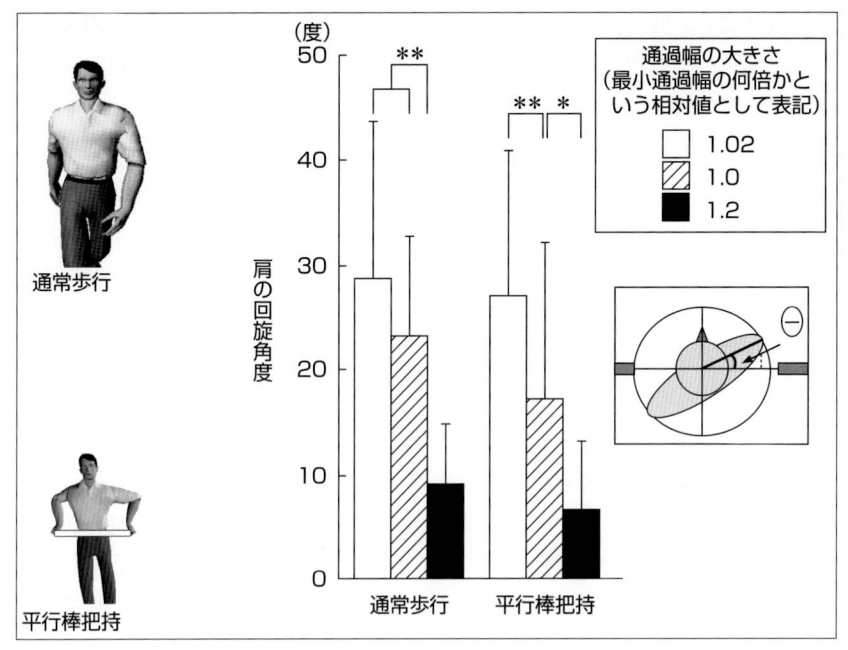

図 4-17　狭い通過口を通過する際の肩の回旋角度（文献 56）より引用）
　棒グラフは通過口の大きさに対応している（肩の回旋なしに通過できるスペースの何倍かに対応）．平行棒を持った場合にも，通常の歩行時と同じように平行棒と空間の大きさの相対関係に応じて適切に肩の角度がコントロールされている．

まとめ——移動する空間の表象

　障害物の回避動作は，障害物の形状や周囲の状況に対応して絶妙にコントロールされている．この事実は，歩行中においても空間と身体の関係が正しく表象されていることを示唆する．また，手に長い平行棒を持って狭い通過口を通り抜ける場合，平行棒の長さに合わせて肩の回旋行動が調節できていた．この結果は，やはり空間の表象には身体図式が深く関わっていることを示している．
　歩行中は，障害物と自己の距離感覚が急速に変化する．このため，障害物に関する情報は，障害物が遠位空間にある段階で獲得される．このため，歩行中の視線は常に数歩先に向けられている．また障害物を回避するための動作修正は，障害物に近づく前の段階から始まる．障害物を回避する瞬間に視覚情報が

遮断されても，回避動作そのものに大きな影響はない．このことは，障害物に対する視覚情報処理は障害物を回避する瞬間，すなわち障害物が近位空間に存在する段階ではすでに終了していることを示している．

　上肢動作における手の届く空間の表象と，歩行における移動する空間の表象では，いずれも空間と身体の関係が正しく表象されているなど，現象的な共通点がある．しかしながら，両者が共通の神経機構に基づくシステムであるかについては，不明な点が多い．同じ近位空間の中でも，手を中心とした空間表象と顔を中心とした空間表象は異なるといった報告を考慮すると[57]，歩行のように下肢や体幹全体を中心とした表象は，手を中心とした表象とは異なる形態をとるのかもしれない．一方で，両者を同じシステムと仮定した研究も存在する．Bertiら[58]は，遠くの空間に対してのみ顕著な半側空間無視をする大脳右半球損傷患者を対象に，狭い通過口の中心を通り抜けてもらう課題を行った．対象となった患者は，近位空間の表象には問題がなかったので，通過口を通り抜ける瞬間，すなわち通過口が近位空間にある際には，通過口の中心部を正確に通り抜けられる可能性も考えられた．しかし実験の結果，患者が通過した位置は通過口の中心よりも大きく右方向にシフトした．これは左空間を無視してしまう典型的な半側空間無視の症状である．Bertiらはこの結果を次のように解釈した．すなわち，いったん通過口を遠位空間の表象機構で表象すると，遠位空間で表象された情報に基づき，通過口の通り抜け動作が決定される．このため，通過口が近位空間に含まれても，再び近位空間の表象機構で表象すること（remapping）はなく，結果として半側空間無視の傾向がみられたと考えられる．Bertiらの結論は，障害物に関する情報は障害物が遠位空間にある段階に獲得するという本節の主張とも一致するものである．しかしながら，歩行中はたとえ障害物が近位空間にあっても，近位空間の表象は機能しないのかなど，不明な点が多い．これらの問題については，今後の研究の発展を待ちたい．

●文　献

1) パーソンズ　LM：身体像．アイゼンク　MW, 他（編）野島久雄, 他（著）：認知心理学辞典．新曜社，1998, pp201-202
2) Graziano MSA, et al：How the brain represents the body：insights from

Neurophysiology and psychology. Gopher D, et al（eds）: Attention and Performance ⅩⅤⅡ cognitive regulation of performance: interaction of theory and application. MIT Press, cambridge, 1999, pp136-157
3) Head H: Studies in neurology. Oxford University Press, Oxford, 1920
4) Head H, et al: Sensory disturbances from cerebral lesion. *Brain* **34**: 102-254, 1912
5) 酒田英夫: 神経心理学コレクション——頭頂葉. 医学書院, 2006
6) 河野哲也: ＜心＞はからだの外にある——「エコロジカルな私」の哲学. NHK出版, 2006
7) Gandevia SC, et al: Perceptual distortions of the human body image produced by local anaesthesia, pain and cutaneous stimulation. *J Physiol* **514**: 609-616, 1999
8) 田中千恵: 幼児期のボディ・イメージと運動能力. ミネルヴァ書房, 2006
9) 三宅紀子: 身体像測定法としての描画像分析——女子運動部員における身体像の歪みと摂食態度, 競技経験及び競技生活上の悩みとの関連. 臨床心理身体運動学研究 **3**: 35-47, 2001
10) 馬場謙一: 神経性食思不振症の身体像: 健常青年期女子並びに精神分裂病者との比較. 群馬大学教育学部紀要 **36**: 333-347, 1987
11) Parsons LM: Imagined spatial transformation of one's body. *J Exp Psychol General* **116**: 172-191, 1987
12) 積山 薫: 身体表象と空間認知. ナカニシヤ出版, 1997
13) Sakata H, et al: Somatosensory properties of neurons in the superior parietal cortex （area 5） of the rhesus monkey. *Brain Res* **64**: 85-102, 1973
14) Bonda E, et al: Evidence for a dorso-medial parietal system involved in mental transformations of the body. *J Neurophysiol* **76**: 2042-2048, 1996
15) Graziano MS, et al: Coding the location of the arm by sight. *Science* **290**: 1782-1786, 2000
16) Berlucchi G, et al: The body in the brain: neural bases of corporeal awareness. *Trends Neurosci* **20**: 560-564, 1997
17) Aglioti S, et al: Disownership of left hand and objects related to it in a patient with right brain damage. *Neuroreport* **8**: 293-296, 1996
18) Yamamoto S, et al: Sensation at the tips of invisible tools. *Nat Neurosci* **4**: 979-980, 2001
19) Iriki A, et al: Coding of modified body schema during tool use by macaque postcentral neurones. *Neuroreport* **7**: 2325-2330, 1996
20) Karnath HO, et al: Trunk orientation as the determining factor of the'contralateral' deficit in the neglect syndrome and as the physical anchor of the internal representation of body orientation in space. *Brain* **114**: 1997-2014, 1991
21) 杉本 諭, 他: 体幹左回旋により見かけ上の右無視（左偏位）を示した左半側無視の1例——線分2等分での検討. 失語症研究 **15**: 209-214, 1995
22) マイヤーズ PS: 右半球損傷——認知とコミュニケーションの障害 協同医書出版社, 2007
23) 松井孝雄: 空間認知と参照枠. 乾 敏郎, 他（編）: 認知科学の新展開4 イメージと認知. 岩波書店, 2001, pp61-90
24) Calvanio R, et al: Left visual spatial neglect is both environment-centered and body-centered. *Neurology* **37**: 1179-1183, 1987
25) 開 一夫, 他: 空間認知と参照枠. 乾 敏郎, 他（編）: 認知科学の新展開4 イメージと認知. 岩波書店, 2001, pp61-90

26) Marshall JC, et al: Visuo-spatial neglect; a new copying test to assess perceptual parsing. *J Neurol* **240**: 37-40, 1993
27) 本田仁視：視覚の謎―症例が明かす「見るしくみ」．福村出版，1998
28) 入來篤史：神経心理学コレクション―道具を使うサル．医学書院，2004
29) Graziano MSA, et al: The representation of extrapersonal space; A possible role for bimodal, visual-tactile neurons. Gazzaniga MS (ed): The Cognitive Neurosciences. MIT Press, Cambridge, 1995, pp1021-1034
30) Berti A, et al: When far becomes near; remapping of space by tool use. *J Cogn Neurosci* **12**: 415-420, 2000
31) Halligan PW, et al: Left neglect for near but not far space in man. *Nature* **350**: 498-500, 1991
32) Ackroyd K, et al: Widening the sphere of influence; using a tool to extend extrapersonal visual space in a patient with severe neglect. *Neurocase* **8**: 1-12, 2002
33) Cowey A, et al: No abrupt change in visual hemineglect from near to far space. *Neuropsychologia* **37**: 1-6, 1999
34) Higuchi T, et al: Action-oriented representation of peripersonal and extrapersonal space; Insights from manual and locomotor actions. *Jap Psychol Res* **48**: 126-140, 2006
35) di Pellegrino G, et al: Seeing where your hands are. *Nature* **388**: 730, 1997
36) Làdavas E, et al: Neuropsychological evidence of an integrated visuotactile representation of peripersonal space in humans. *J Cogn Neurosci* **10**: 581-589, 1998
37) Maravita A, et al: Reaching with a tool extends visual-tactile interactions into far space; Evidence from cross-modal extinction. *Neuropsychologia* **39**: 580-585, 2001
38) 樋口貴広：身体情報の知覚と運動制御．日本スポーツ心理学会（編）：最新スポーツ心理学―その軌跡と展望．大修館書店，2004，pp149-161
39) Farnè A, et al: Dynamic size-change of hand peripersonal space following tool use. *Neuroreport* **11**: 1645-1649, 2000
40) Botvinick M, et al: Rubber hands 'feel' touch that eyes see. *Nature* **391**: 756, 1998
41) Farnè A, et al: Left tactile extinction following visual stimulation of a rubber hand. *Brain* **123**: 2350-2360, 2000
42) Maravita A, et al: Vision and touch through the looking glass in a case of crossmodal extinction. *Neuroreport* **11**: 3521-3526, 2000
43) Holmes NP, et al: Extending or projecting peripersonal space with tools? Multisensory interactions highlight only the distal and proximal ends of tools. *Neurosci Lett* **372**: 62-67, 2004
44) Maravita A, et al: Tool-use changes multimodal spatial interactions between vision and touch in normal humans. *Cognition* **83**: B25-34, 2002
45) Moraes R, et al: Strategies and determinants for selection of alternate foot placement during human locomotion; Influence of spatial and temporal constraints. *Exp Brain Res* **159**: 1-13, 2004
46) 樋口貴広，他：空間知覚がもたらす歩行の協調性．バイオメカニクス研究 **9**: 160-169，2005
47) Patla AE, et al: Obstacle avoidance during locomotion is unaffected in a patient with visual form agnosia. *Neuroreport* **8**: 165-168, 1996
48) Krell J, et al: The influence of multiple obstacles in the travel path on avoidance strategy. *Gait Posture* **16**: 15-19, 2002

49) Mohagheghi AA, et al：The effects of distant and on-line visual information on the control of approach phase and step over an obstacle during locomotion. *Exp Brain Res* **155**：459-468, 2004
50) Patla AE：How is human gait controlled by vision? *Ecological Psychology* **10**：287-302, 1998
51) Higuchi T, et al：Perception of spatial requirements for wheelchair locomotion in experienced users with tetraplegia. *Proceedings of the 23rd annual Meeting of the International Society for Psychophysics*, 2007, pp295-300
52) Higuchi T, et al：Visual estimation of spatial requirements for locomotion in novice wheelchair users. *J Exp Psychol Appl* **10**：55-66, 2004
53) Patla AE：How is human gait controlled by vision? *Ecological Psychology* **10**：287-302, 1998
54) 樋口貴広，他：空間知覚がもたらす歩行の協調性．バイオメカニクス研究 **9**：160-169，2005
55) Warren WH Jr., et al：Visual guidance of walking through apertures：body-scaled information for affordances. *J Exp Psychol Hum Percept Perform* **13**：371-383, 1987
56) Higuchi T, et al：Locomotion through apertures when wider space for locomotion is necessary：adaptation to artificially altered bodily states. *Exp Brain Res* **175**：50-59, 2006
57) Farnè A, et al：Neuropsychological evidence of modular organization of the near peripersonal space. *Neurology* **65**：1754-1758, 2005
58) Berti A, et al：Coding of far and near space during walking in neglect patients. *Neuropsychology* **16**：390-399, 2002

第5章
運動の認知的制御

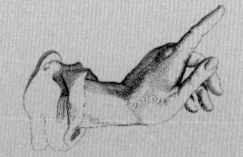

第1節 情報器官としての身体

身体を通して獲得する情報とその情報処理

　ヒトは目的をもった行為を営むために，それに見合った動作を選択し，そしてそれに見合った関節運動を選択する．関節運動は「運動の自由度（degree of freedom）」からみて，実に多様性に富んだものであるが，行為はその多様性から自らが選びとったストラテジー（strategy）で行われる．

　ヒトの日常生活の営みは，行為の連続である．行為の連続であるということは，それは知覚の連続でもある．普段のありきたりの日常生活における行為の連続は，特に意識化されない．ごく当たり前のことは，ごく当たり前に情報処理され，いちいちその意識を顕在化しないようにできている．つまり，環境刺激のすべてに注意を向けていれば，脳は膨大な情報処理をしなければならず，現在進行形において，そのときどきに必要な情報のみを注意機能を用いて選択している．それは，過去の知覚経験から得られた記憶によって修飾される注意機能のことである．

　しかし脳を損傷してしまうと，たちまちその連続性に破綻をきたしてしまい，普段の日常生活の行為をとたんに意識してしまう．この時にはじめて脳のありがたさに気づく（意識してしまう）．

　ヒトの知覚・行為の連続は，自己を取り巻く刻々と変動する環境に応じて循環している．ヒトの筋骨格系が構築学的にでき上がって行為がつくられているのではない．ヒトが環境を行為の連続から知覚し，それを知覚するためにこのような筋骨格系ができ上がったと考えることもできる．上腕二頭筋は，無機的な肘関節を屈曲するためだけの身体ではない．ヒトが環境に対し有機的にかつ能動的に働きかける視点では，例えば上腕二頭筋は環境における対象物の重さを知るための身体（情報器官）でもある．

　従来の運動学（キネシオロジー）は，身体を中枢神経系から切り離した「実

行器官」あるいは「支持器官」として扱ってきた．しかしながら身体は，中枢神経系にとっては「情報器官」である．環境・身体・脳が有機的に相互作用するということは，身体は環境を知るための心理的道具であるということがいえる．

身体受容表面とは何か？

　身体は運動を出力するための実行・支持器官であるが，同時に外界と脳をつなぐ情報器官でもある．運動の実行あるいは身体の支持に伴い，身体は受容表面としての情報源となる．身体は狭義の運動学における単純な筋・骨格モデルではない．そして関節は骨の接ぎ手でなく，関節運動は感覚器を通じて脳に情報をフィードバックする役割をもっている．すなわち，運動と知覚を分断することのできない視点は，身体を情報器官として考えれば納得できるであろう．関節運動における固有受容感覚の順応性は非常に速く，環境情報に適応する機能をもっている．静止している関節の情報はごくわずかで，動いている関節の感覚情報は豊富である．動くことは外界（環境）を知る，そして内界（自己の身体）を知るための手続きである．

　目の前のペットボトルの水を飲むという行為を実行器官としての身体のみを分析対象とすれば，その目にみえる運動パターンとなる．他方，その運動はペットボトルの重さや硬さを自己の身体を経由して知るという手続きと考えることができる．Sherringtonに代表される旧来の神経生理学者たちは，運動制御に関して，身体の感覚受容器にはその重要性がないと考えてきた．しかしながら，足底の触覚情報および足の関節覚情報などの変化（差異）に基づき，それに応じて姿勢制御のための関節運動や筋出力を巧みに操作しているこのプロセスには，身体が受容表面として関与していることがわかる．この際，ヒトは環境と意図的に関係性を結ぶにあたって，自己にとって最も関心のある関係性を選択している．これはあらゆる環境の中から，現在の自己に必要なものを情報化する作業である．これには大脳皮質における注意機能が大きく関与しているが，その注意と身体から受ける感覚入力を結ぶことによって，脳内で意味ある情報に変換しているのである．そして，その認知とは解釈のことであり，環境と相互作用することで自己を変容させていくプロセスが学習となる．

一次運動野における運動感覚情報処理

　知覚は現在の環境とただ便宜的に関わるだけでなく，将来，より効率的かつ適応的に行為が可能になるように，内部モデル（internal model）を更新している．これはヒトだけでなく，下等な動物や昆虫でも行われている．身体は運動制御および運動学習のための情報器官であることから，運動知覚と運動実行は別物として取り扱えない．その神経科学的基盤を以下に説明する．

　元来，一次運動野は運動の出力にのみ関わると考えられてきたが，一次運動野のニューロンは一次体性感覚野を経由せず，直接に視床から入力を受けていることが明らかになった[1,2]．臨床研究においても，左一次運動野の手の領域に局所的に損傷した患者に対して，手の運動錯覚を生じさせても運動の知覚は観察されなかった[3]．損傷しなければ，筋紡錘からのⅠa求心性感覚情報によって運動知覚が惹起されるが，一次運動野に損傷をきたすとこの知覚に障害が起きる．この患者に対して，皮膚感覚に基づく弁別課題を行っても障害がみられなかったことから，一次体性感覚野による感覚情報処理に特に問題がないが，運動知覚に障害がみられるこの事実は，一次運動野が身体感覚のうち，特に筋紡錘からの運動感覚情報処理や運動知覚において重要な役割を担っていることが考えられている[3]．

神経可塑性と情報化システム

　ある経験が脳の身体地図をダイナミックに改変させる．Jenkinsら[4]は，サルに毎日数時間指を回転させることができる溝付き円盤に触れさせる課題を数ヵ月にわたって実施した．その後，体性感覚野のニューロン活動を記録した．その結果，円盤に触れていた指の領域の3b野が3a野に向かって広がり，円盤の回転課題に使用されなかった母指と小指の対応領域の面積が減少していることが明らかになった（図5-1）．

　一方，一次運動野においてSanesら[5]は微小電気刺激によって成熟ラットの運動野における身体部位再現に変化がみられることを発見した．その後，Nudoら[6]はリスザルに前肢を使う運動課題を訓練し，訓練前後の一次運動野の再現部位を調査した．その結果，指を主に使用する運動課題では，それを支配する領域の拡大がみられ，前腕を使う運動課題では訓練によってそれを支配する領

a. 手指の皮質再現

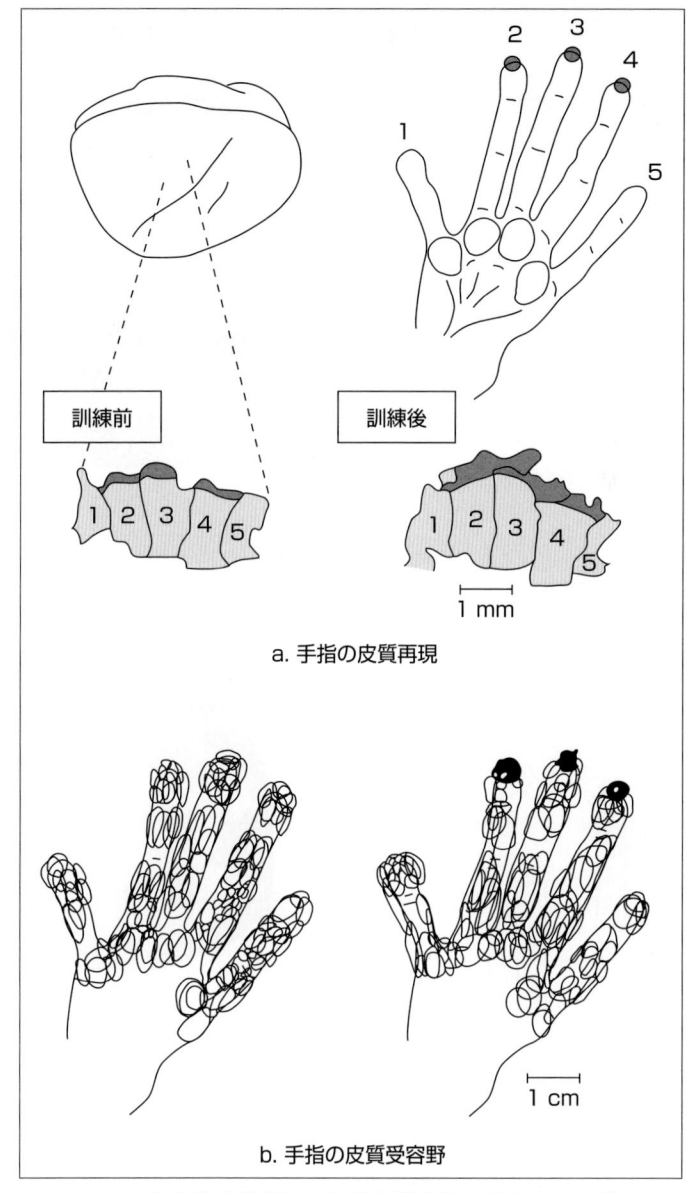

b. 手指の皮質受容野

図5-1 一次体性感覚野における神経生物学的変化（文献4）より引用）
　回転課題後には円盤に触れさせた示指，中指，環指の皮質領域が拡大し，身体と脳が対応していることがわかる

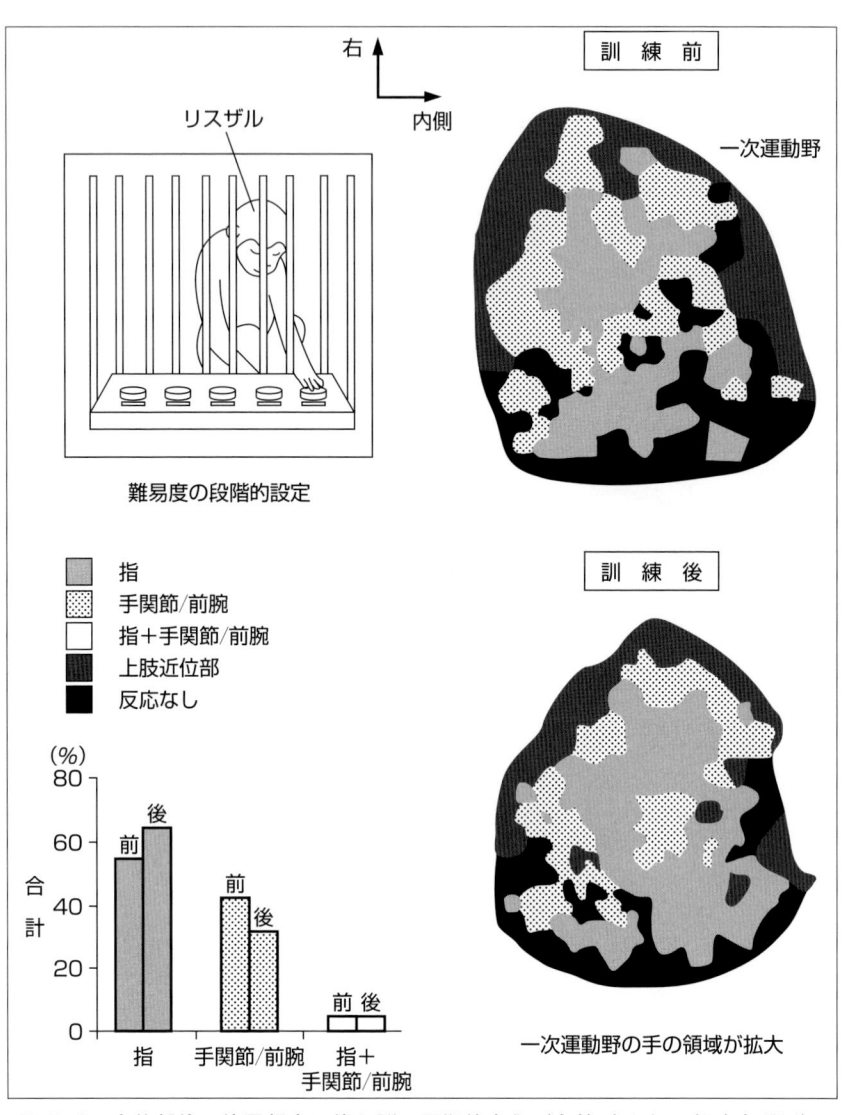

図5-2 身体部位の使用頻度に伴う脳の可塑的変化（文献6)より一部改変引用）

域が拡大することを明らかにした．しかし一方で，指の課題の訓練後では前腕の領域が，前腕の課題の訓練後では指の領域の縮小が認められることも報告した（**図5-2**）．学習や経験で脳細胞のシナプス結合が変わり行動にも変化が現

れるという神経可塑性がさまざまな研究によって明らかにされた（第6章第3節を参照）．

　神経可塑性は，単に感覚・運動刺激を受動的に与えられることで起こるのではなく，能動的に環境と相互作用することで起こる．その相互作用とは，情報化という視点である．情報化されるためには，環境におけるなんらかの差異を見い出し，それに気づくことが必要である．この環境を識別する行為は，知覚経験から得た記憶に基づく内的な注意や，環境から与えられる感覚を比較照合して情報化する脳内メカニズムと密接に関連する．Recanzone ら[7〜10]は，情報化のためには単なる感覚刺激による脳の活性化でなく，周波数を識別するといった差異の検出が必要であることを示した．さらにこの一連の研究において，サルの指に振動刺激を与えながら注意をそらすために音を聞かせた．この際，音に反応した時にのみ餌が与えられた．すると，音に注意をそらされたサルでは，振動刺激による脳の中での指の体性感覚野の組織化は出現せず，聴覚野の変化が認められた．実に音の周波数の識別を再現する聴覚野の領域が7倍に広がった[11]．

　神経可塑性は個人の脳の中で起こる注意・意思・内省などといった主観に左右される．感覚刺激のみで神経可塑性が起こるのではなく，その可塑性は，日々刻々と変化し続ける意識経験によって左右される．また，環境とどのように意図的に相互作用するかという内的な注意や関心によっても左右される．これは，自己にとって意味ある「情報」として捉えた時にのみ，中枢神経系に生物学的な変化を認めることを示している[11]．神経可塑性は日々刻々と変化し続ける主観的かつ選択的な注意に大きく影響される．感覚は脳による選択的注意によって，はじめて意味のある情報になる．

　差異の認知には注意システムが不可欠である．この際，差異の認知に利用される情報の定義としては「差異を生み出すための差異」となる．Bateson[12]は認知機構が「対象（object）」ではなくて自己と環境の「関係（relation）」に注意が向けられていることを指摘した．意識の顕在化の引き金は，差異によって導かれる．そして，変化しないものは，ヒトのほうでそれに対して能動的に動かない限り知覚されない．認知は一貫して自己の方向づけを観察者として主体者自らで行う．認知プロセスにおける身体と環境との相互作用は「情報」として組織化されるのであって，すべての感覚が情報化されているのではない．ヒ

トが主体的に自らの内部において表象化した環境から生まれる差異によって情報はつくられ，それが神経可塑性に大きく影響する．

感覚の情報処理と異種感覚統合プロセス

身体受容器を通じて得た身体に関する感覚は，まずブロードマンの脳地図における3，1，2野である一次体性感覚野で情報処理される．3野は2つに分けられている．3a野は関節や筋など深部情報が投射される．一方，3b野は皮膚ニューロンが主であることから，指先などの触覚情報が投射される．1野に向かうにつれて，複数の関節運動の統合および再現となり，2野に向かうにつれて，運動感覚の処理も統合される[13]．このように階層性はあるが，3，1，2野全体で考えると感覚と運動の情報処理が同時に行われている．その一次体性感覚野で処理された情報は5野に向かい，ここで一次視覚野から背側経路を経由して処理されてきた空間情報と統合される（**図 5-3**）[13]．なお，5野や7野は視覚刺

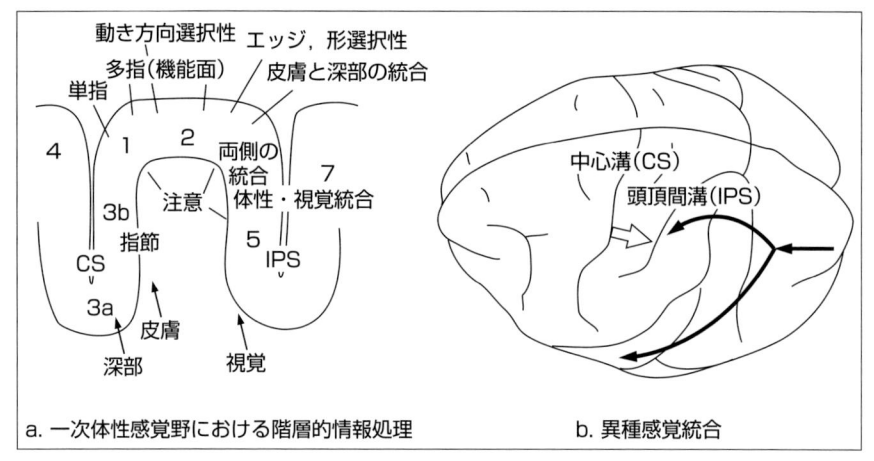

図 5-3　一次体性感覚野における階層的情報処理とその情報と視覚情報との統合システム

a．一次体性感覚野（3a-3b-1-2）における情報処理経路，および5〜7野における体性感覚と視覚の統合の流れ（文献13）より引用）

b．一次体性感覚野において処理された体性感覚情報は一次視覚野および頭頂葉に向かう背側経路によって処理された視覚情報と頭頂間溝で統合される．頭頂間溝では，体性感覚と視覚の両方に応答するバイモーダル・ニューロンが発見されている（文献14）より引用）

激でも体性感覚刺激のどちらでも発火するバイモーダル・ニューロン（第4章第1節を参照）が発見されている．

　頭頂連合野は空間位置情報を認識する領域であり，その感覚情報の統合に基づいて運動の企画が行われる．Kawashimaら[15]はfMRIを使用して，視覚と体性感覚の統合課題の際に下頭頂小葉が賦活することを発見し，頭頂連合野が異種感覚統合の機能をもつことをヒトの脳において示した（図5-4）．

　自己中心的な空間知覚に関する情報を統合した自己の身体についてのダイナミックな潜在的意識そのものが身体イメージである．この自己中心的な空間座標系における身体イメージの形成には，頭頂連合野が機能的に関与している[16,17]．この機能によって生まれた身体イメージは，脳の内部表象として，反響回路のように循環して繰り返し興奮する再帰性回路によって維持され続ける[18]．運動学習・発達プロセスとは内部表象に対して，環境の知覚・認知が情報として回帰し，その内部表象を維持したり，違いを検出したりすることで更新し続けることを指す．

　また身体イメージの形成には，体性感覚情報と背側経路からの視覚情報との統合が重要となる．手による物体の形状の弁別では，縁上回や頭頂間溝領域が賦活することが明らかになっていることから[19]，手の触覚情報から過去の知覚経験に基づいて視覚的イメージを取り出していると考えられ，こうした成果からも体性感覚と視覚の情報が統合されていることが判明している．

　この頭頂連合野におけるニューロンの重要な役割は，皮膚と関節からの感覚情報を処理した触覚的な空間的位置と運動を識別すると同時に，自己の身体パターンを全体として捉える体性感覚空間と体性感覚・視覚の両方に反応するということである（図5-3）[19]．ヒトの縁上回（40野）に相当するサルの下頭頂葉小葉（7b野）には，視覚情報と体性感覚情報の両方に応答するバイモーダル・ニューロンが数多く分布している（図5-5）[20〜22]．この統合に基づき頭頂葉下部に身体イメージが蓄積されていると考えられており，模倣運動のメカニズムの説明によく用いられる．

　一般に身体イメージの知覚は右半球で行われる．身体失認という脳損傷後の高次脳機能障害は，右半球損傷によって起こる（第2章第1節を参照）．例えば，右半球損傷がみられると自己の身体の模写において，身体イメージが崩壊してしまう．右半球における前頭・頭頂領域の脳活動は，自己の身体イメージ

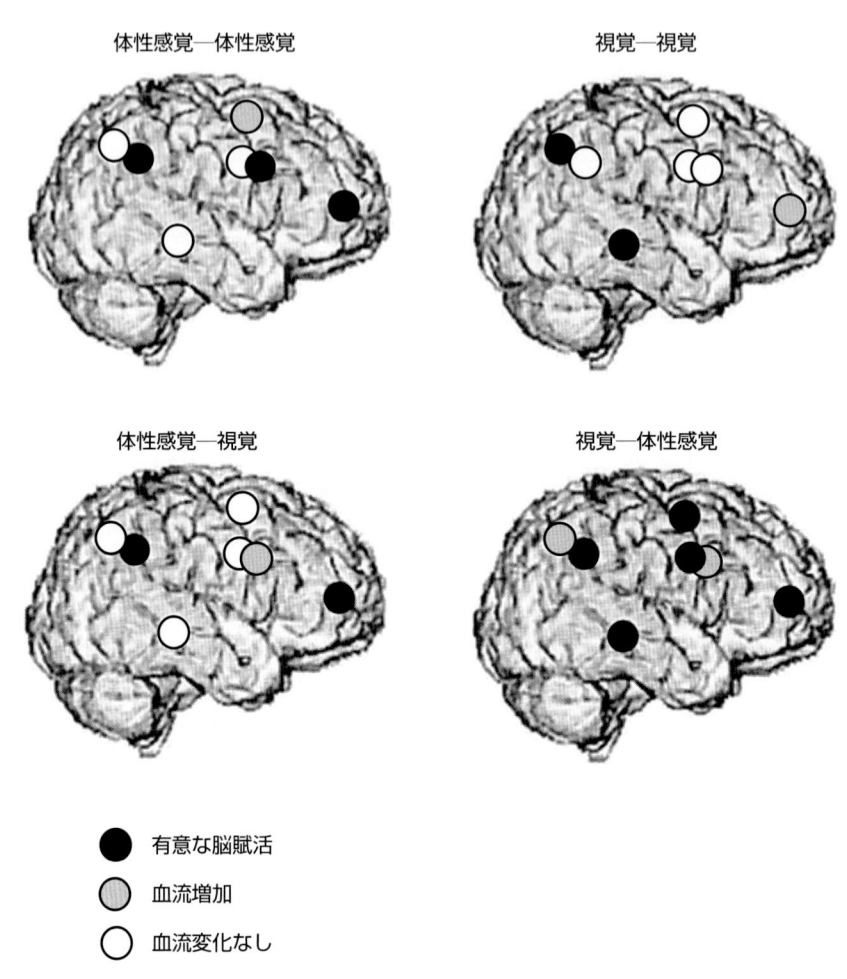

図 5-4 ヒトにおける異種感覚統合時の脳活動（文献 15) より一部改変引用）
下頭頂葉小葉は共通し賦活が認められている

● 有意な脳賦活
◐ 血流増加
○ 血流変化なし

の脳内生成において重要な役割を担い，刻々と変化する環境情報に応じて自らの身体感覚情報を更新していく．

　頭頂連合野は「どのように行為を起こすか」という運動制御に関わる領域でもある[22]．運動は身体の位置変化であり，それは空間の認知に密接に関わる．空間認知に障害が認められれば，運動の認知的制御に影響する．目でみた物体

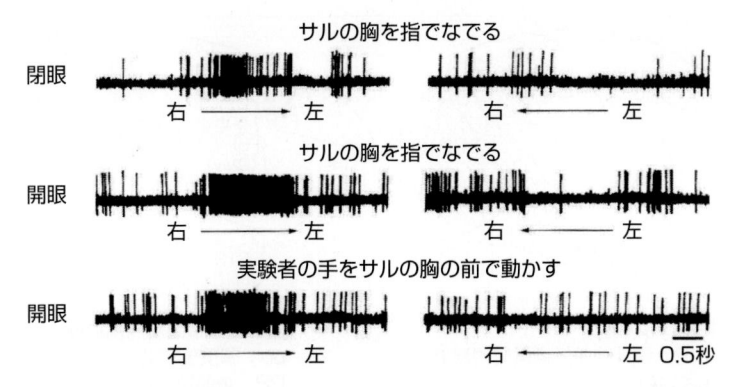

第 1 節　情報器官としての身体　159

a. 移動する皮膚刺激と視覚刺激の両方に応答するニューロンの例．右→左への動きには強く応答するが，逆方向への動きでは活動が抑制されるように，刺激の動きの方向に選択性をもつ

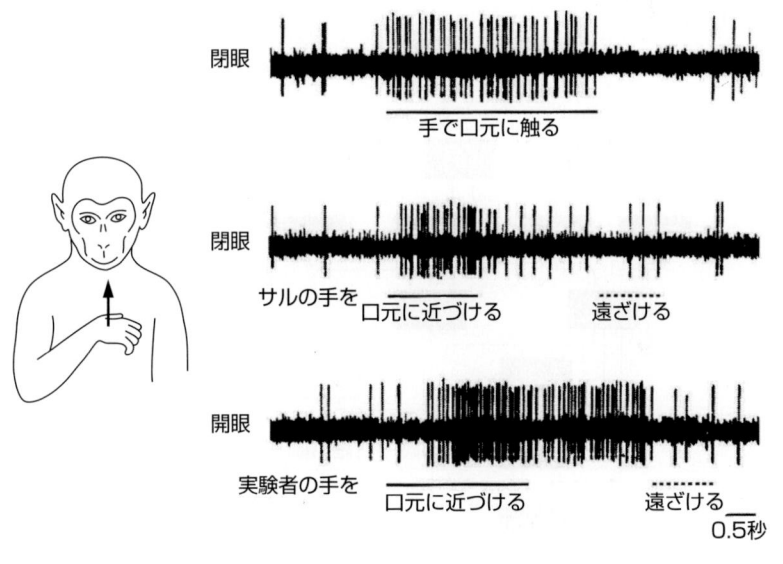

b. 視覚刺激と体性感覚刺激の両方に応答するニューロンの例．眼でみながら手を身体に近づける場合に最も強い応答を示す

図 5-5　サル下頭頂葉小葉（7b 野）の視覚・体性感覚情報統合ニューロン（文献 19〜21）より引用）

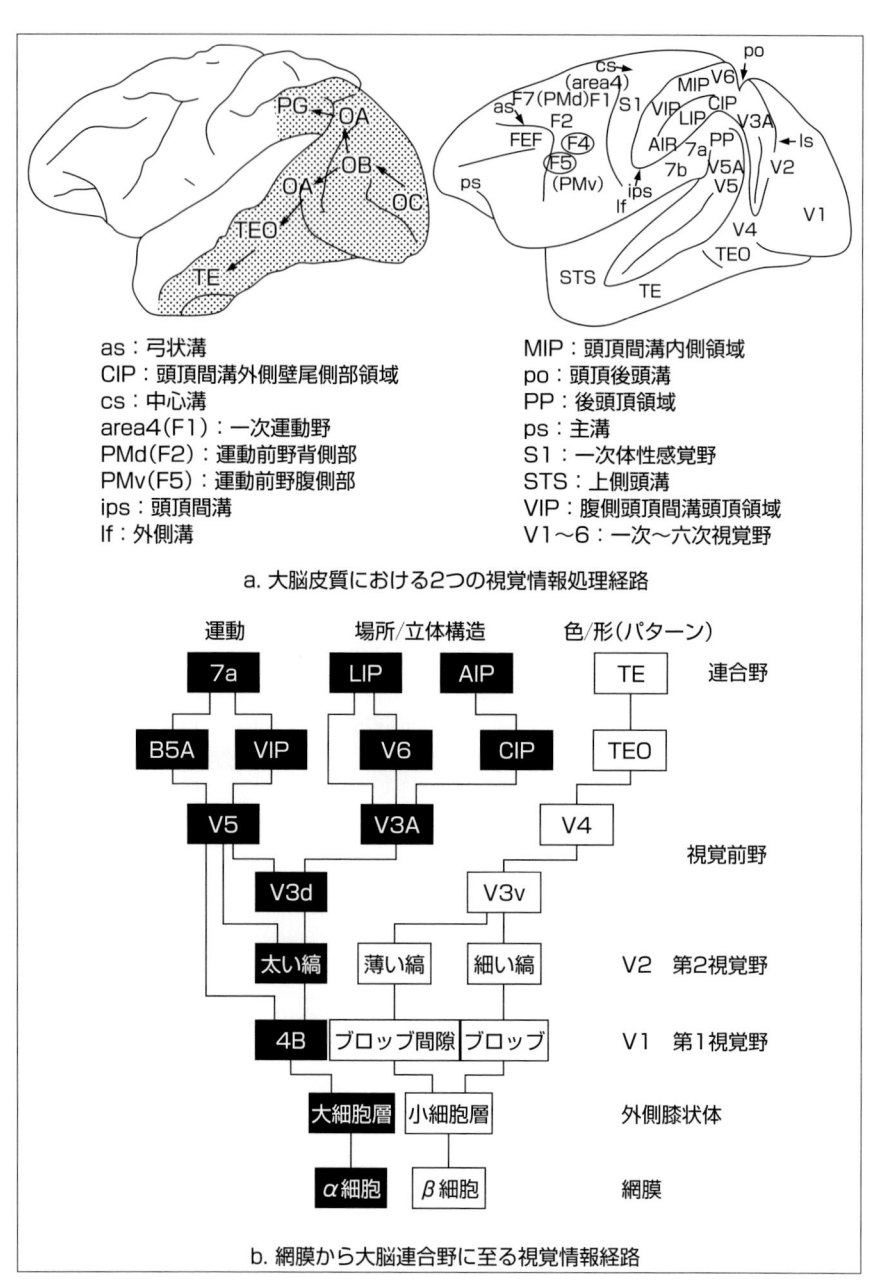

as：弓状溝
CIP：頭頂間溝外側壁尾側部領域
cs：中心溝
area4(F1)：一次運動野
PMd(F2)：運動前野背側部
PMv(F5)：運動前野腹側部
ips：頭頂間溝
lf：外側溝

MIP：頭頂間溝内側領域
po：頭頂後頭溝
PP：後頭頂領域
ps：主溝
S1：一次体性感覚野
STS：上側頭溝
VIP：腹側頭頂間溝頭頂領域
V1〜6：一次〜六次視覚野

a. 大脳皮質における2つの視覚情報処理経路

b. 網膜から大脳連合野に至る視覚情報経路

図 5-6　サル視覚関連領野とその階層的神経結合（文献 25）より引用）
　黒領域：空間視機能を支配する背側経路．途中で運動視機能と場所/立体認知機能の2
　つの経路に分かれる
　白領域：色彩視と形態視を支配する腹側経路

が「何 (what) であるか」といった形態認知は，一次視覚野から腹側経路を経由して側頭連合野で処理される．一方，物体が「どこ (where) にあるか」といった空間認知は背側経路を経由して頭頂連合野で処理される（**図 5-6**）．Goodale ら[18,24]は，背側経路が空間認知に加えて，行為を制御するための「how」の経路であるという仮説を提唱した．この行為のための how の領域は，感覚情報の統合を行う領域，あるいは感覚と運動の統合領域，そして身体イメージを生成する領域としても知られている．

　一次体性感覚野は，5 野や 7 野といった頭頂連合野との機能連結のみならず，一次運動野や高次運動野である運動前野や補足運動野にも情報を与えている．一次体性感覚野の発火は，そのほとんどが運動の後にみられるもので，運動に伴い生起する求心性感覚を情報処理する感覚性のものであるが，運動に先行して発火するニューロンも発見されている[26,27]．このニューロンは運動時の構え（運動の準備）としての遠心性コピー (efference copy) による活動であると考えられている．

第2節 運動の認知的制御システム

運動の認知的制御

　ヒトは環境に関して自己の意識経験によってつくられた内部モデルを用いて，環境とどのように能動的に関わるかを予測する．自己の意識経験によって得られた行為のレパートリーによって，環境において得るべき知覚情報の最も適切な行為の表象が決定されるというわけである．中枢神経系に行為のモデルが生成されることによって，認知は効率的になる．このモデルは一対一の正確な記憶痕跡でなく，自己組織化を繰り返しながら符号化したものである．自己の身体イメージを表現する人物画においても，リアルには描かず，シンボル的に描くのもその符号化する機能に基づくものである．

運動行動のための認知処理と並列分散処理機構

　行為は脳と身体と環境との間に起こるダイナミックな相互作用から生じる現象であることは，前章までで理解していただいたであろう．ヒトは環境から情報を瞬時に読み取り，判断し，運動を実行する．この際，環境から得られる多くの情報を一つひとつ順番に処理していくと膨大な時間を要する．脳は同一情報を異なる方法により複数経路で同期的に処理する並列分散処理機構を有している．この並列分散処理（parallel distributed processing）とは，複数の分散された処理ユニットが同時並行的に情報処理を行うことであり，ヒトの認知プロセスの解明を目指す研究アプローチ手法でもある．並列分散処理機構では，多数のニューロンがユニットを処理単位としており，無数のユニットが相互に結合し，それを繰り返すことで結合が強まり重みづけされる．これによって，中枢神経系の機能に基づくトップダウン処理が可能となり，細部までボトムアップ式に情報を収集しなくても認知を可能にする．この情報処理プロセスにおける神経伝達が双方向性であることから，こうした認知プロセスが可能になる．

大脳皮質における自己組織化プロセスによる記憶の蓄積は，ニューロン同士のシナプス結合をつくると同時に，その結合の重みづけを生み出す．これにより，行為を生み出すための環境における情報処理の速度が増すのである．例えば，感覚どおりでなく錯視などの錯覚が生まれてしまう現象も，脳が情報処理の効率性のために空間も時間も巧みに加工し，自己中心的につじつまを合わせていることが理由として考えられている（第2章第1節を参照）．

　ヒトが感覚情報を処理して意識を生み出すためには0.5秒の時間を有する[25]．これは外部環境あるいは身体内部から寄せられる数百万ビットの情報を取捨選択し，自己意識により認識可能な数ビットへサイズダウンしたり，記憶に基づき「結びつけ」を行っている時間である．しかし，行為の発現の際には，そのような意識化を行っていたら，相当に遅い行為の実行となってしまう．つまり，常にフィードバック情報に由来した行為の発現である．Libetら[28]の実験に代表されるように，大脳皮質の活動は実際の運動よりも常に先行する．大脳皮質の電位は，運動実行の約1秒前には活動を始める[29]．これは運動準備電位（図5-7）と呼ばれ，この運動準備電位の立ち上がりは運動の習熟に伴い急激になる．

　運動準備電位の立ち上がりが急激となる背景には，運動行動の繰り返しによって結合が強まり，トップダウン処理速度が速くなっていることが考えられる．認知プロセスとは，環境の一つひとつを情報処理するボトムアップのみを指しておらず，意識経験に基づく記憶をつくることによって，トップダウンにも情報処理し，その情報が双方向性に行き合うことを指しており，この大脳皮質における認知プロセスが，約1秒前に活動を始める運動の準備電位と考えてよいだろう．しかしながら，それがヒトの自由意思に基づいたものであるかは，今なお哲学的論争が続くところである．

行為のための認知機能

　ヒトは自己の身体を介して環境と相互作用している．行為という知覚経験は身体運動と不可分である．元来，知覚と運動は分断して考えられることが多かった．しかし最近では，より高次な思考と運動においても神経機構と作動原理を共有する情報処理プロセスであると認識されている．

　例えば，目の前のコーヒーカップをつかむという日常的行為の成立には，ど

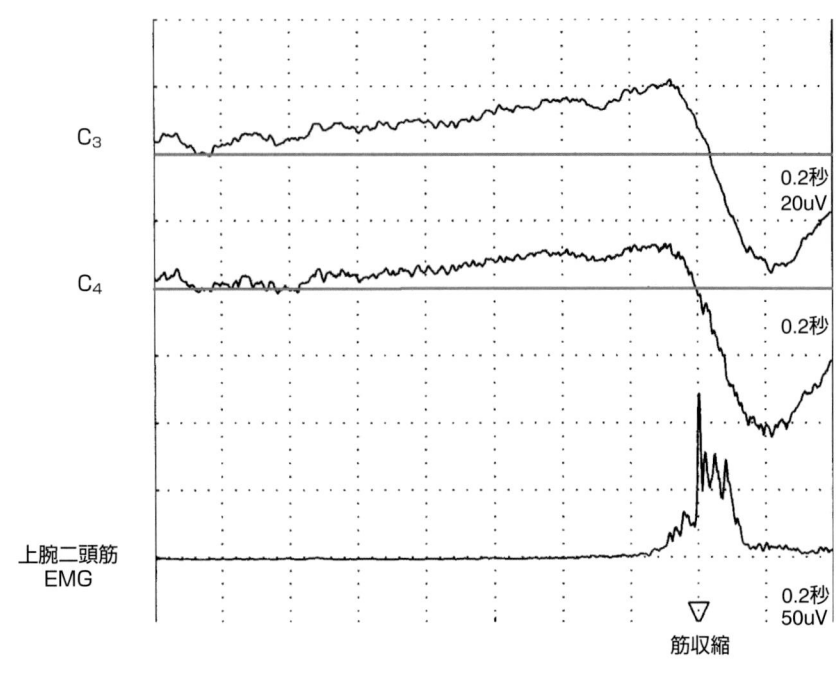

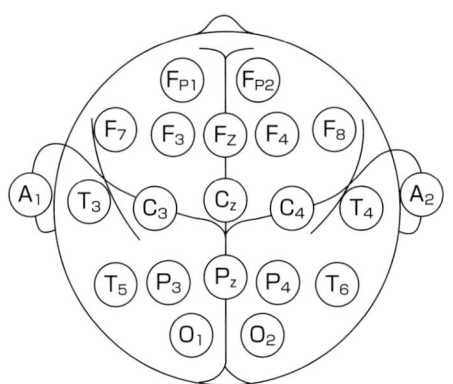

図 5-7　上腕二頭筋の収縮に先立つ C_3 および C_4（感覚運動皮質）の電位
筋収縮までの脳電位を運動準備電位という

のような機能が必要であろうか．それは，われわれにとっての「情報化」作業である．コーヒーを飲もうと意図が働いた時には，自己の身体を基準にしたコーヒーカップの「方向」「位置」「距離」「傾き」「形」「大きさ」を情報化している（図 5-8）[30,31]．「方向」や「距離」の情報化によってカップまでの到達運動のための運動の軌道，ならびに身体の伸縮がシミュレーションされる．肩関節運動は，物体の三次元的な「方向」や「位置」の知覚を引き金に，数ある運動のレパートリーの中から一つが選択される．発生学的に肩関節が球関節で運動の自由度が大きいのは，この環境の三次元化に対応したものである．また肘関節は物体との「距離」の知覚を引き金に，運動軌道の調整のために運動を組織化する．肘関節は単軸関節であり，運動の自由度が少ないので微調整するために役立つ．カップの「傾き」には前腕の運動が対応する．これには物体を脳の中

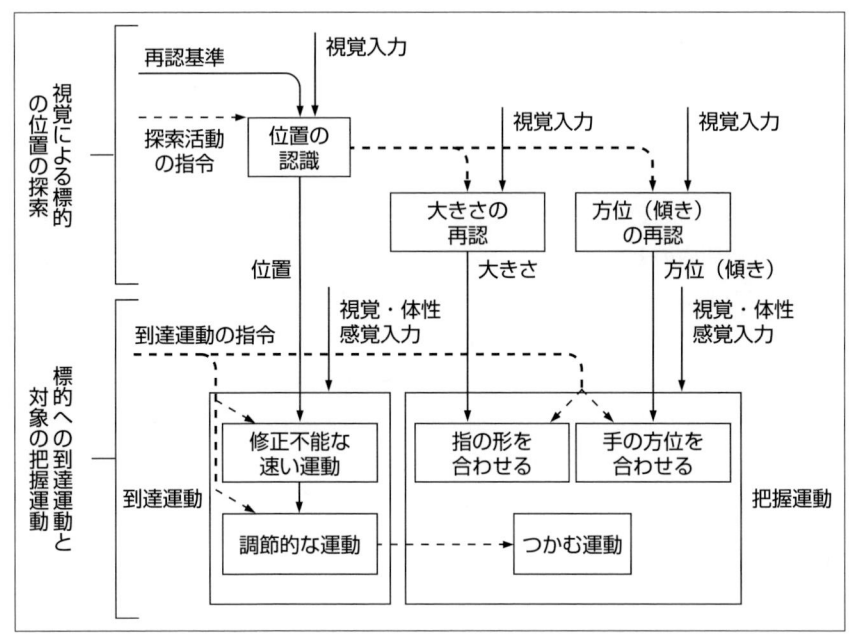

図 5-8　ヒトにおける対象への到達・把握運動を支配する仮説的協応制御プログラム（文献 30）より引用）

破線矢印：賦活信号
実線矢印：情報の転送

で心的回転（mental rotation）させるイメージ機能が役に立つ．手をカップと接触させるために，カップの操作運動をシミュレーションしながら前腕の運動が組織化される．カップの「形」や「大きさ」は，手指の開閉の程度やどの手指を動員するかを決定するために必要な知覚である．

　カップから得られる情報は，それだけであろうか．運動の軌道や手の形を合わせるといった運動制御には，こうした視覚誘導型の空間情報が必要であるが，力の調整にはこれだけの情報では不十分である．物体の硬さであったり重さであったりの予測は，接触しなくても想起可能である．これは，過去の知覚経験が随意運動制御のための内部モデルとして蓄積されている証拠である[32]．物体のテクスチャー知覚からは，触らなくとも見ただけで，どのような触覚経験や摩擦が得られるかを予測することができる．これは，大きさから重さ，素材から硬さや触感を抽出できるといった感覚予測である．すなわち，運動を発現しなくとも，運動を準備すれば期待される運動感覚が脳内で生成される[33]．期待される運動感覚の生成は，先ほど述べた異種感覚情報の統合や，知覚と運動の円環によって蓄積された記憶誘導型の運動制御のメカニズムである．

感覚系から運動系への座標変換

　視覚誘導型の運動制御においては，大脳皮質の機能によって，まずターゲットが視覚空間内のどこにあるかを認知し，そのターゲットに手を到達させるために上肢の関節をどのように運動するかを算出する（図 5-9）．このターゲットの視覚空間内における座標系を視覚座標系という．そして，その到達運動を生成する座標系を運動座標系という．この視覚座標系から運動座標系に変換している大脳皮質の領域としては，運動前野が考えられている（図 5-10）[34]．

　頭頂連合野で視覚と体性感覚の情報が統合された後，その情報は運動前野腹側部へと伝達される．ここは，頭頂間溝から多くの投射線維を受けており，運動前野腹側部は運動の開始や遂行に役割を果たしているとともに，視覚刺激に応答するニューロンが存在している．この視覚誘導型運動の情報処理プロセスは，先に述べた内部モデルによって調整されており，運動前野と小脳との神経連結が運動の滑らかさを生み出していると考えられている．運動前野腹側部は小脳からの入力を受けている．小脳における誤差検出のための演算結果が運動前野腹側部にフィードバックされるのであれば，このシステムによって視覚誘

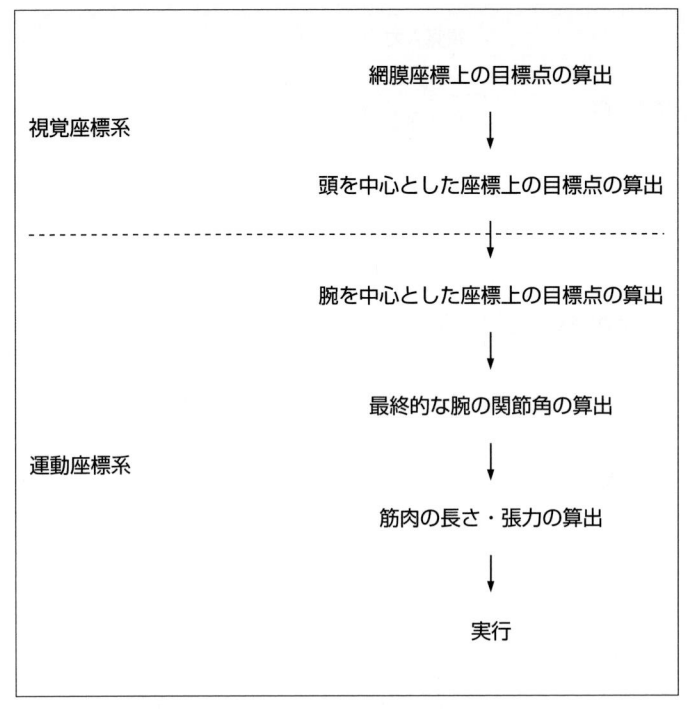

```
                    網膜座標上の目標点の算出
視覚座標系                      ↓
                頭を中心とした座標上の目標点の算出
- - - - - - - - - - - - - ↓ - - - - - - - - - - - - -
                腕を中心とした座標上の目標点の算出
                            ↓
                   最終的な腕の関節角の算出
運動座標系                      ↓
                   筋肉の長さ・張力の算出
                            ↓
                           実行
```

図 5-9　到達運動における脳内座標変換プロセス（文献 34）より引用）

導型運動の学習が行われていると考えられる．小脳と運動前野腹側部の機能連関は，運動学習と同時に視覚誘導型運動の生成に機能している．

一方，運動前野と同様に運動プログラムの形成に大きく関与する補足運動野は，運動の準備というよりは，どの運動を選択すべきかという，より高次な情報処理を行っている．どの運動を選択すべきかという視点は，過去の知覚経験に基づいた記憶誘導型に運動を制御するシステムであり，系列的な運動に対してニューロン活動を組み合わせることによって，環境に即した運動を抽出する役割を果たしている．補足運動野は，大脳基底核から入力を受けることによって，内的な情報に基づく運動のプログラミングに関与すると考えられている．このように補足運動野は，大脳基底核と関係をもつことによって，内的あるいは記憶誘導型運動の生成に関与している（**図 5-11**）[32]．

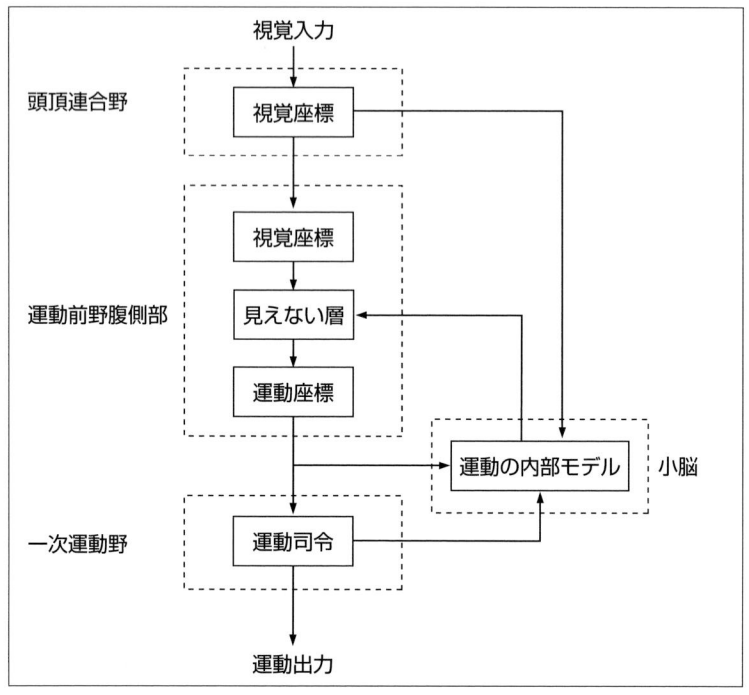

図 5-10 視覚誘導型運動の脳内情報処理プロセスの概念図（文献 34）より引用）

上肢動作の認知的制御

手の到達・操作に関する運動制御

　視覚対象に対する正確な手の到達運動のためには，視覚情報から得られる対象の位置情報を行為の遂行のための運動企画に変換し，その企画に基づいて運動をプログラムする必要がある．さらに，心的シミュレーションおよび運動の実現に導くプロセス，そして運動企画に基づいて行為が正確に実現されているかをモニターし，必要に応じて運動の修正を図るプロセスが必要となる．手のターゲットに対する到達運動には，情報処理を行う頭頂連合野と運動準備に関わる運動前野背側部が関与する．

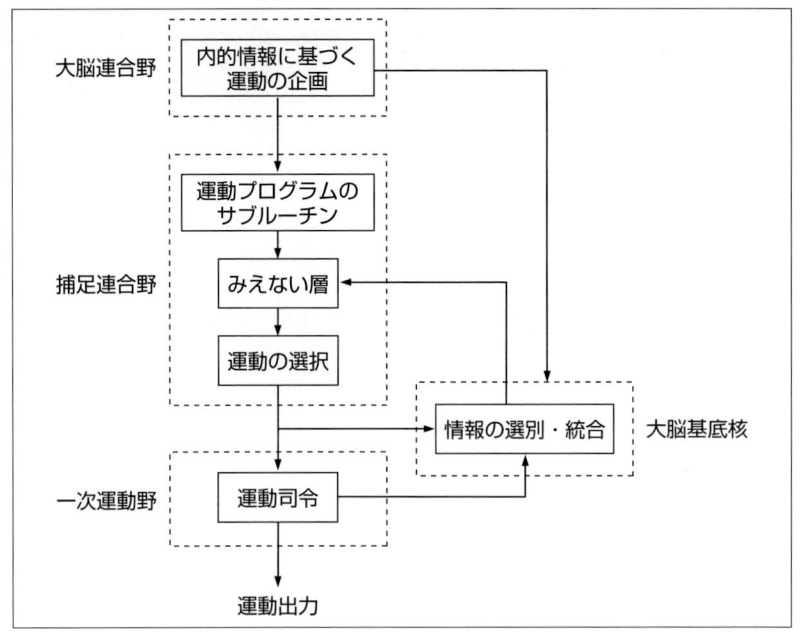

図 5-11　内的あるいは記憶誘導型運動の脳内情報処理プロセスの概念図（文献 34）より引用）

　手の到達運動は，最終的にターゲットと相互作用する操作運動（押す，引く，つかむ，握るなど）を誘導するための機能を担う．一次視覚野から高次視覚野における情報処理を受けて運動前野背側部に投射するシステムには，直接投射するシステムと頭頂葉を経由して投射するシステムの2つがある．後者のシステムは自己の身体イメージと照合しながら到達運動の方向に変換する機能をもっている．

　Jeannerod[35)]は，ボールをつかむ行為において，健常者ではボールの形や大きさに合わせてつかむ準備（操作運動）が行われる（プレシェイピング；preshaping）が，頭頂葉損傷患者ではボールの大きさに手の形を合わせることができない，といった操作運動の選択的障害を明らかにした（**図 5-12**）．到達運動の最中には，ターゲットの形や大きさに合わせて手の形を合わせるプレシェイピングが出現する．頭頂葉が損傷するとプレシェイピングに障害がみられる．

　Gallese ら[36)]は，頭頂連合野の頭頂間溝外側部（AIP 野あるいは LIP 野）にム

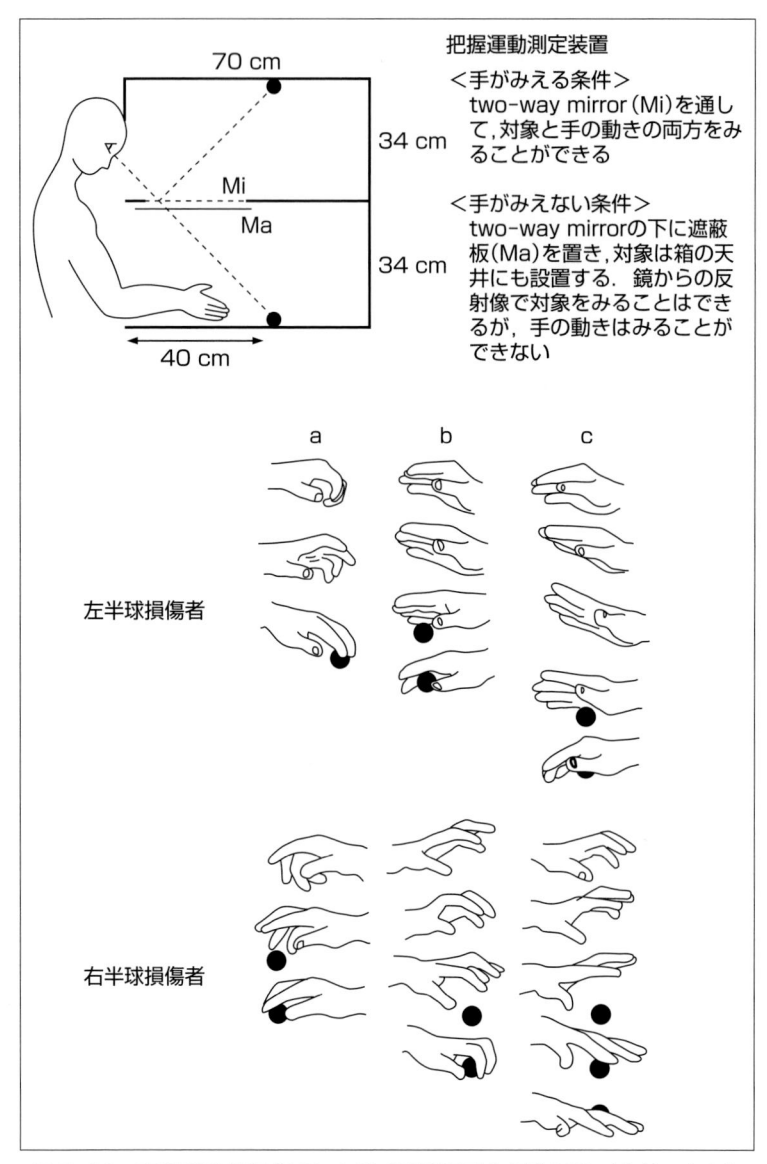

図5-12 頭頂葉後部損傷者における到達運動と操作運動(文献35)より一部改変引用)
　a．損傷側と同側の手，手がみえない条件
　b．損傷側と反対側の手，手がみえる条件
　c．損傷側と反対側の手，手がみえない条件

シモル（GABAのアゴニスト）を注入し，その領域を破壊したところ，AIP野の破壊ではプレシェイピングが出現せず，操作運動に障害が認められることを明らかにした（**図5-13**）．一方，隣接するLIP野の破壊では，操作運動には障害が認められず，到達運動に障害をきたす結果となった．

　Murataら[37)]は，サルのAIP野ニューロンそのものは対象を押す・引くといった運動そのものよりも，運動前の対象物の知覚・認知とそれによるプレシェイピングに関連することを明らかにした（**図5-14**）．AIP野はCIP野からの三次元的視覚情報に基づき，それを道具の操作に必要な運動情報に変換する役割を担うと考えられている．

　操作運動に関連して活動するAIP野のニューロン（操作運動ニューロン）の多くは操作対象の認知に伴い，数ある運動レパートリーの中から選択する機能をもっている．これは行為のための「how」に対応したニューロン活動であると考えられる．また，運動前野腹側部においてもAIP野とよく似た活動を示すニューロンが発見されている．このことからAIP野からの情報に基づき，その環境において必要な運動パターンを運動レパートリーの中から選択し，その遂行に関連する情報を一次運動野に提供していると考えられている．この際，運動前野腹側部で企画された運動指令が一次運動野に出力されると同時に，その遠心性コピー情報がAIP野に与えられ，運動指令に適切な修正が加えられることで操作運動が円滑に遂行される（**図5-15**）[38)]．このように脳は，ある一つの運動を遂行するためにシステムとして機能する特性をもつ．

内的言語化による運動産生システム

　模倣は，視覚情報を自らの身体における体性感覚情報に変換した後，運動として発現される．頭頂葉下部と運動前野（特にブローカ野：44野，45野）の双方向性の神経結合によって，その変換が行われると考えられている（**図5-16**）[39)]．縁上回や角回では，運動を誘導するための体性感覚空間の情報処理が行われ，系列運動の空間イメージが産生される．運動性言語野では，音韻の短期記憶といった従来の言語機能のみの中枢でなく，運動イメージの産生や手のパターン認知が行われる．手の心的回転時には頭頂葉のみならず，ブローカ野の活動も惹起される．これは心的回転と同時に運動イメージを産生していることが推測される．

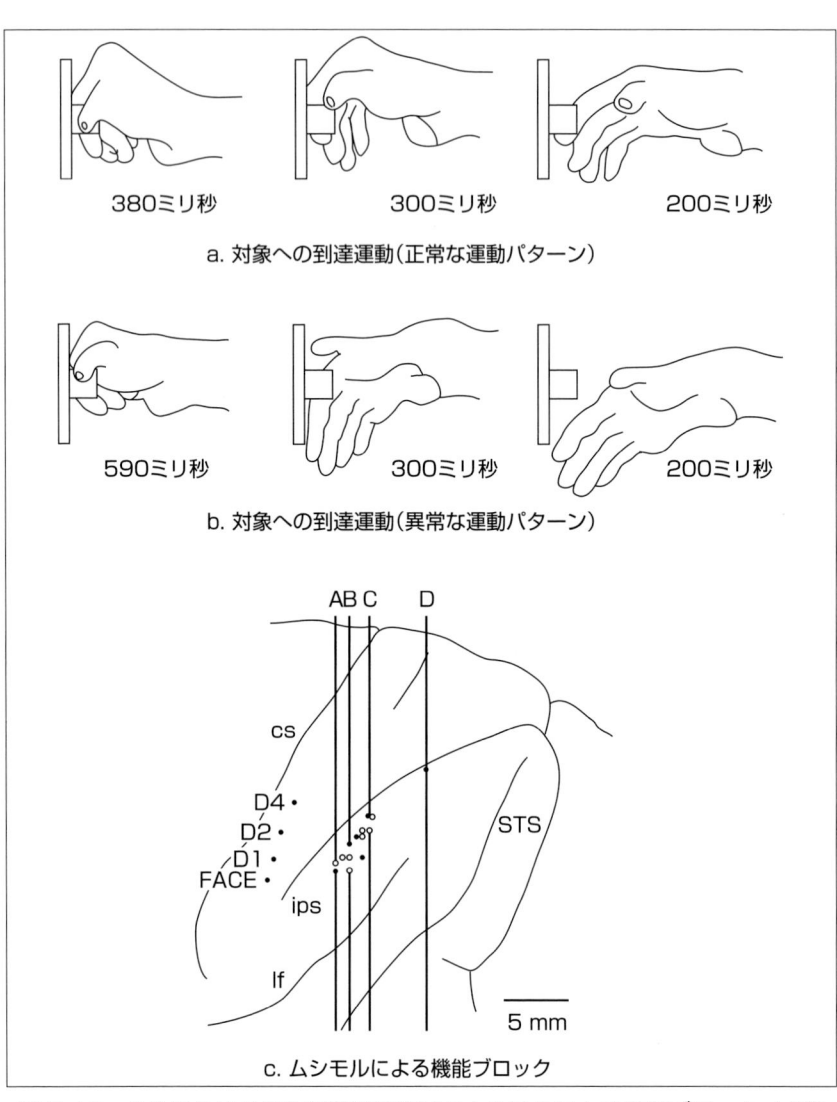

図 5-13 サルにおける操作運動関連領域のムシモルによる機能ブロック（文献 36）より引用）

小さな立方体をつかむ課題．a は正常な運動パターン，b は c の A の部位にムシモルを注入した後の運動パターン，下の数字は経過時間を示す．cs：中心溝，ips：頭頂間溝，lf：側頭裂，STS：上側頭溝，D1〜D4：体性感覚野の指支配領域，FACE：体性感覚野の顔支配領域

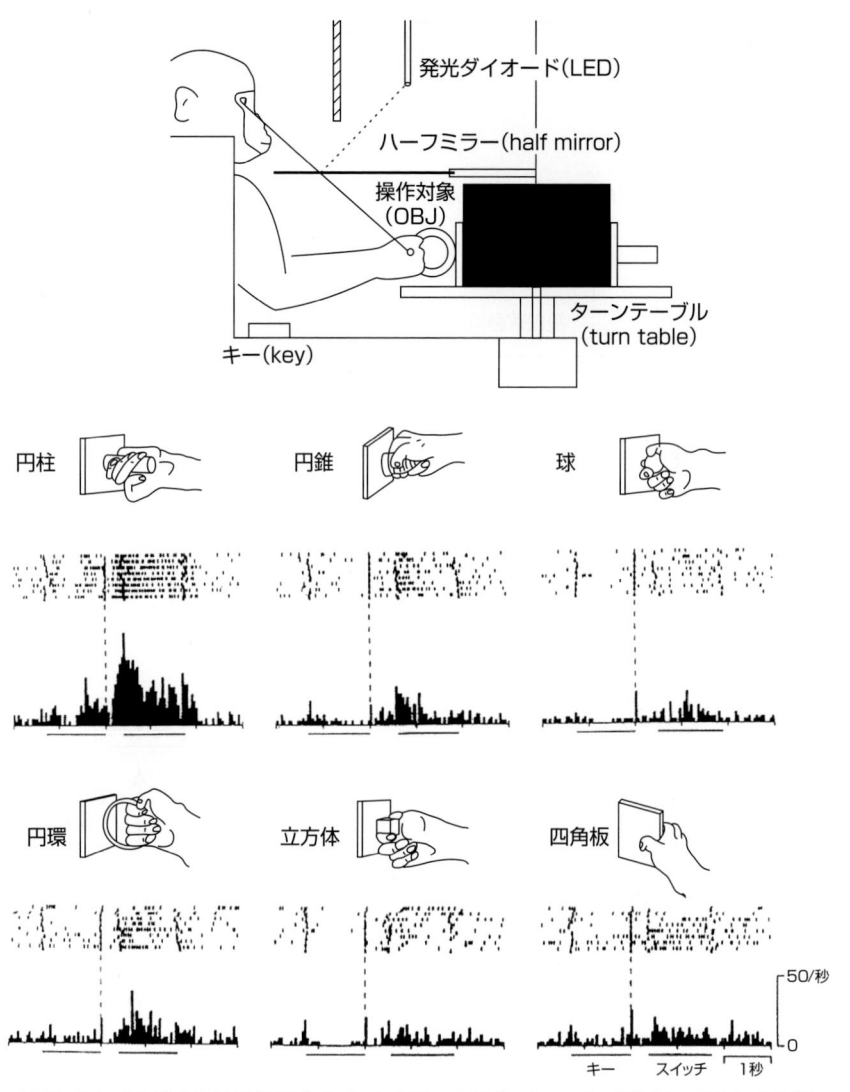

図 5-14 形が異なる操作対象をすべて同一の動作（つかんで引く）で操作する課題における AIP 野の操作運動ニューロンの選択性（文献 37）より引用）

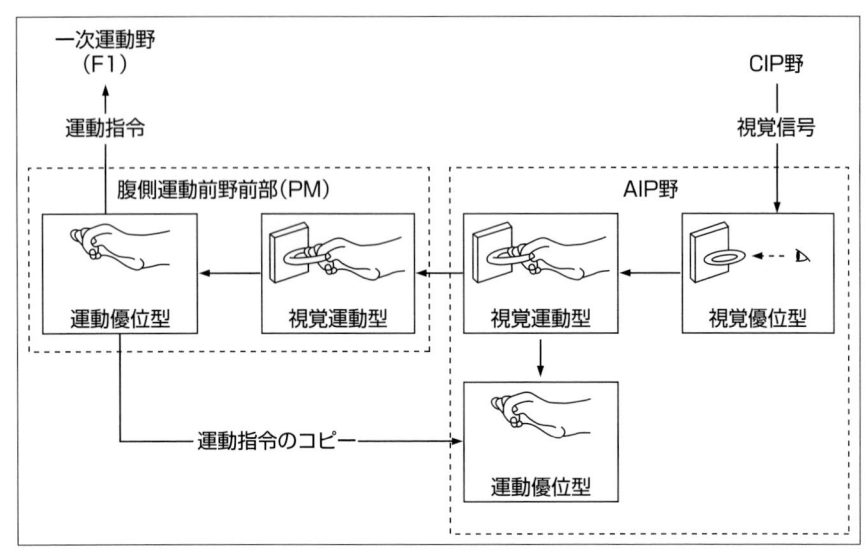

図 5-15　手による操作運動の視覚的制御機構（文献 38）より引用）

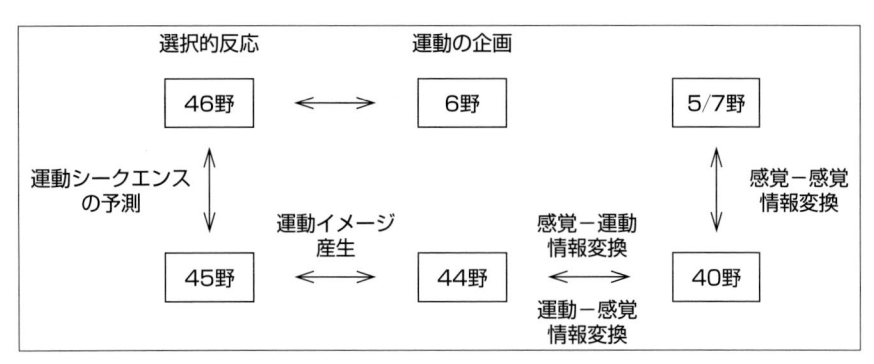

図 5-16　感覚－運動変換に推定されるブロードマン領野間の神経結合とその機能
（文献 40）より引用）

　近年，サルを用いた神経生理学研究から，ヒトのブローカ野に相当すると考えられる運動前野腹側部領域（PMv；サルでは F5 領域）が，運動制御のための重要な場所の一つであることが判明している．この領域は，運動実行の領野である一次運動野に直接投射する（**図 5-17**）．最近，ヒトを対象とした fMRI 研究によって，目的をもった随意運動時において，このブローカ野の活動は運

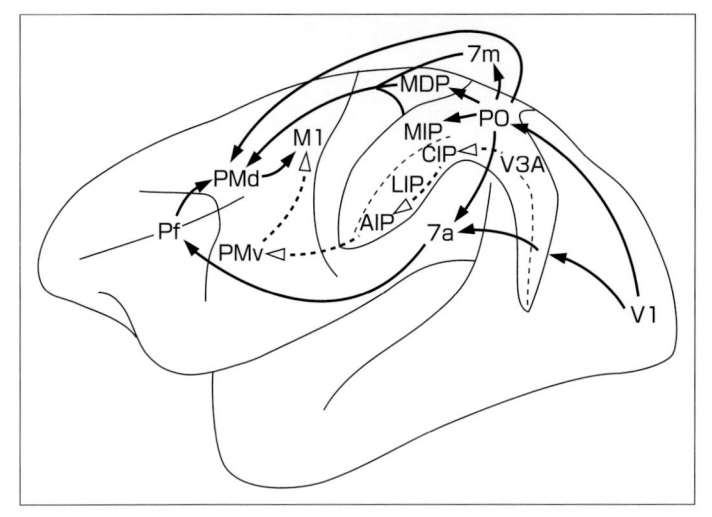

図 5-17 一次視覚野から運動前野に至る到達運動系(実線矢印)と把握・操作運動系(破線矢印)

AIP：頭頂間溝前外側領域，CIP：頭頂間溝外側癬尾側部領域，LIP：頭頂間溝外側領域，MDP：頭頂葉背内側領域，MIP：頭頂間溝内側領域，M1：一次運動野，Pf：前頭前野背外側部，PMd：運動前野背側部，PMv：運動前野腹側部，PO：頭頂間溝視覚領域，V1：一次視覚野，7a：下頭頂小葉，7m：頭頂葉後部内側壁

動企画，とりわけ運動のシミュレーションを生成するために必要であることが明らかになった[41]．この領域は，音韻処理のみに関わるのではなく，運動イメージの産生，手のパターン認知，系列運動の認識，感覚情報から運動情報への変換と予測機能を有していることが明らかになっている[39]．そのポピュラーな機能がキャノニカルニューロン・システムとミラーニューロン・システムである．

サルの F5 ニューロンは，対象の属性の認知に強く反応する．F5 ニューロンは対象物の大きさや素材の知覚，対象物の名詞などから，自らの運動を産生することに関与する脳内システムである．これは対象物の操作における内的言語化機能として知られている．ヒトの内的言語化にはブローカ野に加えて，左半球の背側運動前野，運動前野腹側部，補足運動野も関与する[42]．これらの脳領域の活動は，対象物を操作しなくとも，その物体を観察しただけで対象のもつ意味を理解し，それに関連する運動企画を形成するといった大脳皮質機能を反

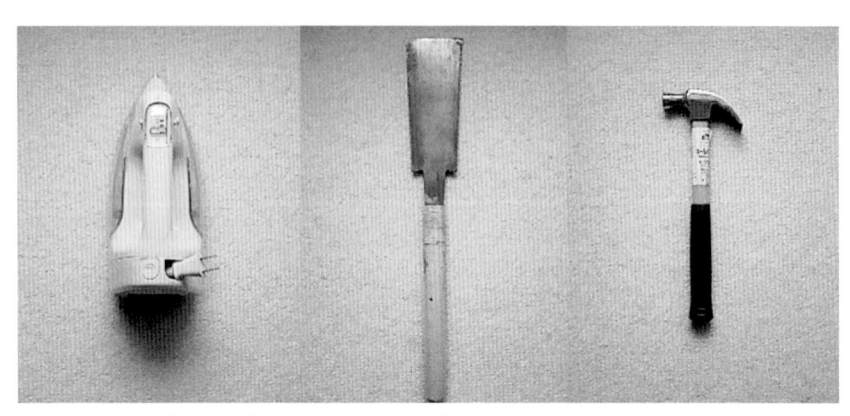

図 5-18　日常生活に使用する 3 種類の道具

映したものである．このような視覚情報を手がかりとした状況認知に応じた運動の選択，そして産生をキャノニカルニューロン・システムと呼び，同時にそれは，AIP 野と運動前野腹側部の神経システムを指している．

　対象物の内的言語化は，そのものの観察と同時にヒトの運動前野腹側部を活性化させる．この内的言語化には名詞だけでなく動詞も存在する．**図 5-18** には 3 種類の道具が示されているが，このうち，一つの道具だけを区別するには 2 つの方法がある．一つは，道具の視覚情報から表象される機能特性である．この機能特性を用いた場合，アイロンだけが別物となる．すなわち，名詞から派生する機能特性に応じた区別である．一方，金づちだけを別物と区別することもできる．これは道具の操作特性から表象される機能特性である．すなわち，後者は身体運動の表象や関節運動のシミュレーションの想起を基にしている．

　これらは Buxbaum ら[43)]によって頭頂葉と前頭葉の神経結合によるものと明らかにされた．行為の実行には，身体の空間位置情報が符号化されなければならない．この操作特性は，視覚情報を自らの身体運動に変換する行為のシミュレーション過程を含んでいる．したがって，それはどの身体をどのように動かすか，脳内表象が道具を観察しただけで生み出される心的プロセスである．

　Land ら[44)]は，運動実行に先立ち，脳の中でまず運動のスキーマ（schema）の選択が起こり，その後，運動実行に先行して眼球運動システムが働くという基本構造を明らかにした（第 3 章第 2 節を参照）．運動実行に先立つ運動スキー

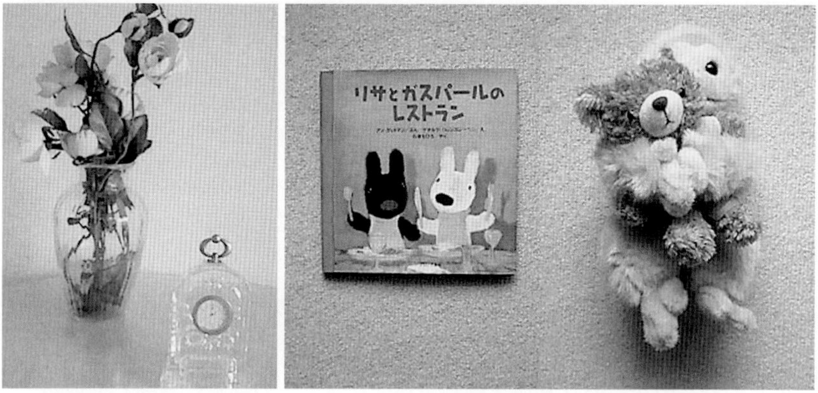

a　空間から得られる形容詞　　　　b　接触から得られる形容詞

図 5-19　道具の観察から生み出される内的言語

マの選択の前に大脳皮質で情報処理が行われることは周知である.

　Gentilucci[45]は表象される動詞の内的言語化が，目標物の操作に関する多様な選択肢の中から，ある一つを選択するのだと指摘している．すなわち動詞の内部表象が運動の自由度を決定づけているというものである．このプロセスの学習のためには，対象物の物体中心的な空間認知と，自己と対象物との関係性を算出する自己中心的な空間認知を行う頭頂連合野および一次運動野を含む前頭連合野との双方向性の神経結合の組織化が求められる．

　対象物からは，その性質を表す形容詞も内的言語化される．例えば，**図 5-19a** であれば，名詞の内的言語化は花瓶と時計になるが，形容詞のそれは「遠い」「近い」である．こうした形容詞が運動制御に影響を及ぼすことが Gentilucci によって明らかにされている[45]．**図 5-19b** はその物体を呼称すれば，絵本とぬいぐるみになるが，その物体から派生する形容詞に基づいて運動の制御，特に力の制御が行われる．それは「固い」や「柔らかい」といった内的言語化に基づいた運動制御である．このように，運動に先立つ準備機構としての内的言語化が運動制御に影響している．

手の運動におけるミラーニューロン・システム

　ミラーニューロンはキャノニカルニューロンとは異なり，F5c（サルの弓状溝の外側）に数多く分布している．また，物体に対してではなく，他者の身体運動の観察時に活動し，模倣学習の源として考えられている．ミラーニューロンとは，他者の身体運動の視覚的な表象と自己の運動が同じニューロンの上に表現されるニューロン（図 5-20）のことであり[46,47]，1996 年にマカクザルで最初に発見された．ミラーニューロンは特定の運動指令，運動速度や方向，筋活動のような運動のキネマティクス情報の知覚というよりも，むしろ，他者が何をしているのかという身体運動の全体的なゴールの認識に関与している．このようなミラーニューロンが脳内で発見されたことによって，おおまかな行為が脳内にカテゴリー化されていることがわかった．すなわち，運動の表象が脳の中に存在していることが明白にされたのである．

　最近では，行為の意図を認識するミラーニューロンが運動前野腹側部のみならず下頭頂小葉（PF）で発見されている．Fogassi ら[48]は皿にある餌を食べるという文脈と，物体を皿から皿へ移動させるという文脈について，それぞれ実行条件と観察条件でのサルのミラーニューロン活動の相違を調べた．その結果，各文脈において実行条件ばかりでなく，観察条件においてもミラーニューロンが活動することを示した．しかしながら，食事文脈が物体移動文脈よりも活性化が大きいことも同時に明らかにした（図 5-21）．現在では，ミラーニューロン機能は単に運動前野肢側部領域のみによるものでなく，頭頂葉との神経結合が供給している神経システムに基づくものであるといわれており，ミラーニューロン・システムと呼ばれている（図 5-22）．

　頭頂連合野は空間位置情報を認識する領域であり，その感覚情報の統合に基づいて運動の企画が行われる．すなわちそのプロセスは，感覚から運動の変換，あるいは運動から感覚の変換であり，頭頂葉下部と運動前野（特にブローカ野）の双方向性の神経結合によって，その変換が行われる．したがって，運動の企画以前の情報処理過程である頭頂葉下部での異種感覚統合過程に障害がみられれば，感覚から運動への変換過程に影響を与える．リハビリテーションにおける介入や運動学習プロセスを考える意味でも，この異種感覚統合プロセスの活性化とその組織化は，行為のシミュレーションのために重要な手続きであると

a．他のサルの握り動作をみている時のサルの運動前野腹側部(F5)の神経活動

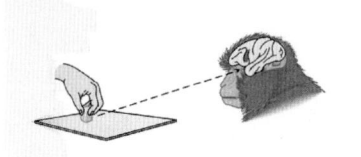

b．ヒトの握り動作をみている時のサルの運動前野腹側部(F5)の神経活動

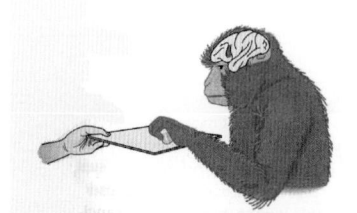

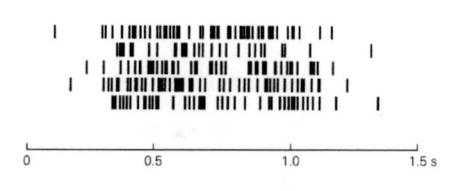

c．サル自身が握り動作をしている時の運動前野腹側部(F5)の神経活動

図 5-20　ミラーニューロンの発見（文献 46）より改変引用）
　a，b，cともに同じ活動様式である

いえよう．
　ヒトの脳においてもミラーニューロンの存在が明らかになっている[49〜51]．運動前野と頭頂葉は，運動知覚と運動実行の両者に活動する．さらに模倣する意図をもって運動を観察する時，運動前野や頭頂葉は広範囲に活動することがわかった[52]．対象物の有無の違いを検討した fMRI 実験では，道具を使用しない運動観察は，各運動実施時の前頭前野と同様の機能特性領域を活動させたが，道具を使用する運動観察時では頭頂葉が活動することが明らかになった[53]．こ

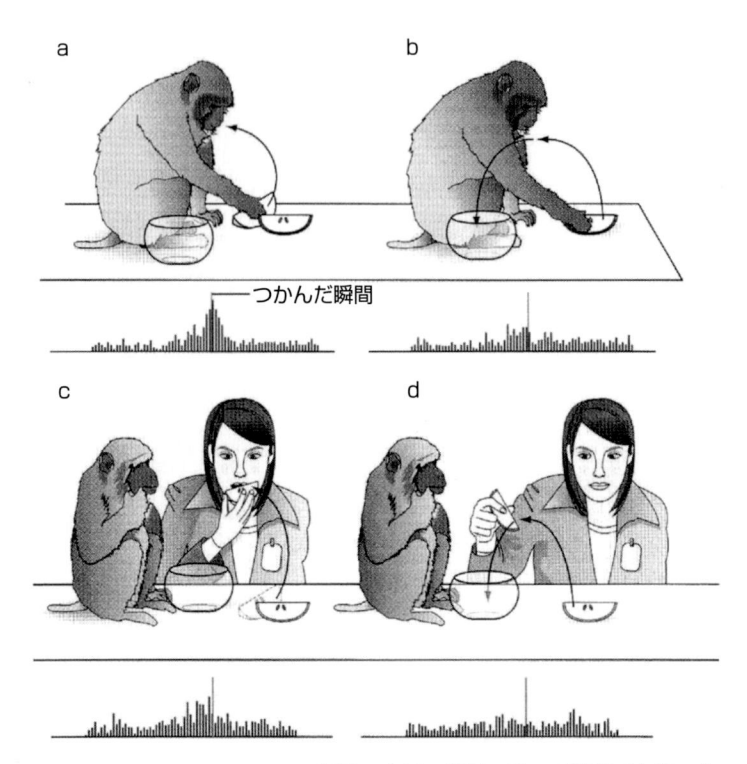

図 5-21　ミラーニューロン活動における意図の違いの識別（文献 48）
　　　　　より一部改変引用）
　a．サルが口に運ぶために果物をつかんだ時，下頭頂小葉が活性化した
　b．容器に移動させるために果物をつかんだ時は，その活動は小さかった
　c．ヒトが口に運ぶために果物をつかんだ時をサルがみている時，下頭頂小葉が活性化した
　d．ヒトが容器に移動させるために果物をつかんだ時は，その活動は小さかった

のことから，前頭前野の活動は目標指向運動に関係しないが，頭頂葉は目標指向運動に関係すると考えられている．

　運動観察は，末梢の運動器官にも変化を起こすことが判明している．Fadigaら[49]は，実験参加者が無意味運動や把握運動を観察している間，経頭蓋磁気刺

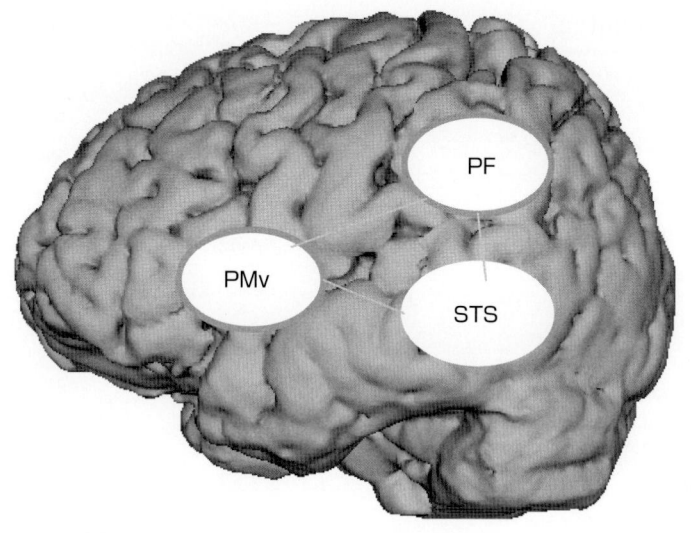

図5-22 ミラーニューロン・システム
　PF：下頭頂小葉，STS：上側頭溝，PMv：運動前野腹側部
　ミラーニューロン・システムとはPMv ⇔ PF ⇔ STSからなる神経ネットワークのことである

激（TMS：transcranial magnetic stimulation）を使用して左側一次運動野を刺激した．その結果運動観察中は無意味運動であれ目標指向運動であれ，観察した運動に関連する手の筋の運動誘発電位（MEP：motor evoked potentials）の閾値が低下することがわかった．この現象は，観察した運動に関連しない他の筋ではみられなかった．この結果から，末梢の運動システムは観察した運動を実行するためにすでに準備されていることが考えられる．TMSでブローカ領域を抑制した際，模倣や手指巧緻性に影響を及ぼすという神経科学的根拠が報告されているように[54,55]，末梢器官の運動制御にブローカ野の活動が大きく影響していると考えられている．

　Rizzolattiら[56]は，他者の身体運動の外的表象（視覚）と自己の身体運動の内的表象（記憶）とをマッチングする神経システムをダイレクト・マッチング・システムと呼び，他者の身体運動の認識にとって重要な神経システムであると主張している．つまり，それは他者の身体運動を観察し，自己の内的表象と比較照合してマッチングすることによって，他者に共感する神経システムでもあ

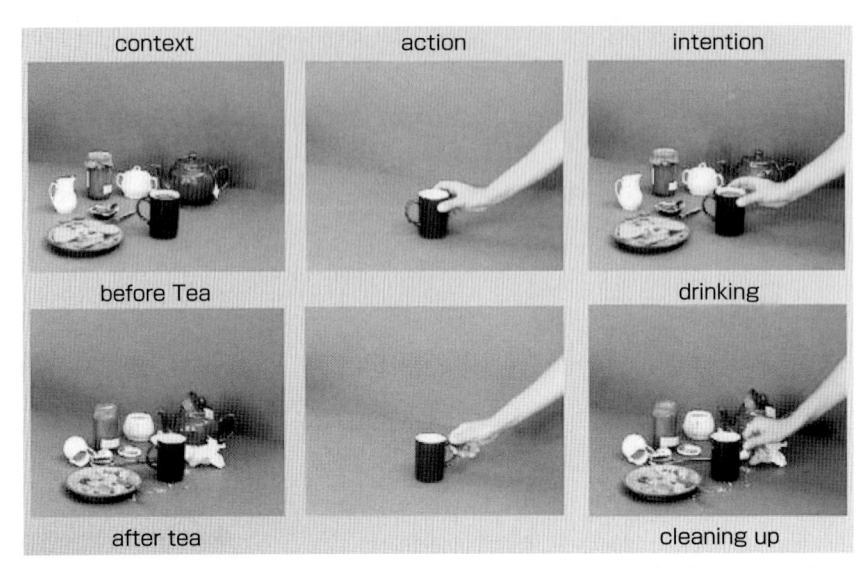

図 5-23　ミラーニューロンシ・ステムにおける文脈と意図の意味性—実験手続きの一例（文献 58)より引用)

context：文脈-----ティータイムであるという文脈が存在する
action：行為------文脈のない行為（カップの中には何が入っているか予測が難しい）
intention：意図----文脈性が存在する行為

intention 条件より action 条件の脳活動を減算すると運動前野腹側部が残った．したがって，運動前野腹側部の活動は運動の知覚よりも運動の意図の推測に関与していることが示唆された

る．

　Iacoboni ら[57]は文脈条件，行為条件，意図条件の 3 条件のビデオ映像実験参加者に観察させ，fMRI 活動を記録した．その結果，運動前野腹側部の活動が意図条件において最も有意な増加を示した（**図 5-23**）．元来，運動前野のミラーニューロンは身体運動の認識のみに反応すると考えられてきたが，他者の身体運動の意図の理解にまで関係することが現在ではわかっている（第 1 章第 3 節を参照）．

　ミラーニューロンは上肢運動に多く発見されている．上肢運動は特に道具と関係性をもち，自己の意図を表出する動きであることから，下肢運動に比べ，より環境において目的的であり，運動自体が離散している．つまり，一回完結

型の運動の特徴がある．他者の動きを観察することで，その意図を推察し，それを自己の意図によって生まれる行為に対してラベリングするメカニズムがミラーニューロンであるならば[59]，このシステムは自己の前向きモデルによる予測メカニズムを用いて，行為によって得られる感覚結果を認識していると考えることができる．すなわち，行為をすることなしに他者の行為のみの観察によって「そのような動きを行えば，このような感覚が入ってくるはずだ」といった大脳皮質における予測的な電位が発生されているのである．このような予測システムによって，他者の行為を観察することだけで運動関連領野が活動しているといえるが，下肢運動では周期性が強く，注意の選択が測れないことにより感覚結果の想起が難しい．

Morioka ら[60]は歩行運動において，ただ漠然と他者の歩行運動を観察する場合には，ミラーニューロンに関連する活動の変化が見当たらなかったが，観察者の視覚的注意を身体の一部（ここでは踵）に限局し，注意の選択を促すと，ミラーニューロン・システムの領域である運動前野腹側部の活動が増加することを明らかにした．この結果からも，このニューロンの働きは運動の特異性に依存するのではなく，他者の身体運動の外的表象（視覚）と自己の身体運動の内的表象（記憶）とがマッチングに依存していることがわかる．

道具操作における片手および両手の運動制御システム

道具の操作における手と物体の相互作用の際には，左半球の頭頂葉下部と44野（ブローカ野）が関与している[61〜64]．この神経活動は，手と物体の運動知覚の際にも生じている．すなわち，手と物体の運動知覚においても，または手による物体の操作においても共通した神経活動が得られる事実によって，運動行動に関して知覚と運動制御に等価な関係性がうかがえる．こうした神経活動は左半球優位であり，道具の操作メカニズムと言語が密接に関わっていることが示唆される．

外界は概ね言語によって認知（判断）される．そしてそれは物体の名称のみならず，それをどのように動かすか（持ち上げるや開くなど）の言語を生み出す．左半球が道具の操作に大きく影響していることは，失行症の病態により古くから知られており，左半球はヒトが外界に働きかけ，自己と外界とを連合する外受容的な機能を優先的に保有している可能性がある．一方，右半球は自己

の身体イメージの知覚に大きく関与する．したがって，自己の身体に関する内受容的な情報処理を優先的に行う可能性がある．例えば本を開く時の紙の知覚は前者であり，指先に感じとる皮膚感覚やその運動の際に出現する自己の運動知覚は後者である．すなわち，左右半球は右手，左手の対側支配のみの単純な分化でなく，環境と相互作用する身体において，外と内に向ける知覚によって分化されている．

　補足運動野に損傷をきたすと両手の協応運動制御に障害をきたすことが，古くから知られている．例えば，両手を交互に使用して記憶したリズムに合わせてキーボードをたたくといった運動や[65]，右手を屈曲させながら同時に左手は伸展させるといった運動[66]に障害がみられる．このように，記憶誘導型の運動かつ両手の系列運動に補足運動野が関わっていると考えられている．またBrinkmanら[67]は，目の前のアクリル板に複数の穴をあけ，その穴の中に餌を入れておくと，正常な補足運動野をもったサルでは，片手で餌を押し，もう一方の手で餌を受けることによって餌を取ることができたが，補足運動野に損傷をきたすとその行為に障害をきたしてしまうことを発見した（**図 5-24**）．具体的には補足運動野を一側性に破壊すると，両手の示指で上下から餌を押すので結果的に餌を取ることができない．脳梁を切断すると，両手の行為は正常な状態に復帰したことから，補足運動野は両側の手の運動を支配しており，片方の手が遂行する運動の意図をもう一方の手に教える機能を有しているといえる．

　一方，操作すべきターゲットの情報処理に基づき，両手の運動を動員するケースがある．例えば，ビール瓶の栓を栓抜きによって抜くケースでは，片手でビール瓶を把持し，もう一方の手で栓抜きを操作する．こうした一連の操作運動の際には，両手と物体の運動知覚の特有性に関連して，前述の片手操作時の左頭頂葉下部の活動のみならず，両側の頭頂葉上部の活動が起こる．この領域は身体各部からの体性感覚情報を統合する領域でもあり，その統合された情報をダイナミックに利用しながら，片手で操作しやすいビール瓶の持ち方を計算しながら運動制御している可能性が高い．特に，重量物を操作するための両手の距離間といったものは，ダイナミックな空間的協調運動制御に関連している[69]．この両手の協応運動は，シナジー（共同運動）ではなく，ストラテジーのシステムが利用されている．

　Naitoら[70]は，片手運動と同様に両手協応時に運動錯覚を生じさせた時の脳

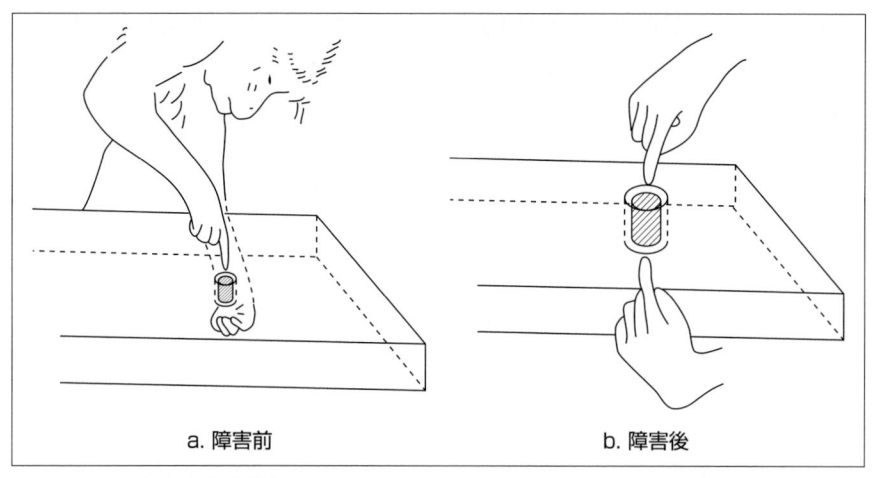

図 5-24 補足運動野障害後の両手の協調動作不能例 (文献 67, 68) より引用)
障害後には一方でエサをつき，一方の手掌でそれを受け取る動作が不能になる

活動を記録した．すると，知覚のみでも頭頂葉上部が活動することが明らかになった．したがって，頭頂葉上部は両手と物体の運動制御に関連する運動制御と運動知覚に関連した場所である．運動と知覚を切り離して考えることができない事実は，脳の働く場所が運動制御の際にも，運動知覚の際にも同じであるという事実からもうかがえる．

歩行の認知的制御

歩行の運動制御システム

　環境に即応できる身体モデルを構築するためには，脳・身体・環境のカップリングが要求される．ロボット工学の発展に基づいて自己組織化の概念が進化した．認知モデルをシステム内部の情報処理だけで完結させずに，環境と身体の循環的な相互作用を含めて考えるというものである．脳の内的なトップダウン情報処理プロセスのアルゴリズムでは捉えきれない汎化学習，文脈に依存した情報処理システムは，環境に大きく依存している．

ヒトでは，大脳皮質の運動関連領野あるいはその下行路に損傷をきたすと，歩行障害が出現する．しかしながら，古くから除脳ネコの代表的な実験でも知られているように，大脳基底核や小脳が正常に働いていれば，一見普通の歩行を行うことができる．一方，生まれながらにして小脳がない子どもは，大脳皮質が組織化することで歩行能力を獲得することができる．このように脳・神経系は環境に応じて柔軟にネットワークの結合を変える．

 歩行運動は常に体性感覚からフィードバック情報を受け，ダイナミックに変化する．一見，視覚による情報処理においては水平と知覚しても，床面の勾配や凹凸といった水平性の知覚は，自己の身体を通じてリアルな情報を脳に提供してくれる．歩行運動時における障害物回避においては，視覚と運動の協応が求められる．Drew[71]は，ネコがトレッドミル上で歩行している時の大脳皮質運動野の神経活動を記録したが，この実験によって，運動野領域が基本的な歩行の周期性に対して修飾していることが明らかにされた．先にも述べたように，運動野にはダイレクトに感覚情報が入り，これにより瞬時な運動企画の変更が可能となる．例えば，障害物に応じて歩幅や遊脚の空間軌道が速やかに処理されるのには，環境からの刺激に始まり運動の生成に終わるといった一方向性の神経活動による情報の流れではなく，環境と神経系との間における双方向な情報の流れによる運動生成プロセスであると考えられている[72]．

歩行制御における神経可塑性

 これまで歩行は，脊髄内にある中枢パターン発生器（CPG：central pattern generator）に由来する下肢の自動的でリズミカルな協同的運動による制御が重要視されてきた．これは，ネコをはじめとした前期哺乳類において，脊髄全切断後もトレッドミル上歩行が可能である証拠から，そう考えられてきた．しかしながら現在では，ヒトの二足歩行では，歩行パターンの変化，環境に適した速度の変化，障害物の回避など，CPG機能だけでなく求心性感覚フィードバック[73]，感覚情報統合のための上位中枢としての小脳[74]や大脳基底核[75]，そして大脳皮質を含めた中枢神経系がシステムとして機能[76]していることが周知となっている．

 Fukuyamaら[77]は14名の健常者を対象に単一光子放射断層撮影（SPECT：single photon emission computed tomographg）を用いて歩行運動時の脳血流変化

を捉え，両側一次感覚運動野，補足運動野，線条体，小脳虫部，一次視覚野の活動増加を報告した．また Hanakawa ら[78]も SPECT を用い，健常者とパーキンソン病患者を対象にトレッドミル上歩行時の脳血流変化を捉え，健常者では一次感覚野および一次運動野（下肢，体幹の体部位再現），補足運動野，外側運動前野，帯状回皮質，小脳などの両側性の活動増加を認めた．ただし，パーキンソン病患者では健常者と比較して，補足運動野，小脳虫部の活動低下，小脳半球の活動増加を認めている．同様に，Miyai ら[79]は fNIRS を用いて検討した結果，一次感覚運動野，補足運動野の活動増加を認め，歩行運動イメージのみでも同領域の活動増加が認められることを明らかにした．また，歩行運動の速度調整時には両側の運動前野の活動増加を認められたことを報告した[80]．Malouin ら[81]は PET を用い，6 名の健常者の歩行運動イメージ中の脳活動を測定し，前補足運動野の活動増加を認め，さらに障害物回避を伴った歩行イメージでは左補足運動野や右下頭頂葉，左海馬傍回の活動が認められたと報告している．これに対し，Jahn ら[82]は fMRI を用い，歩行運動イメージ中の脳活動を捉えた結果，海馬傍回や小脳における活動増加を認めたが，補足運動野などの大脳皮質レベルの活動増加は認めないことを報告した．このように，その根拠は依然として不十分である．これは，歩行が全身の複合運動であると同時に，目的動作となりにくく，運動イメージ想起が困難であることが考えられる．また，歩行運動イメージは空間的にも時間的にも感覚情報処理の多さから，明確なイメージを生成することが難しいと考えられる．

　脳損傷後の歩行能力と大脳皮質の活動の変化に関しては，Miyai ら[83,84]が fNIRS を用いて報告している．彼らによると，脳卒中片麻痺患者では健常者と比較して，歩行時に病変側の一次感覚運動野の活動低下，病変側を含めた運動前野，前頭前野など，広範囲な活動増加を認めるとしている．加えて，彼らは発症後約 100 日経過した 8 例の脳卒中片麻痺患者に対して約 3 カ月のリハビリテーション介入により，非病変側の一次感覚運動野，補足運動野，運動前野において両側性の活動が得られ，この活動と歩行時の遊脚時間の改善とに相関がみられることを報告した[85]．一方，Kim ら[86,87]は fMRI を用いて移動（歩行）能力の回復と脳活動の関係を縦断的に捉えている．彼らによると，歩行能力の改善に伴って，一次感覚運動野の非病変側の有意な活動に加え，病変側においても同程度の活動増加が認めたことを報告している．

これらの報告から，脳卒中片麻痺患者の歩行能力改善には，CPGの活性化だけでなく，非病変側および病変側を含んだ両側性の一次感覚運動野，補足運動野および運動前野などを中心とした運動企画や実行を担う高次運動野と呼ばれる領域の活性化，そしてこれらの機能に基づく歩行調整システムの再編成が重要であると認識されている．現在，これら高次運動野を活性化させる手段として，運動イメージを利用した介入効果が報告され始めている[88〜90]．

　このように，歩行運動において大脳皮質の関与が明らかになり始めてきたが，いまだに大脳皮質下における自己組織化モデルとの折り合いがついていない．いずれにしても，大脳皮質の関与のみでも，またCPGの関与のみでもそれが生まれず，神経システムが環境に応じてダイナミックにその結合を変化させていると考えるのが妥当であろう．現在のところ，歩行時の脳イメージング研究は，その機器特性の制約からトレッドミル上歩行が限界で，実際の環境に適応した歩行の報告はほとんどないことから，刻々と変化する環境，特に重力状況下における空間および身体接触のダイナミクスを考察することは依然として難しい．

●文　献

1) Ehrsson HH, et al：Simultaneous movements of upper and lower limbs are coordinated by motor representations that are shared by both limbs：a PET study. *Eur J Neurosci* **12**：3385-3398, 2000
2) Ehrsson HH, et al：Imagery of voluntary movement of fingers, toes, and tongue activates corresponding body-part-specific motor representations. *J Neurophysiol* **90**：3304-3316, 2003
3) Naito E, et al：Importance of precentral gyrus in human kinesthesia, and compensative roles of spinocerebellum for the kinesthetic function in recovery from its cortical damage. The Organization for Hum Brain Map, 2006
4) Jenkins WM, et al：Functional reorganization of primary somatosensory cortex in adult owl monkeys after behaviorally controlled tactile stimulation. *J Neurophysiol* **63**：82-104, 1990
5) Sanes JN, et al：Plasticity and primary motor cortex. *Annu Rev Neurosci* **23**：393-415, 2000
6) Nudo RJ, et al：Neural substrates for the effects of rehabilitative training on motor recovery after ischemic infarct. *Science* **272**：1791-1794, 1996
7) Recanzone GH, et al：Progressive improvement in discriminative abilities in adult owl monkeys performing a tactile frequency discrimination task. *J Neurophysiol* **67**：1015-

1030, 1992
8) Recanzone GH, et al：Topographic reorganization of the hand representation in cortical area 3b owl monkeys trained in a frequency-discrimination task. *J Neurophysiol* **67**：1031-1056, 1992
9) Recanzone GH, et al：Frequency discrimination training engaging a restricted skin surface results in an emergence of a cutaneous response zone in cortical area 3a. *J Neurophysiol* **67**：1057-1070, 1992
10) Recanzone GH, et al：Changes in the distributed temporal response properties of SI cortical neurons reflect improvements in performance on a temporally based tactile discrimination task. *J Neurophysiol* **67**：1071-1091, 1992
11) Schwartz JM，他（著），吉村利子（訳）：心が脳を変える―脳科学と「心の力」．サンマーク出版，2004
12) Bateson G：精神と自然―生きた世界の認識論．新思索社，2001
13) 岩村吉晃：体性感覚の階層的処理と触知覚．神経研究の進歩 **48**：510-522, 2004，図3（p515）
14) 入來篤史：神経心理コレクション―Homo faber 道具を使うサル．医学書院，2004, p33
15) Kawashima R, et al：Direction of cross-modal information transfer affects human brain activation：a PET study. *Eur J Neurosci* **16**：137-144, 2002
16) Sakata H, et al：Organization of space perception：neural representation of three-dimensional space in the posterior parietal cortex. *Curr Opin Neurobiol* **2**：170-174, 1992
17) Sakata H, et al：Neural mechanisms of visual guidance of hand action in the parietal cortex of the monkey. *Cereb Cortex* **5**：429-438, 1995
18) Goodale MA, et al：Separate visual pathways for perception and action. *Trends Neurosci* **15**：20-25, 1992
19) Bodegård A, et al：Hierarchical processing of tactile shape in the human brain. *Neuron* **31**：317-328, 2001
20) Leinonen L, et al：Ⅰ. Functional properties of neurons in lateral part of associative area 7 in awake monkeys. *Exp Brain Res* **34**：299-320, 1979
21) Leinonen L, et al：Ⅱ. Functional properties of cells in anterolateral part of area 7 associative face area of awake monkeys. *Exp Brain Res* **34**：321-333, 1979
22) 八木文雄：神経心理学―認知・行為の神経機構とその障害．放送大学教育振興会，2006
23) 森岡　周：リハビリテーションのための脳・神経科学入門．協同医書出版社，2005
24) Goodale MA, et al：Separate neural pathways for the visual analysis of object shape in perception and prehension. *Curr Biol* **4**：604-610, 1994
25) 酒田英夫：三次元的視覚世界の脳表現．丹治　順，他（編）：脳の高次機能．朝倉書店，2001
26) Nelson RJ：Set related and premovement related activity of primate primary somatosensory cortical neurons depends upon stimulus modality and subsequent movement. *Brain Res Bull* **21**：411-424, 1988
27) Soso MJ, et al：Responses of identified cells in postcentral cortex of awake monkeys during comparable active and passive joint movements. *J Neurophysiol* **43**：1090-1110, 1980
28) Libet B, et al：Time of conscious intention to act in relation to onset of cerebral activity （readiness-potential）. The unconscious initiation of a freely voluntary act. *Brain* **106**：

623-642, 1983
29) Haggard P, et al：Voluntary action and conscious awareness. *Nat Neuroscience* **5**：382-385, 2002
30) Arbib MA（著），金子隆芳（訳）：ニューラルネットと脳理論 第2版．サイエンス社，1992
31) 泰羅雅登：手の運動の視覚的制御．神経研究の進歩 **42**：86-97，1998
32) Kawato M：Internal models for motor control and trajectory planning. *Curr Opin Neurobiol* **9**：718-727
33) 内藤栄一，他：身体図式（ボディスキーマ）と運動イメージ．体育の科学 **52**：921-928，2002
34) 蔵田 潔：運動制御の情報処理機構．宮本省三，他（選）：セラピストのための基礎研究論文集第1集―運動制御と運動学習．協同医書出版社，1997
35) Jeannerod M：The formation of finger grip during prehension. A cortically mediated visuomotor pattern. *Behav Brain Res* **19**：99-116, 1986
36) Gallese V, et al：Deficit of hand preshaping after muscimol injection in monkey parietal cortex. *Neuroreport* **5**：1525-1529, 1994
37) Murata A, et al：Parietal neurons related to memory-guided hand manipulation. *J Neurophysiol* **75**：2180-2186, 1996
38) 村田 哲：腹側運動前野と手の運動の空間的制御．神経研究の進歩 **42**：49-58, 1998
39) 乾 敏郎：コミュニケーション基礎過程としての動作理解，模倣および予測の神経回路．脳と神経 **56**：121-132, 2004
40) 森岡 周，他：ニューロリハビリテーションとしての理学療法．理学療法 **42**：1532-1540, 2007
41) Schaal S, et al：Rhythmic arm movement is not discrete. *Nat Neurosci* **7**：1136-1143, 2004
42) Grafton ST, et al：Premotor cortex activation during observation and naming of familiar tools. *Neuroimage* **6**：231-236, 1997
43) Buxbaum LJ, et al：Neural substrates of knowledge of hand postures for object grasping and functional object use：evidence from fMRI. *Brain Res* **1117**：175-185. 2006
44) Land MF, et al：The knowledge base of the oculomotor system. *Philos Trans R Soc Lond* **352**：1231-1239, 1997
45) Gentilucci M：Object motor representation and language. *Exp Brain Res* **153**：260-265, 2003
46) Rizzolatti G, et al：Premotor cortex and the recognition of motor actions. *Brain Res Cogn Brain Res* **3**：131-141, 1996
47) Gallese V, et al：Action recognition in the premotor cortex. *Brain* **119**：593-609, 1996
48) Fogassi L, et al：Parietal lobe：from action organization to intention understanding. *Science* **308**：662-667, 2005
49) Fadiga L, et al：Motor facilitation during action observation：a magnetic stimulation study. *J Neurophysiol* **73**：2608-2611, 1995
50) Strafella AP, et al：Modulation of cortical excitability during action observation：a transcranial magnetic stimulation study. *Neuroreport* **11**：2289-2292, 2000
51) Nishitani N, et al：Temporal dynamics of cortical representation for action. *Proc Natl Acad Sci U S A* **97**：913-918, 2000
52) Grèzes J, et al：The effects of learning and intention on the neural network involved in

the perception of meaningless actions. *Brain* **122**:1875-1887, 1999
53) Buccino G, et al:Action observation activates premotor and parietal areas in a somatotopic manner:an fMRI study. *Eur J Neurosci* **13**:400-404, 2001
54) Heiser M, et al:The essential role of Broca's area in imitation. *Eur J Neurosci* **17**:1123-1128, 2003
55) Uozumi T, et al:Motor hand representation in cortical area 44. *Neurology* **62**:757-761, 2004
56) Rizzolatti G, et al:Neurophysiological mechanisms underlying the understanding and imitation of action. *Nat Rev Neurosci* **2**:661-670, 2001
57) Iacoboni M, et al:Grasping the intentions of others with one's own mirror neuron system. *PLoS Biol* **3**:e79, 2005
58) Iacoboni M, et al:Watching social interactions produces dorsomedial prefrontal and medial parietal BOLD fMRI signal increases compared to a resting baseline. *Neuroimage* **21**:1167-1173, 2004
59) Blakemore SJ, et al:From the perception of action to the understanding of intention. *Nat Rev Neurosci* **2**:561-567, 2001
60) Morioka S, et al:The mirror neuron system in observation of walking:conditions for its action. *Parkinsonism & Related Disorders* **14**:S34, 2008
61) Binkofski F, et al:A fronto-parietal circuit for object manipulation in man:evidence from an fMRI-study. *Eur J Neurosci* **11**:3276-3286, 1999
62) Johnson-Frey SH, et al:A distributed left hemisphere network active during planning of everyday tool use skills. *Cereb Cortex* **15**:681-695, 2005
63) Murata A, et al:Object representation in the ventral premotor cortex (area F5) of the monkey. *J Neurophysiol* **78**:2226-2230, 1997
64) Schmitz C, et al:Brain activity during predictable and unpredictable weight changes when lifting objects. *J Neurophysiol* **93**:1498-1509, 2005
65) Halsband U, et al:The role of premotor cortex and the supplementary motor area in the temporal control of movement in man. *Brain* **116**:243-266, 1993
66) Laplane D, et al:Clinical consequences of corticectomies involving the supplementary motor area in man. *J Neurol Sci* **34**:301-314, 1977
67) Brinkman C:Supplementary motor area of the monkey's cerebral cortex:Short-and long-term deficits after unilateral ablation and the effects of subsequent callosal secton. *J Neurosci* **4**:918-929, 1984
68) 丹治　順:脳と運動―アクションを実行させる脳. 共立出版, 1999
69) Wenderoth N, et al:Parieto-premotor areas mediate directional interference during bimanual movements. *Cereb Cortex* **14**:1153-1163, 2004
70) Naito E, et al:Human superior parietal lobule is involved in somatic perception of bimanual interaction with an external object. *J Neurophysiol* **99**:695-703, 2008
71) Drew T:Motor cortical cell discharge during voluntary gait modification. *Brain Res* **457**:181-187, 1988
72) 多賀厳太郎:脳と身体の動的デザイン―運動・知覚の非線形力学と発達. 金子書房, 2002
73) Pearson KG:Generating the walking gait:role of sensory feedback. *Prog Brain Res* **143**:123-129, 2004
74) Thach WT, et al:Role of the cerebellum in the control and adaptation of gait in health

and disease. *Prog Brain Res* **143**：353-366, 2004
75) Takakusaki K, et al：Role of basal ganglia-brainstem systems in the control of postural muscle tone and locomotion. *Prog Brain Res* **143**：231-237, 2004
76) Leonard CT（著），松村道一，他（訳）：ヒトの動きの神経科学―ユニークな神経生理学の基礎と臨床への統合．市村出版，2002
77) Fukuyama H, et al：Brain functional activity during gait in normal subjects：a SPECT study. *Neurosci Lett* **228**：183-186, 1997
78) Hanakawa T, et al：Mechanisms underlying gait disturbance in Parkinson's disease：A single photon emission computed tomography study. *Brain* **122**：1271-1282, 1999
79) Miyai I, et al：Cortical mapping of gait in humans：A near-infrared spectroscopic topography study. *Neuroimage* **14**：1186-1192, 2001
80) Suzuki M, et al：Prefrontal and premotor cortices are involved in adapting walking and running speed on the treadmill：an optical imaging study. *Neuroimage* **23**：1020-1026, 2004
81) Malouin F, et al：Brain activations during motor imagery of locomotor-related tasks：A PET study. *Hum Brain Mapp* **19**：47-62, 2003
82) Jahn K, et al：Brain activation patterns during imagined stance and locomotion in functional magnetic resonance imaging. *Neuroimage* **22**：1722-1731, 2004
83) Miyai I, et al：Middle cerebral artery stroke that includes the premotor cortex reduces mobility outcome. *Stroke* **30**：1380-1383, 1999
84) Miyai I, et al：Premotor cortex is involved in restoration of gait in stroke. *Ann Neurol* **52**：188-194, 2002
85) Miyai I, et al：Longitudinal optical imaging study for locomotor recovery after stroke. *Stroke* **34**：2866-2870, 2003
86) Kim YH, et al：Longitudinal fMRI study for locomotor recovery in patients with stroke. *Neurology* **67**：330-333, 2006
87) Dunsky A, et al：Motor imagery practice in gait rehabilitation of chronic post-stroke hemiparesis：Four case studies. *Int J Rehabil Res* **29**：351-356, 2006
88) Sacco K, et al：Motor imagery of walking following training in locomotor attention. The effect of "the tango lesson". *Neuroimage* **32**：1441-1449, 2006
89) Dickstein R, et al：Motor imagery in physical therapist practice. *Phys Ther* **87**：942-953, 2007
90) Sütbeyaz S, et al：Mirror therapy enhances lower-extremity motor recovery and motor functioning after stroke：A randomized controlled trial. *Arch Phys Med Rehabil* **88**：555-559, 2007

第6章
運動学習

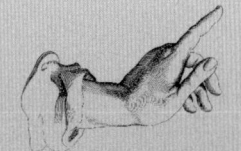

第1節 運動学習とは何か？

　学習は陳述的記憶に基づく認知学習（言語学習：verbal learning）と，手続き記憶に基づく運動学習（motor learning）に分けられる．陳述的記憶は意味記憶や出来事記憶を指し，手続き記憶は運動技能の記憶を指している[1]．

　陳述的記憶に代表される認知学習は，主に脳の情報処理過程において，側頭葉―前頭葉の経路によるものであるのに対し，運動技能の記憶に代表される運動学習は，頭頂葉―前頭葉の経路によるものである．状況に応じて何（what）をなすべきかを判断するのが前者であり，状況に応じてどのように（how）なすべきかを決定するのが後者である[2,3]（**図6-1**）．もちろん，それらが完全に分割されて情報処理されているのではなく，前頭葉（前頭前野）を中心に，それらが相互に連関[5,6]し合うことから，運動学習に陳述的な記憶がまったく影響しないわけではない．

　成功・失敗経験に基づく言語分析であれば，言語学習の色が濃いが，運動学習のプロセスにおいても，学習者は常に注意の操作を行いながら，潜在的あるいは顕在的な意識的調整を行っている．これは，認知プロセスの活性化を意味している．運動制御や運動学習が潜在的な意識あるいは顕在的な意識であろうと，環境に対する知覚・認知と運動を分断することは，これまでの章で述べてきたようにできない．

運動学習の定義

　運動課題を練習すると，その結果としてパフォーマンスの向上がみられる．例えば，目標とする課題の成績が上がったり，あるいはそうした目にみえる形ではないが，自分自身の内観として動きが滑らかになったことを感じたり，スムーズになったことを感じたりできる．これを運動学習という．

　Schmidt[7]は，運動学習は巧みな課題遂行（skilled-performance）の能力を獲得し，それが比較的永続するように導く実践，あるいは経験に関連する一連の

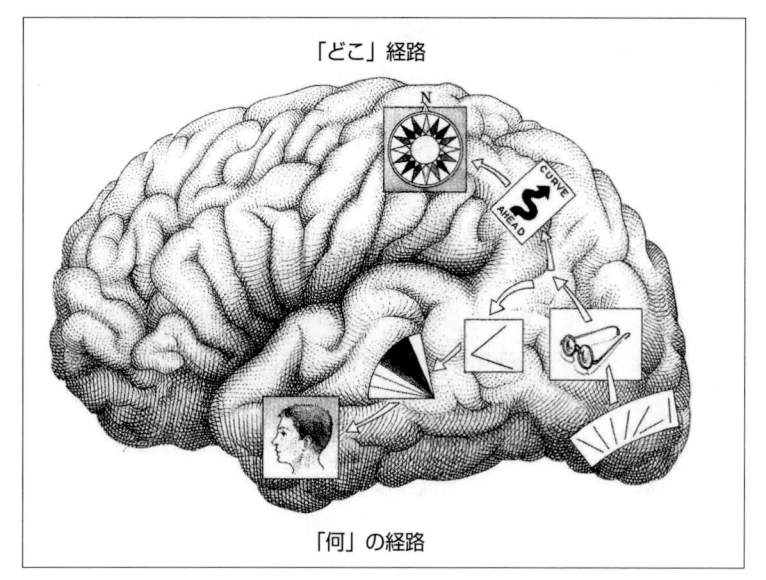

図6-1 視覚情報処理における「何（what）」と「どこ（where）」の経路（文献4)より引用）

　網膜から視床の外側膝状体を経由して一次視覚野に入った視覚刺激は，側頭葉に向かう腹側経路（「何」の経路）と頭頂葉に向かう背側経路（「どこ」の経路）の2つの経路にて情報が処理される．前者は記憶と照合させ，対象物の形態や顔の認知を行う．一方，後者は一次体性感覚野に基づく身体知覚と統合することによって空間の認知を行う．後者は運動をどのように（how）構成するのかといった，運動制御にとっては重要な情報処理経路である

プロセスであると定義している．この定義からは，運動学習とは結果を指すのではなく「一連のプロセス」を指しており，そのプロセスとは実践・経験を通じて得られるものである．

　実践とは訓練や練習といった目にみえる運動行動を示し，経験とは自己に蓄積される目にみえない記憶を指している．運動行動は，中枢神経系からの運動指令および遠心性出力に基づき，筋・骨格系が作動することで生まれる．一方，経験は身体における感覚受容器からの求心性入力によって情報処理され，それが記憶として蓄積され，その記憶を新しく入力されてきた求心性情報と比較照合しながら，ダイナミックに脳内の情報を更新させていく．こうした考え方は古くから支持されており，目にみえる訓練や練習を通じて，運動行動の変化が

観察されていく，このプロセスが運動学習となる．

　脳は身体の経験によってつくられ，幾多の連想やイメージを付与することでつくられた内部世界である．外部情報はこの内部世界からの情報を引き出すトリガーの役目を果たす．すなわち，脳から出力するものは過去につくられた内部世界に基づくものである．また，外部情報はこの内部世界を学習によって変更させる作用をもち，内部世界は絶えずダイナミックに更新される．

　脳の中の経験によって得られた運動行動モデルに対して，現実で起こりえている経験を通して，モデル側を修正するプロセスが運動学習である．したがって，そのプロセスは目にみえない脳内プロセスを示しており，直接的に運動学習を測定することは不可能である．よって，運動行動におけるフォーム，正確さ，速さ，適応性，恒常性などの運動技能（motor skill）の結果の変化から運動学習の生起について語られる研究が多く，運動学習研究は量的・質的に観察する方法として，それら技能の変化がある課題によってどのように変化したかを分析する手法が多く用いられている．

　認知科学の発展に伴い，その運動学習のメカニズムが明らかにされつつある．スポーツなどで新しい運動を学習する時は，はじめは外部環境あるいは内部身体による感覚フィードバックを頼りに，遅くぎこちない運動になるが，徐々に学習が進行するに従って，フィードバックに頼らず，予測を働かせるフィードフォワードの制御システムに変わる．これは対象物の操作特性を，その操作前にあらかじめ脳内で模倣，シミュレーションできる内部モデル（internal model）[8〜10]を練習や訓練によって脳内に獲得していくプロセスであり，その記憶を経験によってダイナミックに更新していくプロセスこそが，運動学習である．

第2節 運動学習の諸理論

発達・行動心理学に基づく学習の諸理論

古典的条件づけ理論

　運動行動の学習を刺激と反応の連合によって説明する理論を連合説と呼び，その代表的なものが条件づけの理論である．動物実験から導き出された比較的単純な機構で説明される．例えば有名なものとしては，Pavlovの実験がある．イヌにベルの音を聞かせてから食事を与えることを繰り返した結果，イヌはベルの音を聞いただけで唾液を分泌するようになった（**図6-2**）．これは，条件刺激（ベル）と無条件刺激（食事）を対提示することにより，条件刺激と条件反応の連合（association）が形成されるとしたものである．この刺激（stimulate）―反応（reaction）連関がS-R理論の原型となり，古典的動機づけと呼ばれて

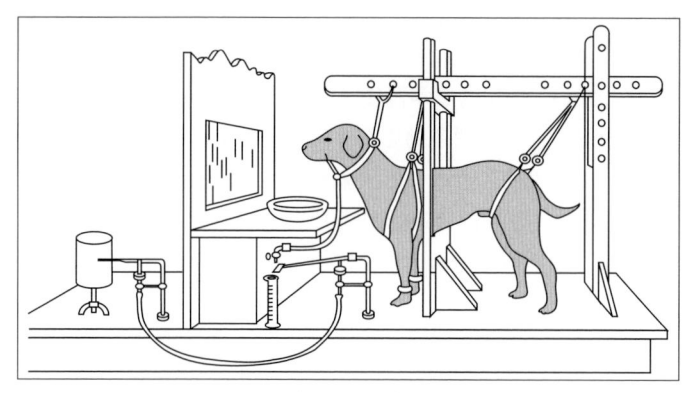

図6-2　Pavlovによる古典的条件づけの実験装置
　生得的な刺激―反応の結合関係．食物と唾液分泌，および音（音叉による）聴覚反応による結合

いる.

　これを現在の神経科学に置き換えると，快刺激を与え，それに伴い，ある運動行動が強化されるといったものであり，新哺乳類脳である大脳皮質の関与はきわめて少なく，これは反射的行動であるため，旧哺乳類脳あるいは爬虫類脳である大脳辺縁系および脳幹に基づく学習であると考えられている．LeDoux[11]は，ラットにブザー音を聞かせている時に後足に電気的なショックを与えることを繰り返すと，ラットはブザー音を聞いただけで血圧が上がり，身体が硬直してしまうことを明らかにしている．ブザー音を処理する経路は，扁桃体に向かうものと，一次聴覚野に向かうものがあるが，一次聴覚野を損傷させたり，外科的な処理で切除して聴覚野に欠損をもたらしても，正常なラットと同じように先の身体反応が起こった．すなわち，この連合は，低次な神経系の処理であるといえる．

　外界からの刺激に関する情報には，視床から直接扁桃体に行く経路（低次の道）と，視床から大脳皮質を経由して扁桃体へ行く経路（高次の道）がある（図6-3）．低次の道は大脳皮質を経由しないことから，伝達処理がきわめて早い特性をもち，それは瞬時に反応を起こすことができ，大脳皮質の活性化に先回りする．情動による快・不快刺激に基づく身体反応は，この経路の強化である．しかしながら，大脳皮質を経由することで得られるさまざまな恩恵を受けることはない．古典的条件づけの理論は，こうした低次の道の強化を促したものであり，即時的には身体反応が起こるが，それがステレオタイプな反応となる．したがって，その状況下における強化しか起こらず，あらゆるものへと運動行動が転移していく応用的な学習には向いていない．こうしたS-R理論は情動的反応のみならず，反射的運動を促す反射理論を用いた運動制御・学習理論にもつながる．これも同じように，大脳皮質における知覚情報処理を無視したものであると同時に，反射的に運動が制御され，学習されていくという視点は，単一の刺激でも下行性の神経伝達指令によって種々の応答が現れる事実を説明することができない[12]．

オペラント条件づけ理論

　古典的条件づけ理論は，歴史的背景から道具的条件づけ（instrumental conditioning）を重視するようになり，S-R理論の図式はSkinnerによってオペ

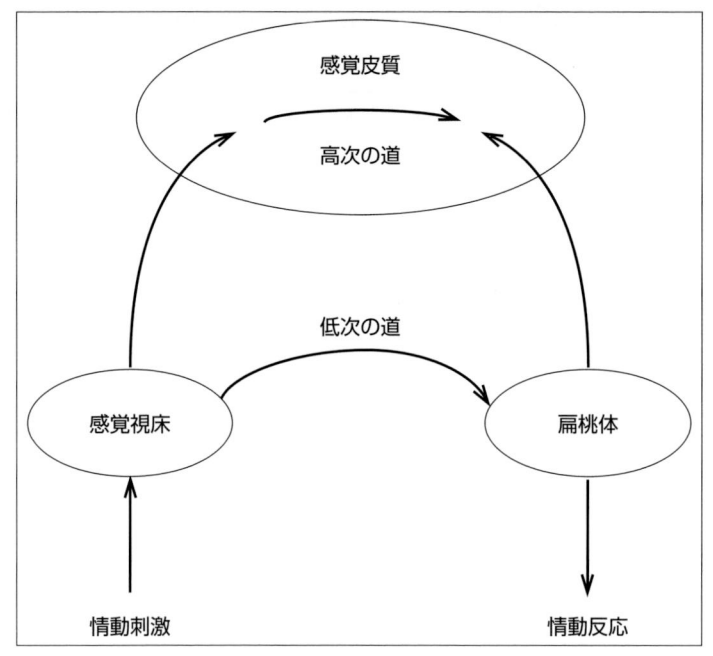

図 6-3 扁桃体への低次経路と高次経路（文献 11）より引用）
外界からの刺激に関する情報には，視床から直接に扁桃体に向かうもの（低次経路）と，視床から大脳皮質の感覚野を経由して扁桃体に向かうもの（高次経路）の2つがある

ラント条件づけへと展開された．Skinner は，スキナー箱と呼ばれたミニ環境の中で環境操作の変化による動物の行動について研究を重ね，その法則性について明らかにした．例えば，それは箱の中でレバーを押せば，常にエサが与えられることが繰り返されると，動物はまもなくレバーを押すとエサが与えられることを連合して学び，頻回にレバーを押すようになったという行動変化である（図 6-4）．

前述した条件づけ理論とは，レバーという道具が介在することと同時に，レバーを押すという自発的行為が生まれたという点で違う．Skinner は行動をレスポンデントとオペラントに分類し，レスポンデントは反射や刺激による受動的反応，オペラントは外部刺激をもたずに自発的行為に働きかける意味をもつものとし，後者の理論を重要視した．こうしたオペラント条件づけは，運動行

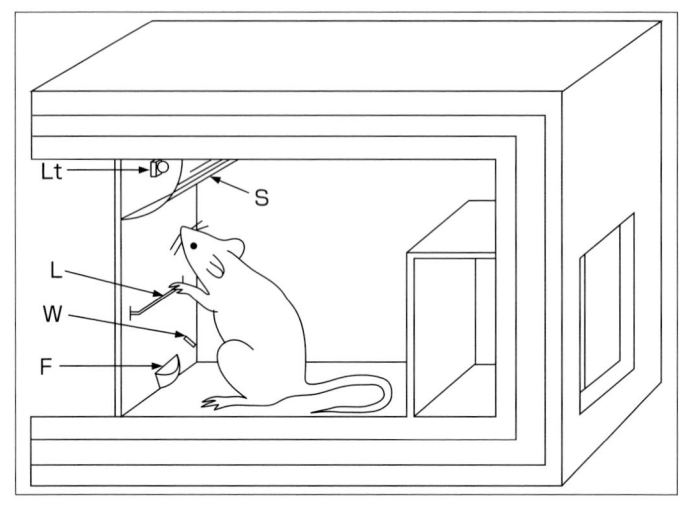

図6-4 オペラント条件づけに用いられたスキナー箱
オペラント（道具的）条件づけの代表的な装置．ネズミがレバー（L）を押し下げると，食物皿（F）に食物が与えられる（あるいはWから水が与えられる）．Ltは照明．Sはスクリーン

動の変容を目的とする認知療法あるいはバイオフィードバック療法に応用されてきた．前述した古典的条件づけとは違って，反射運動でなく，自発的行動に作用した点で臨床的効果を示した結果も報告されたが，依然として中枢神経系をブラックボックスとして取り扱っており，学習は外的に与えられる正負のフィードバックによって生まれるというS-R理論を乗り越えていない．この理論は，外的フィードバックの効果が過大視されやすく，学習が内的なフィードバックに基づき，外界からの刺激は必ずしも必要でない自己組織化の視点を排除してしまっている．このオペラント条件づけでいう連合とは，大脳辺縁系（扁桃体など）と大脳皮質の間の投射線維の強化である情動記憶（成功失敗体験など）に基づく行動の制御を意識したものが多く，大脳皮質における局在同士の神経連結である連合線維については，時代背景から語られていない．前述したスキナー箱の実験は，下等な動物実験に基づくものである．霊長類となると自己と環境の関係から，今行うべき行動は何かを判断しながら，快・不快刺激がなくともレバーを押さないという運動行動を選択することができる．

認知・表象理論のはじまり

単に個体が刺激に応答するために行動を起こしているのではなく，直面する問題を解決していくために，意図的に行動を選択するといった認知の観点を学習に用いた先駆的なものが，Tolman による古典的な迷路学習課題である[13]．この実験では，訓練用につくられた迷路にネズミを入れ，そのスタート地点からエサが置かれている所までの行動を学習させる．次いで，試験用の迷路にネズミを入れる．しかし，先ほどの訓練用の迷路で利用した経路に相当する通路を遮断する．この後，ネズミはどの経路を選択したかというと，**図 6-5** で示した 6 番の通路を選択した．これはネズミが訓練用の迷路において，「どこをどう走る」という行動を学習していたのではなく，スタート地点とエサの置かれている場所の空間的な位置関係を学習していたことを示している．すなわちネ

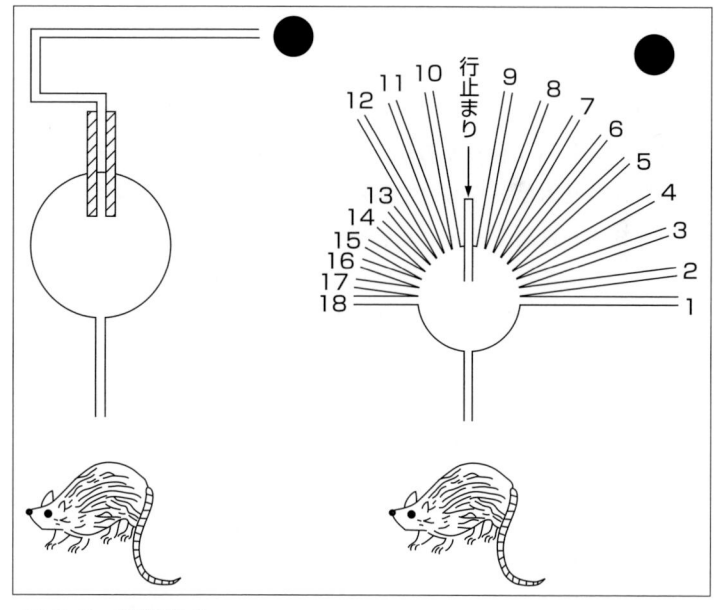

図 6-5　認知地図
基本訓練に用いられた装置（左）と試験に用いられた装置（右）．●印はエサの場所を示している．ほとんどのネズミは 6 番の経路を使用した

ズミは問題が出現した際に，その記憶を引き出し，最短の経路を選択したと推定される．この結果からネズミの中枢神経系に「認知地図（cognitive map）」が図式化されていたことが考えられる．報酬がなくともネズミは迷路の認知地図を形成する．これは S-R 理論の媒介として，道具でなく自己に関連する生活体を導入したものであり，ゲシュタルトの視点を含んだ目的論的行動主義とも呼ばれている．行動から知覚を生みだし，次の問題を解決するための行動を立案し，それを実行するといった行為の「循環システム」にもこうした考え方は応用できる．一方，ネズミにそうした身体能力がなければ，このような問題解決行動は生まれない．ここに目的志向型学習の問題点がクローズアップされる．すなわち，課題を解決していくのは当事者（選手あるいはリハビリテーション対象者）であり，課題を与える側（コーチ，教師，リハビリテーションのセラピスト）のみの視点では解決できない．要するに，当事者自らが内部観察者となり，身体運動を介して認知プロセスを活性化させることが不可欠なのである．

　自己と環境との相互作用を重要視した Piaget[14]は，運動行動の学習に基づく知能の源は，主体（person）にも，客体（environment）にもなく，主体と客体の相互作用（interaction）にあると主張した．Piaget は発達段階を感覚運動的段階と表象的段階に大別した．感覚運動的段階は，身体運動を通じた知覚経験の記憶を発達させるというものであり，一方，表象的段階はイメージや言語を用いた思考を発達させるというものである．これは運動行動の学習において，身体運動の知覚経験と言語やイメージの両方の発達の双方向性の連関がみられるとするものである．また，Bruner[15]は学習プロセスを 3 つの段階で示した．はじめの段階は動作的表象であり，身体運動を介した動作に基づく脳内記憶である．次の段階は映像的表象であり，視覚と身体感覚の統合によりもたらされるイメージ発達である．最後は象徴的表象であり，言語を用いて因果性を知覚し，推論を立てるといった発達である．これらは行為や道具操作において重要な発達プロセスであると認識されている[16]．

　発達心理学者の Vygotsky[17]は，S-R 理論の図式はヒトの運動行動の一部を説明することができても，歴史的・社会的発達を遂げる多くの部分の説明，ひいてはヒトの全体的説明はできないと行動主義的な考え方を批判した．彼は特に，自己の運動行動のための内言の重要性を示した．この内言を生み出すためには環境が必要であり，その環境はときに他者であり，ときに道具であり，ときに

自己の身体運動であり，それらは自己にとって心理的道具となりうる．こうした環境の媒介を通じて行為を学習することの社会的あるいは文化的発達がヒトの運動行動の多様性を生み出していると考えた．例えば，注意のプロセスにおいて，あるモデルの運動行動に注目し，それを認知し，弁別し，そしてモデルの行動を観察してもすぐには反応として遂行せず，後にそれを再生するべく，観察内容をヒトは象徴的に保持することができ，さらに外的刺激なしに象徴的に保持された内容がモニターされ，再生することができるといったヒトの機能は，S-R 理論の図式では説明できず，この運動行動には前頭葉機能を含んだ認知プロセスが大きく関与していることはいうまでもない．子どもの発達プロセスにおける模倣学習もこの一つであり，これは近年注目されている身体運動のミラーニューロン・システムを用いて運動行動を学習していく機構である．

運動学習理論の展開

知覚動作サイクル

生きている身体は運動することで絶えず知覚に出会う．それのみならず，運動それ自体が知覚を生成させている．環境が身体に働きかけるのと同時に，身体も環境に働きかける．運動と知覚を分断することができない．本書が一貫して伝えようとしていることはそれである．生物学者の Uexkull[18]は，運動行動のすべての形式において，自動的なものから意図的なものまで運動は感覚信号により開始あるいは起動されるだけでなく，動作そのものが環境によって産生される感覚フィードバックにより制御されると，知覚―運動の円環性を説明した（図 6-6）．

この視点は後に，Weizsacker[20]によってゲシュタルトサイクルあるいはゲシュタルトクライスと呼ばれ，今日の学習理論にも用いられている．これは Arbib の動作知覚サイクル（action-perception cycle）[21]，Neisser の知覚循環（perception cycle）（図 6-7）[22]と同義である．この循環機構を神経科学的に説明してみると，図 6-6 で示した知覚―運動の円環性における一方向性モデル（a）と双方向性モデル（b）の違いである．図 6-6a では感覚受容器から効果器へと一方向に関係し合って円環がつくられているが，図 6-6b では効果器から感覚受容

器への矢印も存在し，双方向に関係し合っていることがわかる．この効果器および感覚受容器は，内的世界であることから，脳の中の身体を意図しており，受容器から効果器への求心性フィードバックのみならず，効果器から受容器への遠心性コピー[23]が存在する．現在ではこの中間にそれらの誤差を検出し修正する器官（小脳や運動前野など）があることが判明している．これについては本章第3節「運動学習の神経科学」で後述したい．

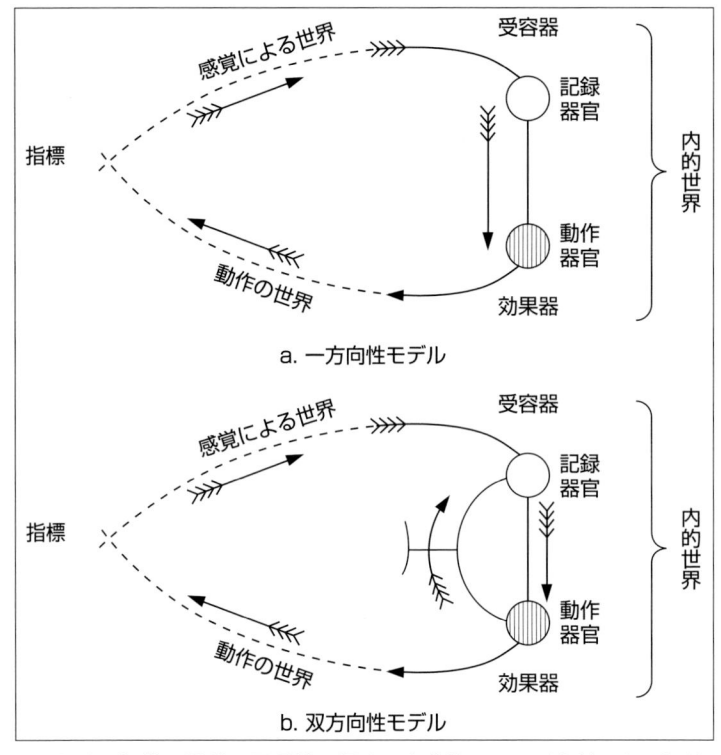

図 6-6　知覚─運動の円環性に関する古典的モデル（文献 19）より引用）

　　Uexkull による有機体と環境との関係性に関するシェーマ．a では感覚による世界と動作の世界が一方向によって円環を築いているが，b では内的世界内（受容器と効果器）に双方向性の関係性がある

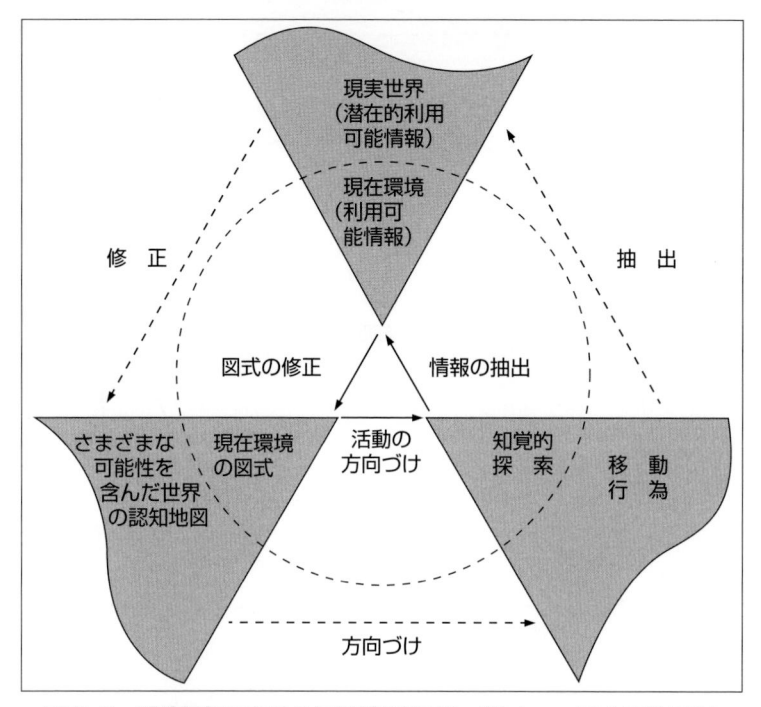

図6-7　環境認知における知覚循環モデル（Neisserによるモデル）

誤差検出・修正モデル

　誤差検出・修正モデル（サイバネティクスモデル）はその後，旧ソ連のBernsteinやAnokhinらにより，運動行動の学習理論へと展開された．Bernstein[24)]は図6-8のように運動制御・学習機構における自己調節システムを図式化した．Swの値に対して，Iwの値を比較照合し，その差分Δwを符号化装置に送り，そこで修正が図られ，調整器へと渡され制御するというシステムである．これが生命体における「循環し続ける」システムである．
　最も単純な適応的学習は反射であり，それ自体経験により修正可能である．そうした反射弓を越えて，より高次な神経段階における学習プロセスでは，学習された運動行動の表象の複雑性が増す．それは新しい運動シークエンスを遂行する時にスキーマとして使われる．こうした表象を生み出す器官は，脳，特

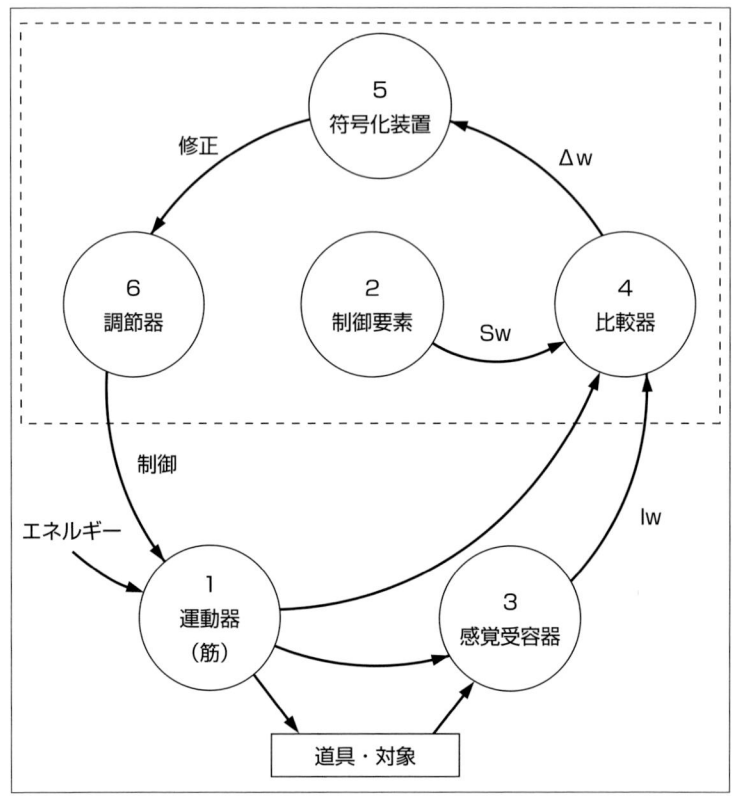

図 6-8 運動制御・学習機構における自己調節システム，ベルンシュタインモデル（文献 24）より一部改変引用）
Sw（sollert）：期待値，Iw（istwert）：実際値，Δw（Iw-Sw）：誤差

に大脳皮質である．Anokhin[25)]は，運動学習プロセスを**図 6-9** のように図式化した．このメカニズムの要点は，この順序で運動学習が成立するというものであり，特に運動企画の中枢である運動前野と補足運動野において，その領域の興奮と求心性の感覚フィードバック情報が比較照合されることが，学習プロセスには不可欠であることを強調している．この運動前野や補足運動野における比較照合による誤差修正が，運動の予測的制御（フィードフォワード制御）を築くのではないかという仮説が提唱された．これは脳内で生成した表象に対する感覚結果の照合プロセスである．これらの領域における予測は運動表象とい

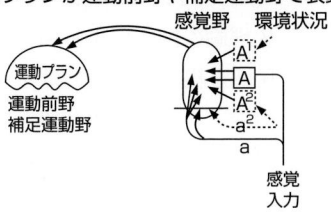

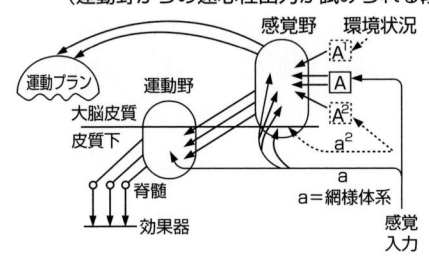

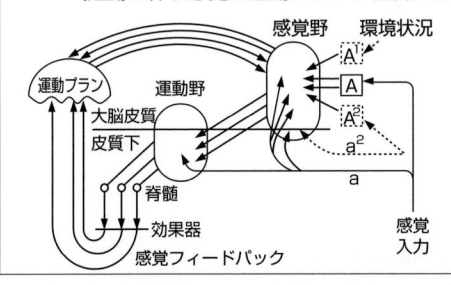

図 6-9 Anokhin による運動学習成立のプロセス（文献 26）より引用）

うこともできる．これは運動行動の結果に誤差が生じると，学習に向けての新たな知覚探索が必要となる知覚循環システムを肯定するメカニズムである．この視点は，先から述べられている運動を「行為を遂行するために外界から適切な情報を選択する手段」と捉えており，これはその運動によって生まれる意識経験を重要視した学習プロセスである．

閉回路理論

運動学習理論の先駆け的なものとしては，Adams[27]の閉回路理論（closed loop theory）がある．これは1971年に発表されたものであるが，先ほどの誤差検出・修正モデルを導入し，S-R理論の図式による学習プロセスの批判を展開した．運動学習の場合，同一の反応を繰り返すのではなく，刻々と変化する環境において，学習者は誤差を最小限にしようと顕在的あるいは潜在的な意識調整を行っている．したがって，刺激―反応―強化といったヒトの反応を単一の図式で捉えることは無理がある．

この閉回路理論による運動学習プロセスとは，運動のフィードバックと意図している運動の比較（誤差検出）により誤差修正していくというものである（**図6-10**）．この理論では，フィードバックと比較される知覚痕跡（perceptual trace）と記憶痕跡（memory trace）を重視している．知覚痕跡とは，運動行動

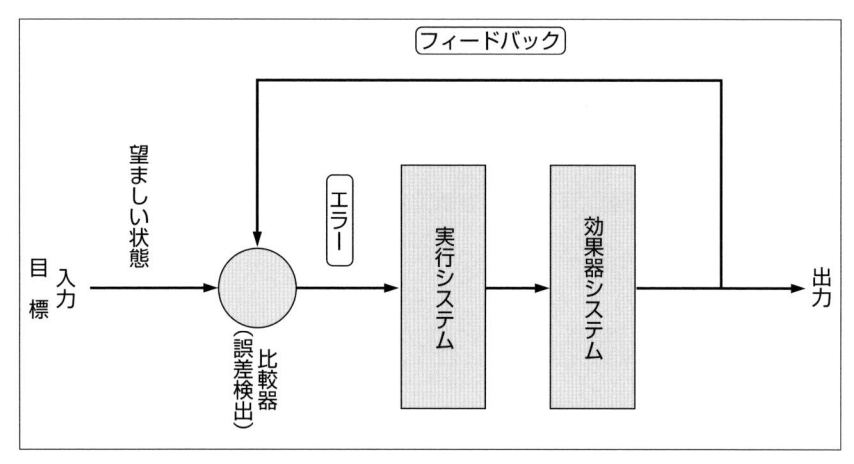

図6-10　閉回路制御システム

によって生じたフィードバック情報を照合するための内的基準のことである．これは，過去の運動行動の経験によって残された記憶に基づくものであり，新たなフィードバック情報と比較することで運動を再認する機能のことである．この知覚痕跡あるいは内的基準は，情報の統合に基づく運動イメージであるとも捉えられ，運動実行のための予期・期待であるともいえる．この予期・期待と運動遂行している際のフィードバック情報が比較照合され，運動を修正するための手がかりを提供する役割を果たすものである．一方，記憶痕跡とはフィードバック情報が生起する前に，それなしで作用し，運動を選択するといったものであり，知覚なしに記憶から運動を生成するものである．これら両者の痕跡は，練習の繰り返しによって，その回数に対し一次関数的に増大するといったものである．

　この理論の問題は，痕跡という視点が非効率的な学習様式を想点していることにある．行った練習に比例して一対一の関係で学習が起こるのであれば，あらゆる運動行動を練習する必要がある．例えば，日常生活における整容動作の一つである歯を磨く行為をとってみても，歯ブラシの長さや重さ，形が同じでなくてもわれわれは何げなく運動制御できるし，まったく経験したことのない新規な物を渡されても操作可能である．このような類似性転移すらもこの閉回路理論では説明できない．また，脳がそれだけの経験を記憶痕跡として残せるかにも疑問が残る．例えば，ペットボトルの水を飲む，そして机に置く，また飲む．この一連の行為をみても，水を飲むたびにペットボトルの重さが変わるため，一連の行為の中でペットボトルを飲むために必要な運動制御のパラメータは連続的に変化していく．それにもかかわらず，空間的にも時間的にも成熟かつ正常な脳と身体をもっていれば，いとも簡単にこの運動制御がリアルタイムで行えることができるのは，この閉回路理論では説明できない問題が残された．

スキーマ理論

　閉回路理論を乗り越える目的でSchmidt[28]によってスキーマ理論が1975年に発表された．Schmidtは再生スキーマ（recall schema）と再認スキーマ（recognition schema）を想定し，再生スキーマによって運動プログラムの実行計画がつくられ，一方，再認スキーマによって誤差検出のための基準となるモデルがつくられることを示した．ここまでは，閉回路理論の記憶痕跡と知覚痕跡の考え方と

さほど変わりがなく，再生スキーマが記憶痕跡であり，再認スキーマが知覚痕跡である．

しかしながら，過去に一度も左手，あるいは足で文字を書いたことがないにもかかわらず，書くことができるのはなぜだろうか．そして，その文字の筆跡は自分のものであると判断できるのはなぜだろうか．痕跡の視点では，これを説明できない．そこで，Schmidt はスキーマ（図式）という概念を入れたのである．このスキーマの概念は，一対一で蓄積されているのではなく，一つの基準あるいはルールとして形成されていると考えるものである．例えば，ボールを投げる際に，ある強さ（y_1）で投げたところ，ある距離（x_1）が得られた．その後，もう少し強く（y_2）投げたところ，次の距離（x_2）が得られた．その後，x_3の距離を投げるためには，y_3で再生すればよいと計算する（**図 6-11**）[29]．

つまり，経験したことのないものを予測的に導き出すものである．こうした一連の経験を繰り返すことによって，スキーマを産生することをスキーマ理論という．この一連のプロセスは，ボールの重さや大きさ，投げる方向への視覚的空間などの外部受容器フィードバックと，そのときどきに経験している自らの身体で感じる自己受容感覚フィードバックの両者が統合されながら，その感

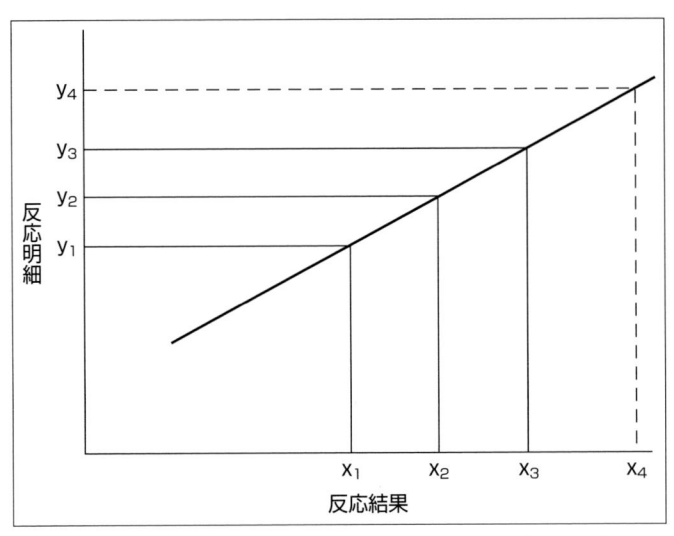

図 6-11 再生スキーマを説明するためのモデル（文献 29) より引用）

覚情報を基に誤差のラベリングを行い，運動のスキーマを産生する．そのスキーマが運動プログラムを作成するメカニズムとなる．この際，運動のスキーマは運動プログラムの作成のみならず，期待される自己受容器フィードバックおよび外部受容器フィードバックを生成し，その期待・予測と感覚結果が比較照合され，誤差を修正していくプロセスが運動学習となる．また，結果の知識（knowledge of results）の付与も誤差の検出および修正に役立つことを示した（図 6-12）．

スキーマ理論は，運動を学習させるための仕事であるスポーツ指導者やリハビリテーションのセラピストにとっては有用な理論であるが，この理論にも限界点がある．閉回路理論のように一対一の痕跡の必要はないが，いずれにしても，練習の累積が必要であり，結果として類似性の転移に対応するのみである．図 6-13 は乳児の物体のつかみ動作の経緯を示したものであるが，生後 20 週目のつかみ方と，52 週目のつかみ方に注意すると，20 週ですでにつかむという行為は達成されているにもかかわらず，52 週目のようなつかみ方にストラテジー（strategy）を変更している．この事実に対して，スキーマ理論の考え方では説明がつかない．あくまでも関連した類似性転移のみの説明に止まり，異質的な転移，そしてこの事実にもあるような自己組織化についての説明ができない．

生態学的視点

先の学習理論では，いずれにしても練習による累積的な記憶が必要となる．一方，生態学的理論では，運動学習とは課題と環境との自由度を調整するように，知覚と運動の間の協調が起こるプロセスであるとする[12]（第 3 章第 1 節を参照）．最適なストラテジーの知覚的な手がかりについて，身体運動を介した知覚探索によって発見するプロセスが運動学習である．この視点は，ある課題を実行するために最も関係のある知覚を選択し，それを識別していくというものである．要約すれば，この運動学習は多様な課題実行手段のうち，最適なストラテジーを選択するために，知覚・運動連鎖のダイナミックな探索行為を強調したものである．この視点は，第 3 章「知覚運動系という考え方」で述べた運動の自由度問題（ベルンシュタイン問題）を乗り越えることが可能である．生命の誕生は運動の誕生でもある．動くことは知ること，知るためには動くこと．

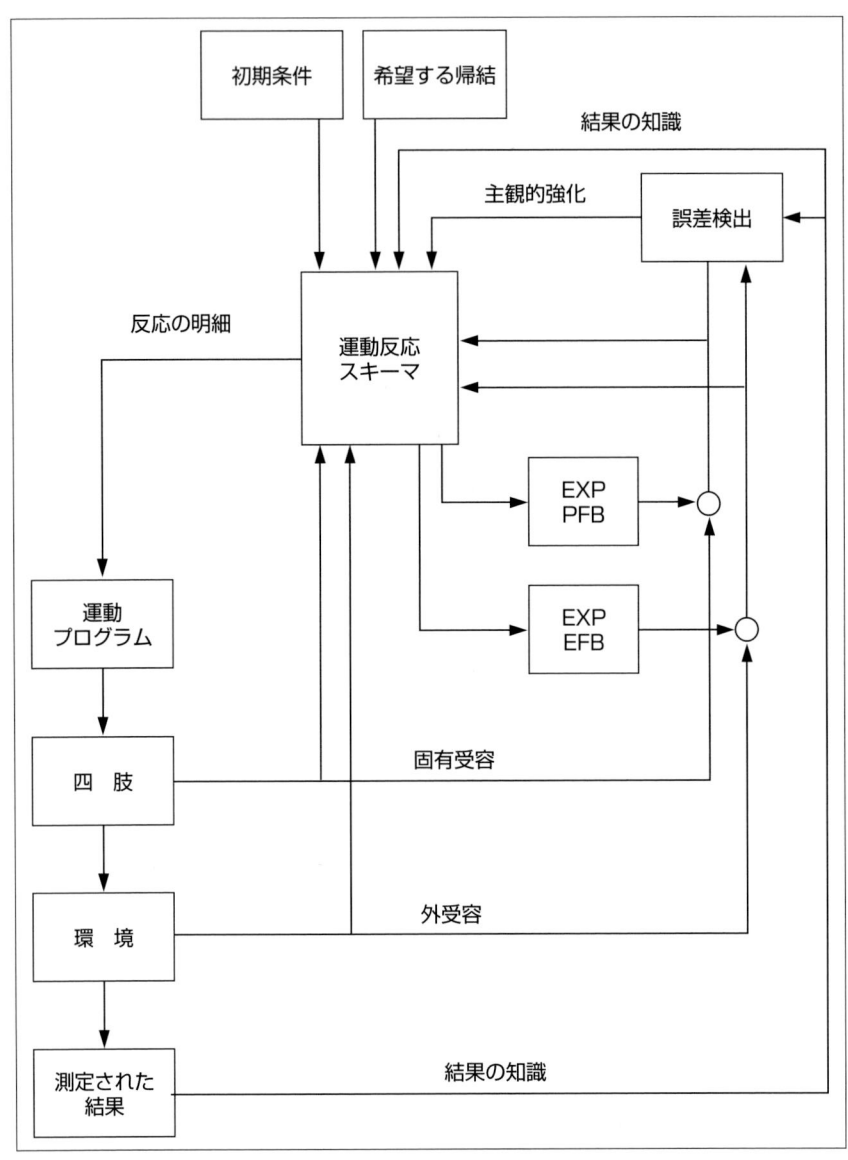

図 6-12 運動学習におけるスキーマ理論（文献 30）より一部改変引用）
EXP PFB：期待された固有受容性フィードバック
EXP EFB：期待された外受容性フィードバック

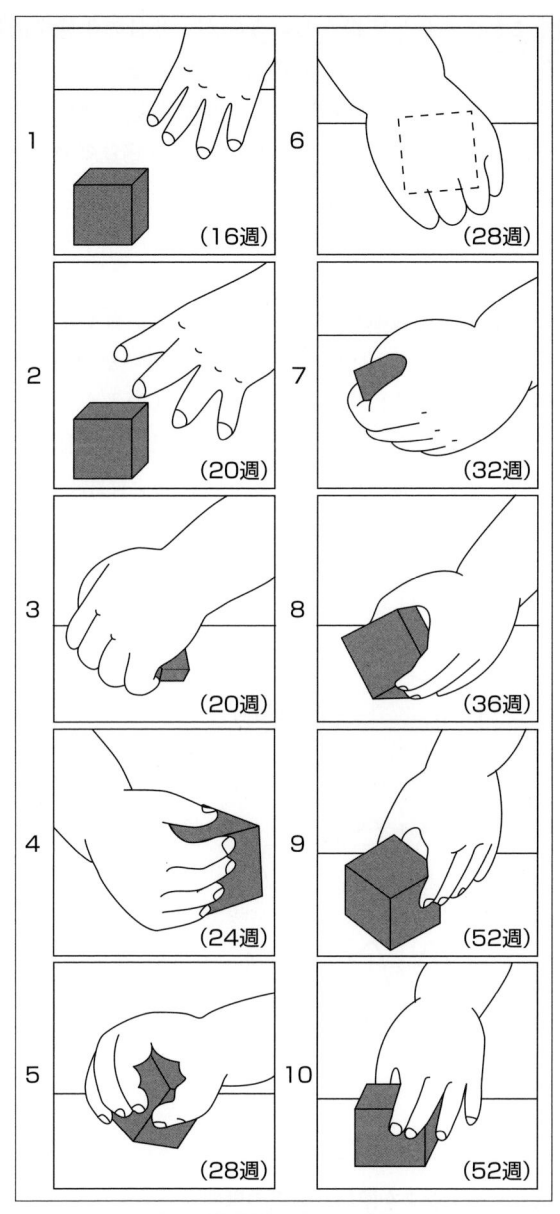

図6-13 手・手指運動における物体のつまみの発達プロセス（文献31）より引用）

知ることと動くことは一括して扱うというのが，今日の生態学的視点である．

一方，認知科学的視点においても，知覚を含めた認知現象が身体運動と関連し，身体運動を介して環境と相互作用する立場である「身体性認知（embodied cognition）」理論を取り入れはじめた[32]．Gibson[33]は感覚刺激を中枢神経系が処理することによって知覚が生じるという一方向かつ階層的な構造を否定し，知覚は感覚刺激が処理されて生まれるものではなく，環境に実在する情報を抽出する行為そのものであるとした．

環境に身体が適応し自己組織化する視点は，あたかも脳が必要ないという論旨になった．Kelso[34]は有名なシナジェティクスを用いた両指の周期運動モデルを用いて，運動自体が自律的に自己組織化するシステムを提案した．被験者に左右の人差し指をはじめに180°の位相差で動かさせ，その後，動かす速度を上げる．すなわち周波数を増加させると，ある周波数で突然その位相差が0°になること，そしてその後，周波数を減少させても180°には戻らないことを示した（図6-14）．

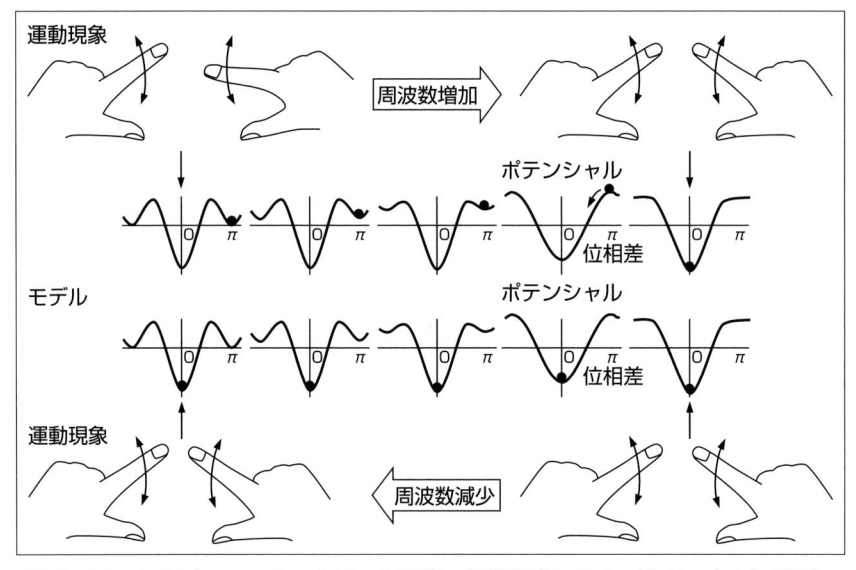

図6-14　シナジェティクスを用いた両指の周期運動モデル（文献35）より引用）
　180°の位相差で動かし始めた両指は，周波数の増加に伴うある時突然0°の位相差で動き出す．また，その状態から周波数を減少させても位相差はπには戻らない

このように運動の自由度を制限させ秩序をもたらす視点はダイナミカルシステム理論[36]に引き継がれ，発達あるいは運動学習のストラテジーとしても Thelen ら[37]のダイナミカルシステムズ・アプローチの展開へと進んだ．周期的に繰り返される運動については，カオスから秩序をもたらす自己組織的な原理が働いて運動の修正が行われる．この視点に基づけば，環境と身体を全体的なシステムとして考える必要があり，そして運動の最中に創発（emergence）される知覚によって，運動の制御が切り替わることが想定される．すなわち，知覚によって徐々に動きが調整されるという機構である．しかし，脳が損傷し片麻痺が認められると，下肢全体をぶん回して歩く現象が認められる．その繰り返しを1000回行っても，あるいは環境を変えても，突如に自己組織化してシステムが切り替わることは少ない．脳が損傷すると，子どもの手のつかみ動作でみられたような自己組織化的な変化はなかなか起こらない．中枢神経系全体で考えると，大脳皮質，大脳辺縁系，小脳，脳幹，脊髄にそれぞれに機能があるが，それらがまったくもって別々に働いているわけではない．前述した Kelso の実験モデルにおいても，初期には意図的に運動が開始されていることから大脳皮質の関与は揺るぎない．そして，その後周波数を上げると，それが即座にモデル化され，大脳皮質よりも下位の小脳や脳幹で制御されている可能性が考えられる．また，180°元に戻そうと思っても戻らないという指摘から，大脳皮質はまったくもって関与できないと考えられる．それは身体の知覚を捉えることができていないことが理由として考えられる[38]．しかしながら正常な脳機能をもっていれば，それ自体を中止することができる．そこには自由意思が存在していることから，大脳皮質がまったくもって関与できないわけではない．さらには，周期運動であっても一次運動野や一次体性感覚野が働いているという神経科学的な知見も報告されているように，大脳皮質の関与を一切否定するのはいささか行き過ぎのように思われる．

アクティブタッチモデル

運動の記憶が運動学習には重要なわけだが，その記憶は大脳の連合野に貯蔵されていることが近年明らかになっている．つまり，ヒトの脳は Adams の閉回路理論の際に問題視された日常生活における運動のレパートリーをすべて記憶として保存しているわけでなく，その運動においてもっと細分化された物理的

な法則性を知覚経験によって記憶し，図式として蓄えている可能性がある．このような図式に基づく考え方と生態的視点を融合したモデルに，アクティブタッチモデルがある

Lederman ら[39]は，手の知覚探索カテゴリーを分類した結果，テクスチャーの認識，抵抗の認識，温度の認識，重量の認識，容積の認識，形の認識に分けた（**図 6-15**）．これら脳内の知覚スキーマに従い，環境と相互作用していると考えられている．この視点には Gibson のアクティブタッチの理論[4]を用いている．認知の源は能動性である．受動的な外的刺激のみでは，神経系の可塑的な変化は起こらない[36,40～42]．つまり，環境における数ある対象の中から期待に合うものを知覚する．または脳内の図式から対応する情報のみを抽出する．これには脳からのトップダウンな選択的注意の指令が必要である．時間的にも空間的にも刻々と変化する環境情報の中から，今の自己の運動行動の制御に見合った情報を選択するという機構である[4]．例えば，机の上にあるコップをつかむ際に最適なストラテジーを使うためには，色知覚といったその調整に関係しな

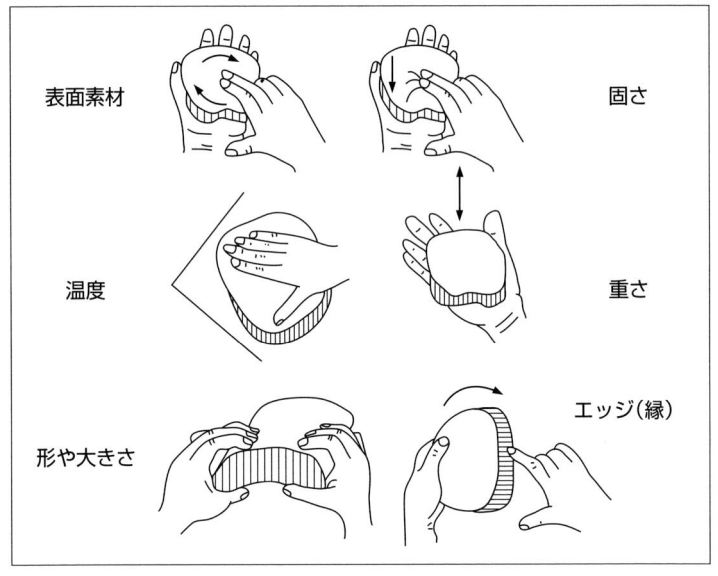

図 6-15　手による物体の知覚探索ストラテジー（文献 39）より一部改変引用）

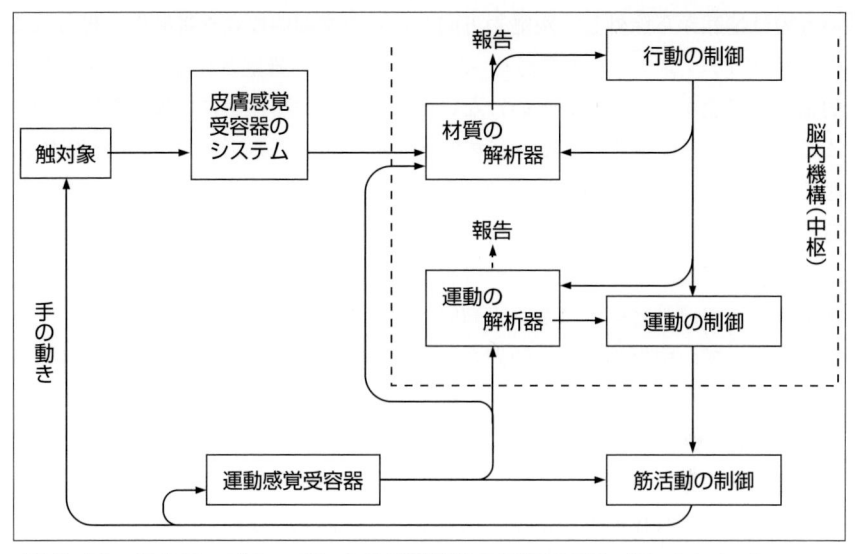

図 6-16　アクティブタッチによる材質判定の回路モデル（Taylot, Lederman, Gibson（1974）によるモデル）（文献 43）より引用）

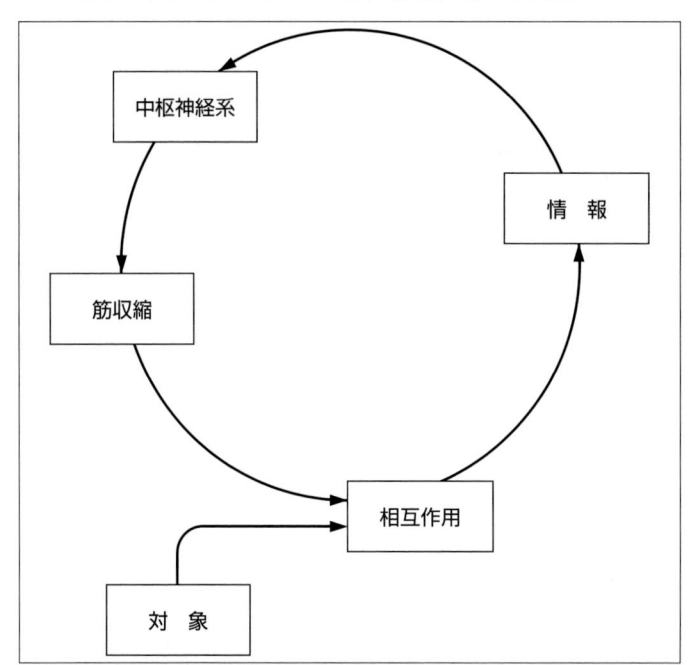

図 6-17　環境と相互作用することによって生まれる運動（文献 26）より引用）

いものは情報から除外し，距離や方向といった空間的知覚や接触から得られるべき材質（テクスチャーや硬さ），そして大きさから推定される重さなどの接触的知覚の予測をつくらないといけない．この能動的な探索には運動を伴うが，この際，必ず運動指令のコピー，すなわち先に述べた遠心性コピーが出現する．図6-16はアクティブタッチによる知覚探索時のモデル[43]であるが，対象を探る時の知覚は対象物の性質のみならず，自己受容感覚の作動による自己の身体知覚も同時に起こる．そして，その制御には必ず運動を伴うわけであるから，運動による自己受容感覚に基づく知覚も起こる．

したがって，中枢神経系を制御系，筋骨格系を被制御系と分離して身体を捉えることは不可能であり，中枢神経系を制御系と位置づけるのも研究者の恣意となろう．いずれにしても，脳（ここでは大脳皮質のみを指していない）・身体・環境が相互作用することによって，身体運動が発現され，学習し，学習することによって身体運動が創発されるといった知覚と運動の協応が起こり，それが円環システム（図6-17）として存在していると考えるのが妥当である[26]．

脳が運動を完全に制御するわけでもなく，また環境が運動を引き起こすのでもなく，それらの総体によって運動が自己組織的に生成される．よって主体（ヒトの身体と脳）と環境を切り離して考えることはできない．

第3節 運動学習の神経科学

運動学習の神経科学的基盤

運動学習に関連する脳領域

　FittsとPosnerは運動学習の段階を3つに分類した（図6-18）．第1段階では，学習者はスキル獲得のための課題の性質を認知し，その認知に基づいてストラテジーを試行する．この段階は学習の認知段階と呼ばれ，環境と能動的に相互作用を行いながら，課題遂行のための情報を分析する．そしてそれらを統合し，その統合に基づいて「どのように（how）」行為を行うかのストラテジーを構築する．これには，運動によって生じる感覚情報をおのおのの感覚領野で分析し，それらの分析を大脳皮質の主に連合野（運動の場合は頭頂連合野中心）で統合して，その統合プロセスを一時的に記憶に保存する作用が必要である．

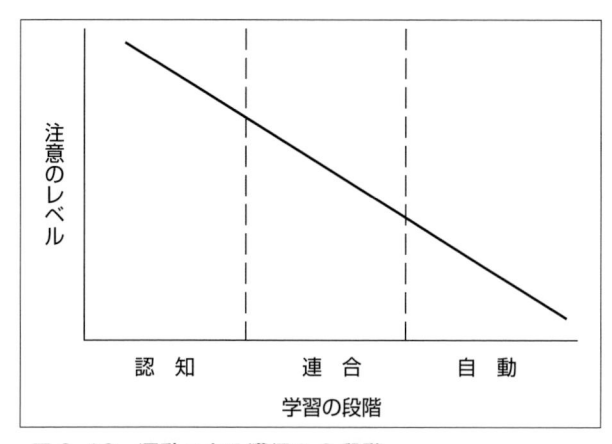

図6-18　運動スキル獲得の3段階
　自動化に進むにあたり注意レベル（集中）が減少する

その記憶を（前頭連合野におけるワーキングメモリ機能）使用しながら新たに得られた感覚情報と比較照合する神経システムが基盤となる．特異的には，運動の言語化のために言語中枢の活性が認められる[44,45]．第2段階ではさまざまな運動ストラテジーが試され，比較照合される．この段階では運動プログラムを形成する運動前野などが選択的に活動し始める[46]．これはAnokhin[26]による運動学習プロセス（図6-9）で示した運動プログラムを形成する運動前野と補足運動野の興奮，求心性の感覚フィードバック情報が比較照合される神経システムである．そして，第3段階が運動学習の完成形としての自動段階である．この段階では，大脳皮質における前頭連合野の活性化は少なくなり，潜在的な意識によって運動の調整が行われている[44,45]．第1段階から第3段階に向かって，運動の自由度が制約から解放に向かい，運動の効率性が得られる．このプロセスはシステムとしての脳の賦活領域の効率性にも関係している．

Jenkinsら[44]は運動学習中の脳活動の変化を抽出した結果，より新しい運動の学習，すなわちまだ習熟に到ってはおらず，意識化な状態で動きを学習する場合は，前頭連合野，運動前野，頭頂連合野，小脳が主に働き，習熟後の動きのためには海馬，補足運動野，後頭部領域の働きが重要であることを報告した（図6-19）．しかしながら，海馬は神経新生に富んだ場所であり，記憶を生産するが，記憶の蓄積には大脳皮質の連合野がより深く関れることから，主として運動学習の初期に関わるのではないかと考えられる．

シナプス可塑性

学習や記憶が生まれる背景には神経生物学的な変化が存在する．その代表的な変化がシナプス可塑性である．運動学習はシナプス可塑性の一形態である．シナプス結合あるいはその効率の変化は，記憶蓄積の生物学的基盤であるが，それは結合の構造変化のみならず，結合の強度に依存する．この変化は，神経伝達を促進する場合も抑制する場合もある．シナプス結合は，常にダイナミックに変化している．

一度現れた現象が失われ，再度現れる現象を発達プロセスにおけるU字現象と呼ぶ[47]．新生児における無秩序な動きから秩序だった動きへの転換には，一度動きの停滞が起こる．しかしながら，この期間に生物学的に環境と自己を相互作用しながら，全体的な身体の振る舞いの仕組みを変えている．この間，シ

補足運動野　運動前野　　頭頂連合野

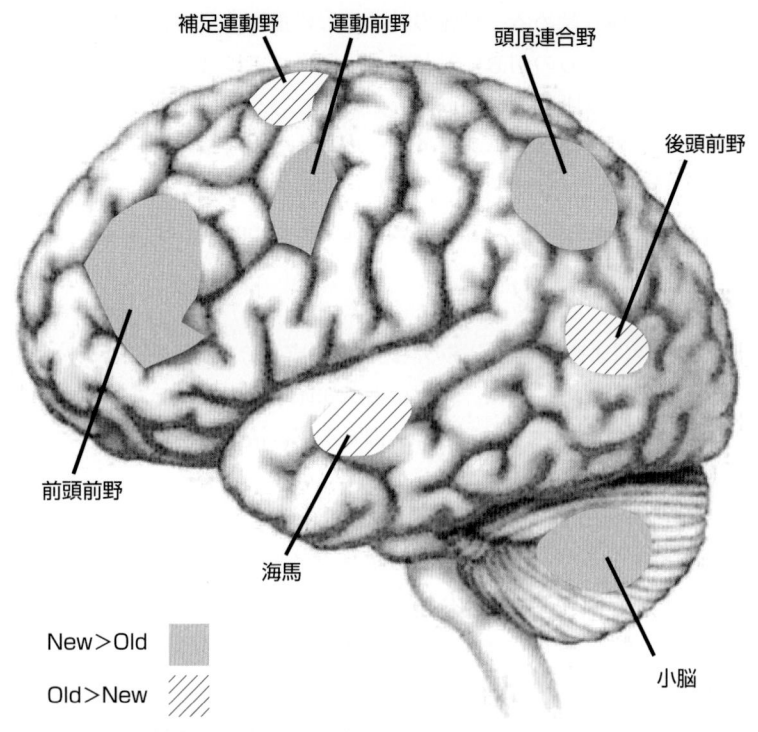

後頭前野

前頭前野

海馬

小脳

New＞Old
Old＞New

図6-19　運動学習に関わる脳領域（文献44）より一部改変引用）

ナプス結合が活発に作り変えられていく．

　環境に適応した運動を組織化するために，一度その行為のシステムを作り変えるこの脳内機構とは，不要なシナプスを消し，新たなシナプスをつくるために消失させる神経メカニズムである．経験によって新たな記憶がつくられるということは，古いシナプスを消すことでもある．シナプスは，例えば1週間ほどで40％を消し，その代わりに30％の別のシナプスが形成されたりする．環境と自己の身体を相互作用させながら，役に立つシナプスの形成を促進する[48]．シナプスは密に形成されているために，環境と身体の相互作用において役に立たないシナプスが残っていれば，新たなシナプスが形成される隙間がない．この隙間を形成するために，大脳皮質がシナプス形成を清掃する．実に生後8カ月の乳児は，その繰り返しにより大人の1.5倍のシナプス数となるが，その後，

これをピークに減り始める．情報の受け渡しの選択性を学習し始めるわけである．つまり，環境からの刺激に対して，そのすべてに反応してしまわないように，ニューラルネットワークが成熟し始めるというのである．この学習をし始めるということは，ニューロン（ニューロンは母体内5カ月目あたりから減り始める）だけでなく，シナプスをも減少させる．これはシナプスの過剰形成（synapse production）と刈り込み（synapse elimination）と呼ばれている[49]．

ニューラルネットワーク

シナプス結合により，神経伝達の回路網を形成している状態がニューラルネットワークである．この言葉は，元々は人工知能を示すものであり，入力に基づく記憶の蓄積と，それに基づき応答制御する脳の情報処理プロセスのモデルになるものである．

ニューラルネットワークの理論の代表的なものとして，階層型ネットワークと相互結合型ネットワークがある．階層型ネットワークでは，信号の伝播処理を繰り返し行うことで，新規に与えられた問題に対する望ましい入出力パターンを得ることができる．一方，相互結合型ネットワークでは，すべてのニューロンに層がないため等価な関係であり，全体のニューロンの発火パターンにより情報のパターンを記憶したり，想起することが可能となる．

大脳皮質の機能単位であるコラムは層構造なニューロンの集積であり，構造的に階層をもったニューラルネットワークを形成している（**図 6-20**）[50]．この特徴は入力層，出力層の間に中間層が存在していることであり，脳のニューロンでいうと介在ニューロンとなる．この介在ニューロンの存在によって，学習の多様性を生み出す．こうしたコラムは複数に連結し合いモジュールとなり，さらにそのモジュールが連結し合いフレームとなる．脳は，一瞬にして過去に学習したスキルを呼び出すことが可能である．このスキルは知覚運動システムとして脳内に図式として蓄えられている．

モジュール間は干渉し合わないメカニズムも存在している．例えば，ゴルフの知覚経験を強化すれば，テニスの経験を干渉し，その経験を消去させるということはないようになっている．フレーム間も相互に連結し合い，大脳皮質では双方向性につながっている（**図 6-21**）[50]．これらの複雑性は変化の多い環境に巧みにしなやかに生きる脳のシステム構造のあらわれである．大脳皮質は多

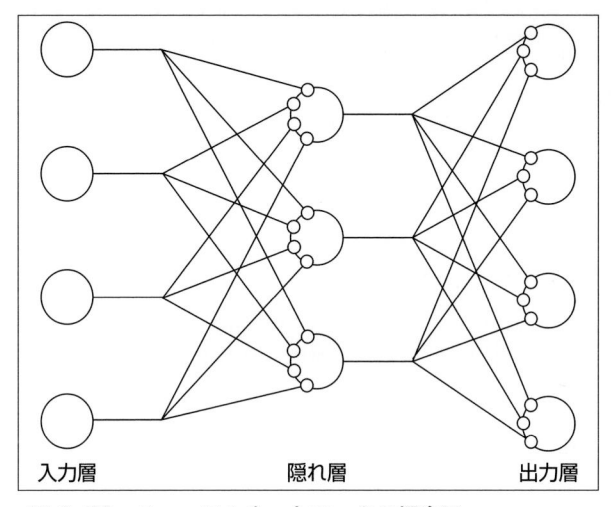

図6-20 ニューラルネットワークの概念図
入力層，隠れ層，出力層の3層構造となっている

重なフレームから成り立ち，低次モジュールから高次モジュールに至るレベルがある．低次モジュールは生物学的基盤の基本的な機能を有し，高次モジュールになるに従って，「知性」の機能（認知や記憶，判断など）を担う．大脳皮質のモジュールには活性的に配線接続，髄鞘化などの感受性期がある．高次モジュールほどその変容の程度は大きく，可塑的変化をより起こし，感受性の期間も長いが，低次モジュールは変容の程度は小さく，感受性の期間が短いのが特徴である．

長期増強と長期抑圧

反復刺激によってシナプスの伝導効率が数日以上にわたって上昇する[52]（図6-22）．これを長期増強（LTP：long-term potentiation）と呼び，記憶や学習の基本メカニズムの一つとして考えられている．このメカニズムは刺激された軸索とシナプス後の細胞間での神経伝達の更新を引き起こし，この状態が数日間から数週間続く高度な選択的プロセスである．これは，刺激の増大に従って活発なシナプスだけが長期増強を起こし活動を高めるといった理論であり，記憶の神経メカニズムの説明に用いられる．長期増強が海馬でよく観察されると

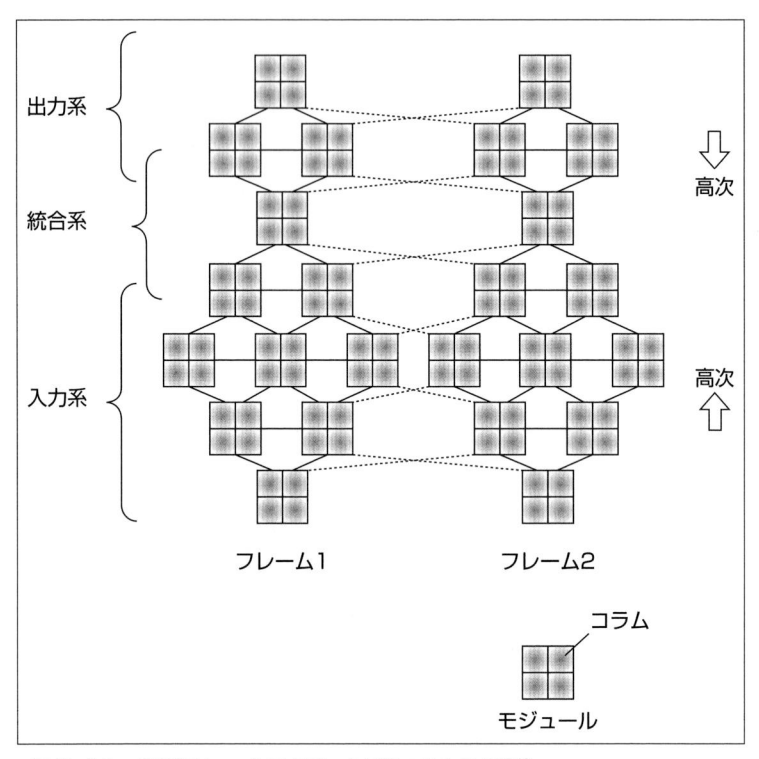

図 6-21 多重フレームモデル (文献 51) より引用)

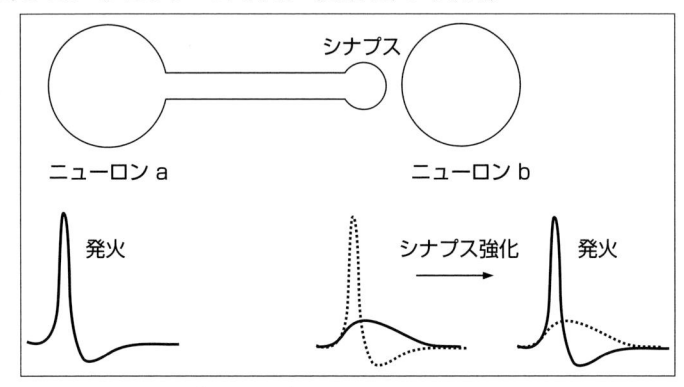

図 6-22 ヘッブ型シナプス
　ニューロン a がニューロン b にはじめは弱く結合しているが，2 つのニューロンの活動が同時に起こると，シナプスの変化が起こり，伝導効率が上がり，ニューロン b が発火しやすくなる

いうことは，このシナプス可塑性が記憶の神経メカニズムの本質である可能性がある．海馬は記憶をつくる機能を有し，長期的に蓄える機能はもたないために，長期増強に基づく運動学習は初期の感覚運動経験に由来する．

一方，特定の様式で入力線維に刺激を加えたり，複数の入力線維を適当な組み合わせで刺激することにより，それらの刺激後にシナプスの伝達効率が対照に比べて長期間にわたり減弱する現象のことを長期抑圧（LTD：long-term depression）と呼ぶ[47,53]．シナプスに蓄えられた情報を消去することにより，神経可塑性を維持する仕組みである．これは過去に蓄積した記憶を消去し，新しい記憶を収容する場所をつくるメカニズムである．長期抑圧は興奮性シナプス後の電位を抑制し，長期増強の影響を打ち消す機能をもっている．運動学習においては，小脳の神経線維にその機能特性があることが知られている．

小脳皮質への入力線維は，苔状線維と登上線維の2種類がある．苔状線維は脊髄，前庭，橋，脳幹網様体などから起こり，小脳核と小脳皮質の顆粒細胞とゴルジ細胞に終止し，これらに興奮性入力を与える．一方，登上線維は延髄の下オリーブ核から起こり，すべての抑制性ニューロンに終末を送るが，とりわけプルキンエ細胞には登上線維が植物のつるのように巻き付いていることから，登上線維が運動のエラー（エラー信号）をプルキンエ線維に伝導している．この時，平行線維とプルキンエ細胞との間のシナプスで伝達効率が著しく低下する現象が生じる（図6-23）[54]．

以上が，小脳における運動の記憶，学習の神経機構である．すなわち，エラー信号に出会ったシナプスは回路から消され，厳選されたシナプスだけを残すという神経メカニズムである．運動学習における効率性をもたらす神経メカニズムと考えられており，どちらかといえば，長期増強よりも運動学習の基盤として用いられる．それは，筋骨格系の運動の自由度の解放につながるものであり，必要最低限の動きで行為を達成させるという脳と身体の神経ダイナミクスモデルでもある．

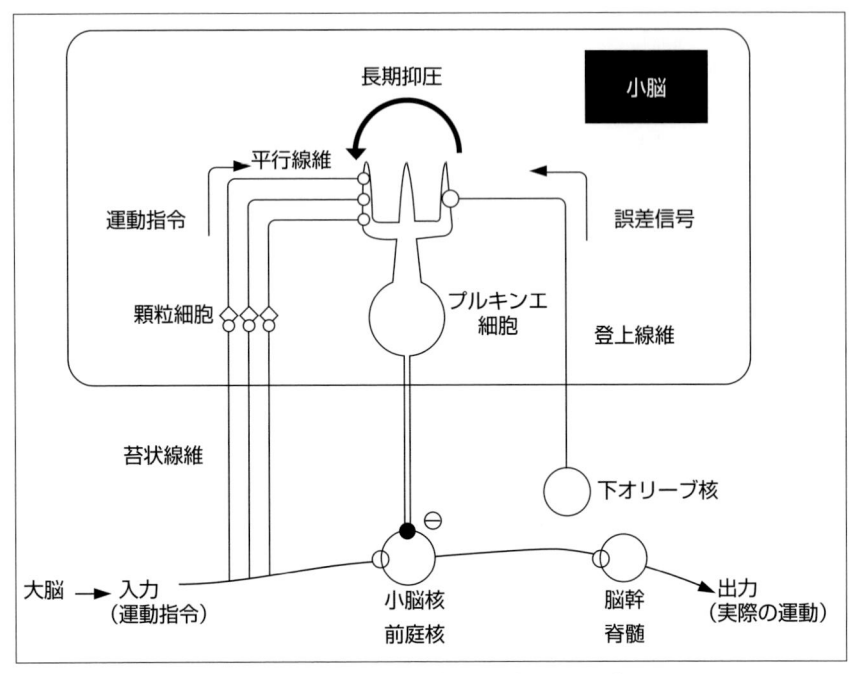

図 6-23 小脳における長期抑圧モデル（文献 54）より引用）

運動学習の神経科学モデル

強化学習モデル

　環境において主体が現在の状態を観測し，とるべき行動を決定する機械学習の一種を強化学習（reinforcement learning）と呼ぶ．つまり，主体が行動を選択することで環境から報酬を得ると，その行動が強化される．前述した行動心理学領域における道具的条件づけ理論に似ているが，近年の強化学習モデルは，試行錯誤的な探索を重要視すると，直接的な報酬のみならず遅延報酬にも対応している特徴がある．

　運動学習においては，運動手続きの学習にこのモデルが用いられる．手続きの学習は記憶に大きく影響を受ける．大脳基底核がこの手続き学習に関与していることが明らかになっている．大脳基底核の一つである線条体の損傷によっ

て，運動手続きの学習が特異的に障害を受ける[55,56)]ことや，線条体に投射する中脳ドーパミンが報酬の予測誤差情報となっている[52,57)]ことから，その情報が学習に関与していることが考えられている．すなわち報酬による予測誤差情報を担っていることは，同時に強化学習理論を肯定することになる．

報酬を最大化する強化学習には，意欲や情動の喚起が大きく影響しているが，この強化学習のメカニズムに必須に関与しているのが中脳ドーパミン系（A9細胞集団）とその修飾作用を受ける大脳基底核と前頭葉である．一方，腹側被蓋野を刺激するとドーパミンが放出され，このドーパミンの放出によって報酬系が作動し，側坐核を興奮させることによって，もう一度練習しようという意欲が起こる．腹側被蓋野は，A10細胞集団と呼ばれるドーパミン作動性ニューロンが多く存在し，中脳辺縁投射，中脳皮質投射を形成している．これらのニューロンの活動は，報酬予測に大きく関わっていると考えられている．

強化学習の基本は，試行錯誤によってさまざまな試行（出力）を試して，よりよい結果に結びつく試行（出力）を決めていくことである．この学習に使われる評価信号は強化信号（reinforcement signal）と呼ばれ，成功した時に報酬を受けると正の信号が，失敗した時に罰を受けると負の信号が強化される．これは幼児の運動の手続き学習時（例：自転車走行）に得られる，成功した時に褒められることで強化されるメカニズムと同じである．強化学習では後述する教師あり学習と違って，目標とするパターンは与えられず，結果の良し悪しで示す値で行われる．繰り返し報酬を得ると，そのときどきに生じた感覚を手がかりに，報酬を予測するようになる．すなわち，外界から与えられる報酬そのものに対しての運動行動の制御でなく，その感覚手がかりを得ることが報酬である方式へと変化する．学習者が外的な報酬のみを意識するのではなく，内的な感覚手がかりを報酬に変化させるプロセスにこの強化学習は意味をもち，古典的条件づけ理論との相違がここにある．

大脳基底核は，補足運動野と連結した記憶誘導型ニューロンが豊富である．大脳基底核の回路には，直接経路と間接経路がある（**図6-24**）[54)]．直接経路は線条体から淡蒼球内節，黒質網様部へ至る．一方，間接経路は線条体から淡蒼球外節，視床下核を経由して淡蒼球内節，黒質網様体へ至る．直接経路は出力系であり，神経細胞が興奮するとブレーキを弱める（脱強化）．間接経路は抑制系であり，ブレーキを強める（抑制強化）．このように大脳基底核は興奮状態を

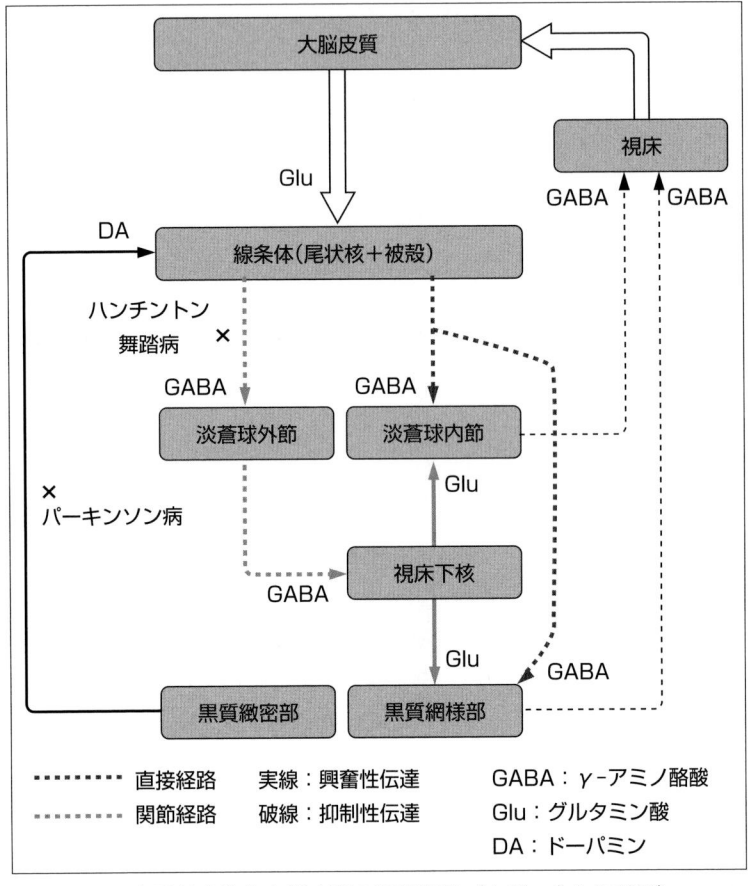

図6-24 大脳基底核と大脳皮質の神経連結（文献54)より引用）

微妙な加減で調整する働きをもっていることから，周期的な運動の調整に大きく関与している．

教師あり学習

古くから運動学習は，遠心性コピーと実際の運動に伴う求心性フィードバック情報が比較照合されることで誤差を検出し，それを修正することで生まれると考えられてきた（**図6-25**）．この誤差を検出している時に，小脳は大きく活

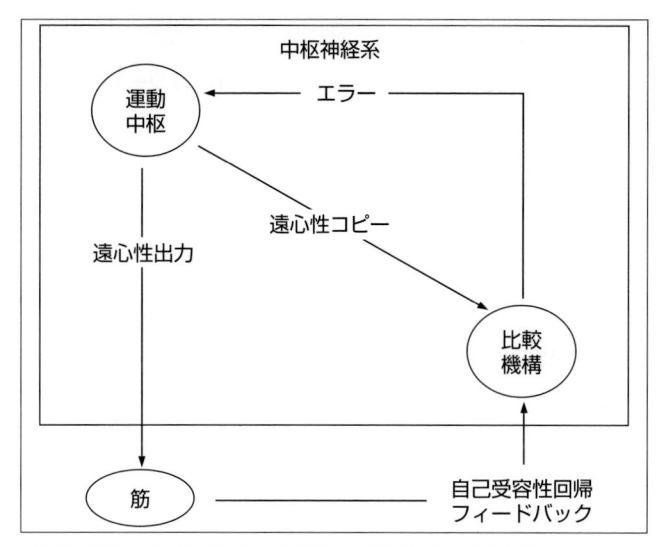

図6-25 遠心性コピーの概念（文献23)より引用）

動する．すなわち，その誤差を大脳皮質に教えるといった教師役としての機能をもっているのである．教師あり学習では，教師信号によって入力層と出力層の間に介在するシナプス結合の加重が変更され，いくつかのシナプスが強められ，いくつかのシナプスが弱められる．この教師役としての小脳の機能を小脳におけるフィードバック誤差学習（feedback-error learning）スキーマ[58,59]と呼び，運動制御における比較照合モデルとして認識されている（**図6-26**）．

教師信号は外部から与えられる必要があるが（外在的フィードバック），外在的フィードバックのみならず，学習者自らが誤差を意識化するといった記憶に誘導された内在的フィードバックによっても誤差検出が行われる．これは大まかな正負の結果の知識の誤差情報のみならず，微細な筋感覚的な情報の修正にもつながっていく．

誤差と比例して小脳活動が上昇することが明らかにされる一方で，誤差と無関係にも小脳は活動することも判明している[8]．どうやら大脳皮質によって処理された情報が小脳に蓄積されているらしい．この蓄積を運動の内部モデルといい，意識を顕在化しなくとも認知的な運動を制御することができるのもこの内部モデルの働きである．内部モデルの種類は大きく分けて順モデルと逆モデ

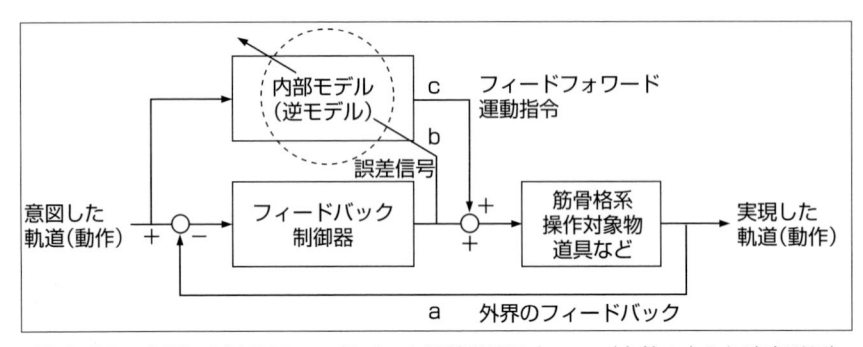

図 6-26　小脳におけるフィードバック誤差学習スキーマ（文献 60)より改変引用）
a．新規な運動を学習し始めた時期（外界の感覚フィードバックに依存した運動）
b．誤差信号に基づいて内部モデルをトレーニングする時期
c．感覚フィードバックに依存しなくても運動が成立する時期（フィードフォワード制御による運動）

ルの2つがある[61]．例えば目の前の道具の操作に関して，どのような操作をすればどのような感覚結果が得られるかを脳内で表現するモデルを，順モデルと呼ぶ．一方，ある動作を行いたい時に，道具をどのように操作すればよいかを表現するモデルを逆モデルと呼ぶ．順モデルは，感覚結果を外界にフィードバックせずに予測できるというものであり，運動イメージを利用した運動学習方法に取り入れられている．逆モデルは運動出力の表現であり，この逆モデルが存在すれば，はじめから正解を知って運動することができ，外界のフィードバックによる調整の必要はなく，速く正確なフィードバック制御ができる．このような制御にあたり，脳はあらかじめその内部に理想的な運動を実現するための運動指令を準備しておかないといけない．これを運動の内部モデル理論という．この運動の内部モデルが理想的であったかを調べるためには，期待どおりの運動結果（感覚）であったかを確かめる必要がある．もしそこに誤差があれば，小脳はその信号を大脳皮質に与え，意識が顕在化される．しかし，いったん習得した運動において，その運動中にフィードバック修正をまったく受けないのであれば，Adams の閉回路理論を肯定する可能性もある．つまり，ヒトが実行する運動のすべてのパターンについて，脳がそれぞれに対応する完璧な運動プログラムをもっておかなければならない．これでは膨大な記憶容量を要し，ベルンシュタイン問題，すなわち無数の運動の自由度をどのように制御するのか

という問題を解決できない（第3章第1節を参照）．環境は空間的にも時間的にも刻々と変化する．運動を発現するためには，運動学習によって得た予測機構であるフィードフォワード制御を用いるが，いったん運動が開始すれば，刻々と変化するフィードバック情報の影響を考慮した形で運動プログラムを作成して実行することで，運動の冗長性をもたらしていると考えることが妥当でないかと考える．

いずれにしても，誤差修正モデルを作動させるためには，教師役として運動を実行する前に運動をシミュレートする方略は重要である．なぜなら教師あり学習においては，期待される運動感覚を内的にシミュレートしながら運動プログラムを作成し，そのプログラムを実行した運動結果であるフィードバック情報と比較することで計算できるからである．計算はAあるいはBだけの存在では生まれない．AとBの2つの存在があることで違いが生まれる．

内藤[62]はこの比較照合システムを図式化した（**図 6-27**）．ここでは，コピー情報と実際の運動感覚の結果が二次的運動関連領野（運動前野，補足運動野，小脳）で比較照合され，それが身体・運動スキーマとして頭頂葉と運動前野の一部として考えられている44野に格納されるというものである．

近年，期待される運動感覚を内的にシミュレーションするプロセスを顕在化させる方法として，運動イメージが注目されている．これは自らが運動しているようにイメージする一人称的運動イメージ（筋感覚的運動イメージ）では，小脳，運動前野，頭頂葉の活動が明らかになっている[63]．

これらの領域は比較照合を行う領域としても認識されている．しかしながら運動学習プロセスにおいては，ただ運動をイメージさせても意味がない．運動イメージは運動シミュレーションプロセスである遠心性コピーを顕在化させる働きをもっているが，運動学習には感覚の結果も必要である．ここにもAとBによる計算処理が求められ，スポーツ練習あるいはリハビリテーションにおける治療においては，この両者の比較照合プロセスが重要であることはいうまでもない．

Doyonらは運動学習における小脳系と大脳基底核系の役割について図式化した（**図 6-28**）[64]．初期は認知過程の活性化によって比較照合され，それが徐々に運動関連領野や頭頂葉に蓄えられ自動化に至る．このプロセスに強化学習に関与する大脳基底核と教師あり学習に関与する小脳が関わると考えられている．

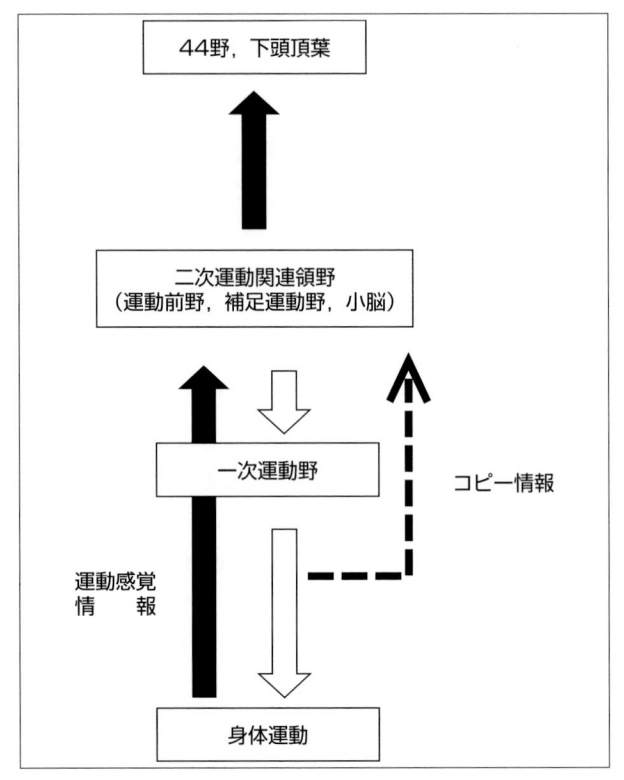

図6-27 大脳皮質における運動学習過程のモデル（文献62)より改変引用)

教師なし学習

　例えば，明示的な知識としてイヌとネコを分類する際には，なんらかの手本（教師，両親，メディア，本など）になるものが必要である．しかしながら，そういった手本なしに多数のサンプルの相関や統計的な偏りを基に，それらをグループ分けしたり，特徴量のベクトルに分解したりするのが教師なし学習であり，自己組織化と呼ばれる．これは，経験の蓄積によって自らが組織化していくプロセスである．自己組織化とは，生成プロセスが次の生成プロセスの開始条件となるように接続した生成プロセスの連鎖[65]であるが，前のプロセスが次

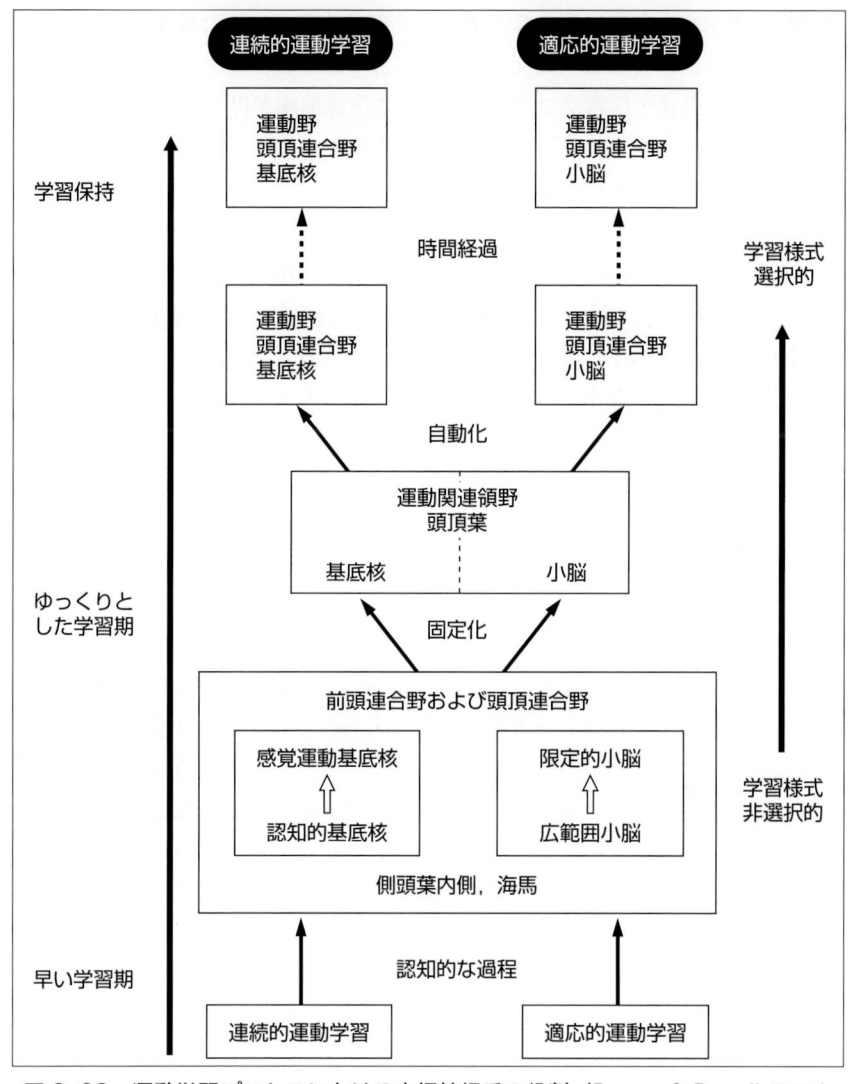

図 6-28 運動学習プロセスにおける中枢神経系の役割（Doyon & Benali モデルを改変）（文献 64）より引用）

のプロセスを決定しているわけではない．もし前のプロセスが決定しているならば，それは線形な学習となり，非線形とならない．このように教師なし学習

は非線形モデルをとり,新たなステージへ創発するといった現象に向かって進むものである.学習あるいは発達が創発しうる意味は,マクロなレベルで観察した際,その発達・学習プロセスは非線形な発達曲線が得られる.図6-29は子どもの姿勢バランスの発達曲線を示したものであるが,5〜6歳を境に急激に増加する非線形的なものであることがわかる[66]）.

van Geertら[67]）は発達のシミュレーションプロセスの結果,例えば図6-30aの非線形曲線は4つのステージが位相した図6-30bであることを示した.そして,この位相にはVygotskyの示した最近接領域（ZPD：zone of proximal development)[68]）が関与していると考察した.最近接領域とは,他者の援助があれば問題解決が可能な水準のことであり,飛躍のための準備領域ということができる.これは教師なし学習における自己組織化において,適材適所で強化学習および教師あり学習が作動し,ダイナミックに連関していると考えることができる.

さて,小脳や大脳基底核の神経回路は,局所的なフィードバック回路はもつものの,全体としてはほぼフィードフォワード型の回路であるのに対して,大脳皮質は領野間のフィードバック構造が,再帰的に繰り返されているという点に大きな特徴がある.つまり,双方向性に情報を伝達しているのである.よって,大脳皮質のニューロンの選択特性は,入力信号の統計的な性質を基に「教師なし学習」により形成されると考えられている.大脳皮質の重要な機能は,小脳や大脳基底核を含む脳のグローバルな共通回路の基盤となる情報表現を教師なし学習の原理により構築し,その独自のフィードバック回路の内部状態として保持・更新するという点にあると考えられる.これは内部に蓄積された記憶の整理によって組織化し,学習者自らが観察者となり,記憶を使って新たな円環的な環境からの情報を選別していく.すなわち,感覚運動情報に潜むモジュール構造を取り出すのである.大脳皮質では,「コラム構造」と呼ばれる規則的な神経配列が視覚野・聴覚野・体性感覚野など各所で明らかにされている（図6-31).このコラム構造を形成するために,大脳皮質では自己組織化マップに近い計算が行われているのではないかと考えられている.

運動学習のための脳の情報表現は,ただ単に感覚器官からの入力を忠実に知覚しているわけではない.一般に感覚入力は冗長性と同時に信号の欠落やノイズを含む.大脳皮質の情報表現は,単に現在の外界の状態ではなく,過去の一

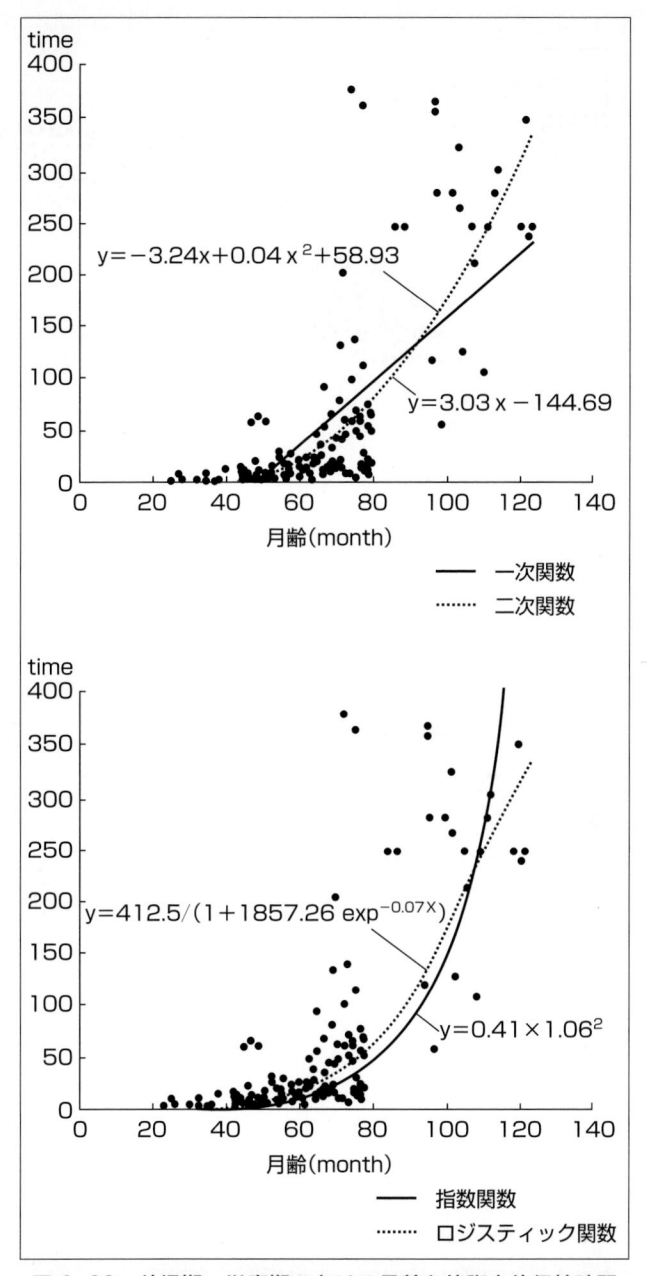

第3節　運動学習の神経科学　235

上図:
$y=-3.24x+0.04x^2+58.93$
$y=3.03x-144.69$
― 一次関数
‥‥ 二次関数

下図:
$y=412.5/(1+1857.26\exp^{-0.07X})$
$y=0.41\times1.06^2$
― 指数関数
‥‥ ロジスティック関数

図6-29　幼児期～学童期のおける月齢と片脚立位保持時間の関係（文献66）より引用）

ロジスティック関数式に最も適合することが判明し，片脚立位バランス能力は非線形発達を呈することが判明した

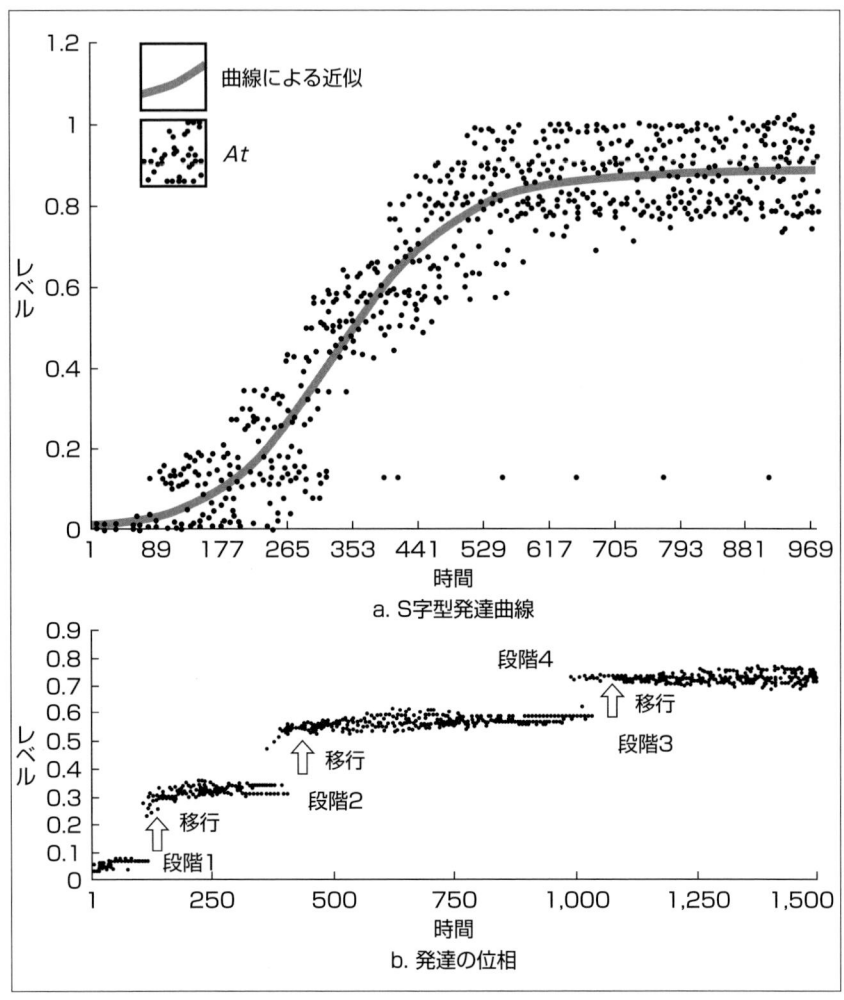

図 6-30　発達のシミュレーションモデル（文献 60）より引用）
　van Geert が示した発達のシミュレーション結果．a のように得られた S 字型発達曲線は b のような階段状の位相によって得られたものであると指摘した（1998）

人称的な記憶や行動目標といったそのときどきの文脈情報を含む．これは大脳皮質においてトップダウン的に生み出される情報であり，その情報と感覚入力を基にしたボトムアップ的な情報が，大脳皮質において双方向的な回路によっ

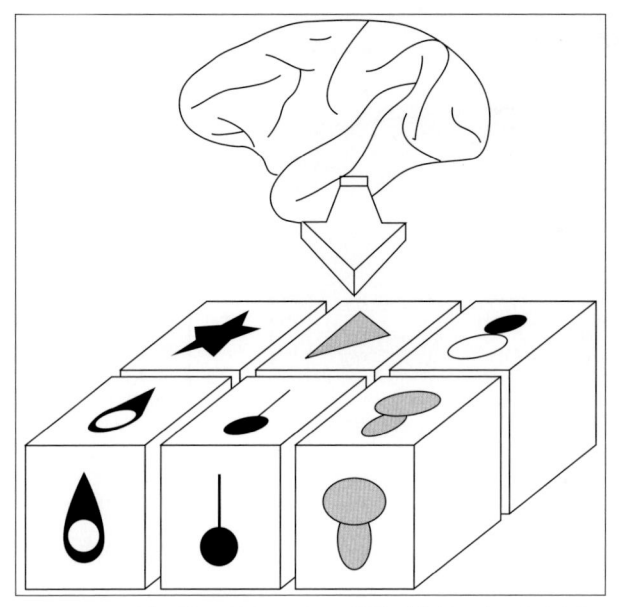

図 6-31　側頭葉におけるコラム構造（文献 51）より引用）

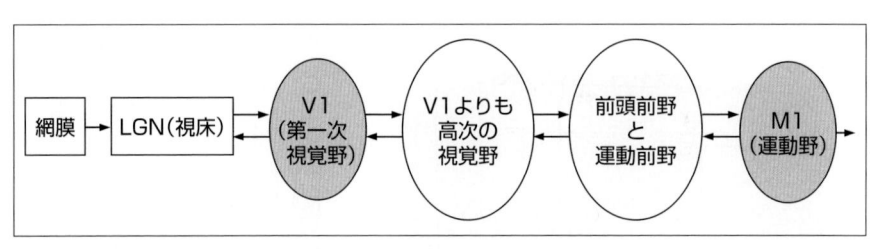

図 6-32　視覚アウェアネスモデル（文献 69）より引用）
　クリックとコッホによってアウェアネスが起こる際には神経伝達がトップダウンにもボトムアップにも双方向に流れることが明らかにされた（1995）

て統合されるといった神経ダイナミクスをもっている[69]（**図 6-32**）．大脳皮質の機能として知られているワーキングメモリや行動出力の表現は，この教師なし学習における脳内機構である．

　頻度の高い入力は頻度のまれな入力よりも出力層のより広い面積でニューロンの発火を高める．これを競合学習と呼び，勝ちニューロン（とその近傍のニュー

正常な皮質地図

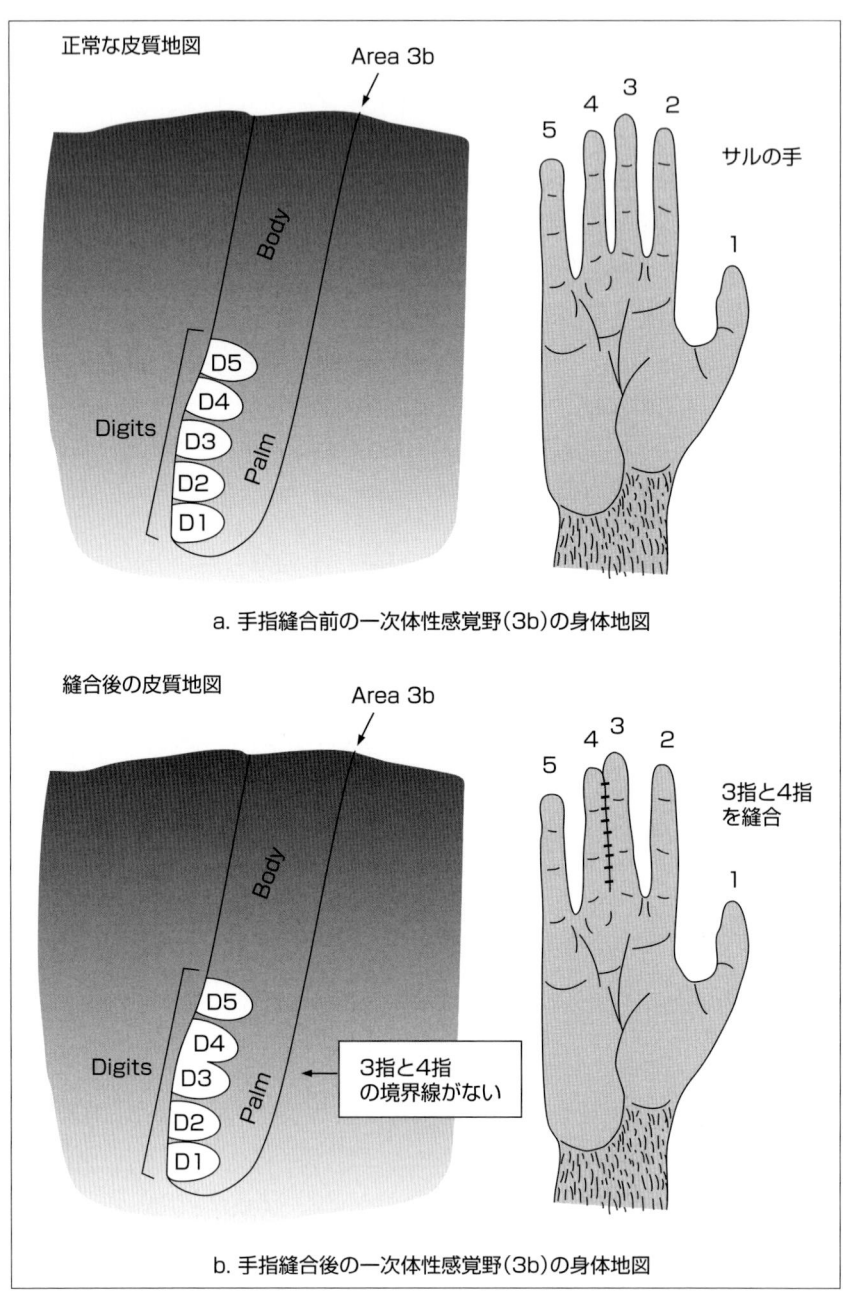

Area 3b

Body
Digits
D5
D4
D3
D2
D1
Palm

サルの手
5 4 3 2 1

a. 手指縫合前の一次体性感覚野(3b)の身体地図

縫合後の皮質地図

Area 3b

Body
Digits
D5
D4
D3
D2
D1
Palm

3指と4指の境界線がない

3指と4指を縫合
5 4 3 2 1

b. 手指縫合後の一次体性感覚野(3b)の身体地図

図6-33 情報器官としての身体の変化に伴う大脳皮質の対応領域のダイナミックな改変（文献69）より引用）

ロン）の結合係数のみが学習される性質をもつ．大脳皮質に存在する脳の中の身体地図は，経験によってダイナミックに変化する．ホムンクルスの絵に代表されているように，頻度の高い身体受容野は脳に表現される領域が大きい．例えば，2本の指を縫合して感覚入力を同じようにすると，脳の中の体性感覚野のそれに対応した領域の境界がなくなる（**図6-33**）[61,70]．また，手指の使用頻度を増加させるとその脳の中の身体地図上の面積拡大がみられる．これらからも，経験によって脳がダイナミックに変化することがわかる．

留意すべきは，これらの連結は経験依存的に変化する場合もあり，身体の不使用の経験も学習してしまう特性をもっている．例えば脳が損傷することにより半身麻痺になれば，麻痺していない側で動作を代償する時，その場合においても勝ちニューロン（近傍ニューロンを含む）の結合のみが学習される．これは麻痺と同側の一次運動野の活動が盛んになることによって，麻痺とは対側の一次運動野の機能を抑制する効果（半球間抑制）をもたらし，損傷側の皮質の機能をおおいに抑制してしまう可能性がある．

知覚・運動連鎖のダイナミクスは，知覚を含めた認知現象が身体運動と関連し，身体運動を介して環境と相互作用することで生まれる．環境に身体が適応し自己組織化しながら学習していくプロセスには，大脳基底核による強化学習（中脳ドーパミン細胞の報酬信号），小脳による教師あり学習（下オリーブ核からの誤差信号），大脳皮質による教師なし学習（双方向結合と相関学習）の学習モジュールの統合が不可欠であり，学習とはモジュールの切り替えも含んでいる[71]．

●文　献

1) 山鳥　重：記憶の神経心理学．医学書院，2002
2) Goodale MA, et al：Separate neural pathways for the visual analysis of object shape in perception and prehension. *Curr Biol* **4**：604-610, 1994
3) Goodale MA, et al：Separate visual pathways for perception and action. *Trends Neurosci* **15**：20-25, 1992
4) Posner MI, 他（著），養老孟司, 他（訳）：脳を観る―認知神経科学が明かす心の謎．日経サイエンス社，1997
5) Goldman-Rakic PS：Circuitry of primate prefrontal cortex and regulation of behavior by representational memory. Plum F（ed）：Handbook of Physiology. American Physiological

Society, Bethesda, 1987, pp373-417
6) Goldman-Rakic PS：Working memory and the mind. *Sci Am* **267**：110-117, 1992
7) Schmidt RA：Motor control and learning. Human kinetics Publishers Inc, Champaign, 1998
8) Imamizu H, et al：Human cerebellar activity reflecting an acquired internal model of a new tool. *Nature* **403**：192-195, 2000
9) 大津由紀雄, 他（編）：認知科学への招待―心の研究のおもしろさに迫る. 研究社, 2004
10) Kawato M：Internal models for motor control and trajectory planning. *Curr Opin Neurobiol* **9**：718-727, 1999
11) LeDoux J（著), 松本 元, 他（訳）：エモーショナル・ブレイン―情動の脳科学. 東京大学出版会, 2003
12) Shumway-Cook A, et al：Motor Control：Theory and Practice Applications 2nded. Williams & Wilkins, Baltimore, 2001
13) 空間認知の発達研究会（編）：空間に生きる―空間認知の発達的研究. 北大路書房, 1995
14) Piaget J（著), 波多野完治, 他（訳）：知能の心理学. みすず書房, 1960
15) Bruner J（著), 岡本夏木, 他（訳）：認識能力の成長. 明治図書, 1977
16) 入來篤史：道具を使うサル. 医学書院, 2004
17) Vygotsky S（著), 柴田義松（訳）：新訳版・思考と言語. 新読社, 2001
18) Uexküll JV（著), 日高敏隆, 他（訳）：生物から見た世界. 岩波書店, 2005
19) Fuster JM（著), 福居顯二（訳）：前頭前皮質―前頭葉の解剖学, 生理学, 神経心理学. 新興医学出版社, 2006
20) Weizsacker VV（著), 木村 敏, 他（訳）：ゲシュタルトクライシス. みすず書房, 1975
21) Arbib MA（著), 金子隆芳（訳）：ニューラルネットと脳理論アービブ「脳」第2版. サイエンス社, 1994
22) Neisser U（著), 古埼 敬, 他（訳）：認知の構図―人間は現実をどのようにとらえるか. サイエンス社, 1978
23) 森岡 周：リハビリテーションのための脳・神経科学入門. 協同医書出版社, 2005
24) Bernstein NA：The co-ordination and regulation of movements. Pergamon Press Ltd, Oxford 1967
25) Anokhin PK：Biology and neurophysiology of the conditioned reflex and its role in adaptive behavior. Elsevier, Oxford 1974
26) Perfetti C, 他（著), 小池美納（訳）：認知運動療法―運動機能再教育の新しいパラダイム. 協同医書出版社, 1998
27) Adams JA：A closed-loop theory of motor learning. *J Mot Behav* **3**：111-149, 1971
28) Schmidt RA：Motor control and learning. Human kinetics Publishers Inc, Champaign, 1998
29) 松田岩男, 他：新版 運動心理学入門. 大修館書店, 1987
30) Schimt RA：A schema theory of discrete motor skill learning. *Psychol Rev* **82**：225-260, 1975
31) Halverson HM：Study of prehension in infants. *Genet Psychol Mon* **10**：110-286, 1931
32) Varela FJ, 他（著), 田中靖夫（訳）：身体化された心―仏教思想からのエナクティブ・アプローチ. 工作舎, 2001
33) Gibson JJ（著), 古崎 敬, 他（訳）：生態学的視覚論―ヒトの知覚世界を探る. サイエ

ンス社，1986
34) Kelso JA：Phase transitions and critical behavior in human bimanual coordination. *Am J Physiol* **15**：R 1000-1004, 1984
35) 宮本省三，他（選）：セラピストのための基礎研究論文集1 運動制御と運動学習．協同医書出版社，1997
36) Recanzone GH, et al：Topographic reorganization of the hand representation in cortical area 3b owl monkeys trained in a frequency-discrimination task. *J Neurophysiol* **67**：1031-1056, 1992
37) Thelen E, et al：A dynamic systems approach to the development of cognition and action. The MIT Press, Cambridge, 1994
38) 河本英夫：システム現象学―オートポイエーシスの第四領域．新曜社，2006
39) Lederman SJ, et al：Hand movements：a window into haptic object recognition. *Cognit Psychol* **19**：342-368, 1987
40) Recanzone GH, et al：Progressive improvement in discriminative abilities in adult owl monkeys performing a tactile frequency discrimination task. *J Neurophysiol* **67**：1015-1030, 1992
41) Recanzone GH, et al：Frequency discrimination training engaging a restricted skin surface results in an emergence of a cutaneous response zone in cortical area 3a. *J Neurophysiol* **67**：1057-1070, 1992
42) Recanzone GH, et al：Changes in the distributed temporal response properties of SI cortical neurons reflect improvements in performance on a temporally based tactile discrimination task. *J Neurophysiol* **67**：1071-1091, 1992
43) 岩村吉晃：タッチ―神経心理学コレクション．医学書院，2001
44) Jenkins IH, et al：Motor sequence learning：a study with positron emission tomography. *J Neurosci* **14**：3775-3790, 1994
45) Seitz RJ, et al：Learning of sequential finger movements in man：A combined kinematic and positron emission tomography (PET) study. *Eur J Neurosci* **4**：154-165, 1992
46) Grafton ST, et al：Functional anatomy of human procedural learning determined with regional cerebral blood flow and PET. *J Neurosci* **12**：2542-2548, 1992
47) Ito M：Mechanisms of motor learning in the cerebellum. *Brain Res* **886**：237-245, 2000
48) 森岡 周：「脳のなかの身体」の発達/発達障害．現代思想 **35**：69-85, 2007
49) Huttenlocher PR：Neural Plasticity. The effects of environment on the development of the cerebral cortex. Harvard University Press, Cambridge, 2002
50) 塚本芳久：運動の生物学―臨床家のための運動学入門．協同医書出版社，2001
51) 澤口俊之：脳と心の進化論．日本評論社，1996
52) Montague PR, et al：A framework for mesencephalic dopamine systems based on predictive Hebbian learning. *J Neurosci* **16**：1936-1947, 1996
53) Ito M, et al：Climbing fibre induced depression of both mossy fibre responsiveness and glutamate sensitivity of cerebellar Purkinje cells. *J Physiol* **324**：113-134, 1982
54) 森岡 周：脳を学ぶ―「ひと」がわかる生物学．協同医書出版社，2007
55) Matsumoto N, et al：Role of [corrected] nigrostriatal dopamine system in learning to perform sequential motor tasks in a predictive manner. *J Neurophysiol* **82**：978-998, 1999
56) Miyachi S, et al：Differential roles of monkey striatum in learning of sequential hand movement. *Exp Brain Res* **115**：1-5, 1997

57) Barto AG：Adaptive critics and the basal ganglia. Houk JC, et al（ed）：Models of information Processing in the Basal Ganglia. The MIT Press, Cambridge, 1994
58) Raymond JL, et al：The cerebellum：a neuronal learning machine? *Science* **272**：1126-1131, 1996
59) Ito M, et al：Long-lasting depression of parallel fiber-Purkinje cell transmission induced by conjunctive stimulation of parallel fibers and climbing fibers in the cerebellar cortex. *Neurosci Lett* **33**：253-258, 1982
60) 乾　敏郎，他：認知科学の新展開3　運動と言語．岩波書店，2001
61) Jenkins WM, et al：Functional reorganization of primary somatosensory cortex in adult owl monkeys after behaviorally controlled tactile stimulation. *J Neurophysiol* **63**：82-104, 1990
62) 内藤栄一：ヒトの身体像の脳内再現と身体運動制御との関係．現代思想　**34**：163-173, 2006
63) 内藤栄一：運動習熟のメカニズム．臨床スポーツ医学　**21**：1057-1065, 2004
64) 久保田競，他：学習と脳—器用さを獲得する脳．サイエンス社，2007
65) 河本英夫：オートポイエーシス2001—日々新たに目覚めるために．新曜社，2000
66) 森岡　周：幼児期から学童期における片脚立位能力の変化．理学療法学　**28**：325-328, 2001
67) van Geert P：A dynamic systems model of basis developmental mechanisms：Piaget, Vygotsky, and beyond. *Psychological Review* **105**：634-677, 1998
68) Vygotsky LS（著），土井捷三，他（訳）：「発達の最近接領域」の理論—教授・学習過程における子どもの発達．三学出版，2003
69) 茂木健一郎：クオリア入門—心が脳を感じるとき．筑摩書房，2006
70) Gazzaniga MS, et al：Development and plasticity. Cognitive neuroscience：The biology of the mind 2nded. W. W. Norton & Company, NewYork, 2002
71) Doya K：Integration of cortical, cerebellar and basal ganglionic modules specialized in unsupervised, supervised and reinforcement learning. International Basal Ganglia Society 6th Triennial Meeting, 27, 1998

おわりに——身体運動学とリハビリテーション

　「身体運動学」と目にして，関節の動きや筋の働きといった解剖学的知見を基にした「運動学（kinesiology）」を連想した読者も多かったのではないだろうか．整形外科の後療法としてリハビリテーションが関節拘縮の予防や筋力増強を目的としながら発展してきた経緯から，リハビリテーションに携わるセラピスト（理学療法士や作業療法士）の教育の基礎は関節や筋に関する運動学であり，この流れは現在もなお続いている．もちろん，それらの知識を習得することは大切であり，関節や筋の構造・機能を知らなければ，運動を詳細に分析することはできないであろう．

　しかしながら，それだけの知識のみでリハビリテーション対象者に接することは危険である．なぜなら，その視点は身体を剛体として捉えているからである．目の前の肉体も精神も伴わない物体にも重心があり，その物体同士を接着すれば関節もできる．例えば，目の前に自分の等身大の人形があったとしよう．その人形には関節もあり筋もある．はたして，その人形と自分自身は一緒であろうか．

　身体には揺らぎが伴う．身体は常に揺らいでいる．目の前の等身大の人形とは明らかに違う．環境における身体の揺らぎは情報となり，脳はそれを知覚・認知し，その知覚に基づき身体や行為を制御しようとする．知覚は身体の揺らぎ，すなわち動きによって生まれる．動くことは知覚することであり，その知覚や認知は経験として蓄えられ，次なる運動のために使われる．それは近年の認知科学あるいは神経科学の知見によって周知の事実となった．知覚や認知に関する科学的知見は，もはや高次脳機能障害の病態を解釈するためのものではなく，身体運動を理解するうえで重要なトピックスである．それは本書を読み進めていただいたことで理解されたことであろう．

　さて，話は変わるが本書を読んだ後に是非ともオリバー・サックスの「左足をとりもどすまで（晶文社）」を読んでいただきたい．オリバー・サックスは映画化されたロバート・デニーロとロビン・ウイリアムス主演の「レナードの朝（awareness；めざめ）」の著者としても有名である．特に第2章「患者になった医者」の文章を読むとセラピストは「はっ」と目がさめるかもしれない．その本の第6章「リハビリテーション」には以下の記述がある．

「もちろん，自動的な回復，時がたてば自然に回復する場合もある．たとえば筋肉組織がそうだ．たしかに，私の執刀医にとって，回復の意味するところはそれしかなかった．切断された組織をふたたびつなぎ合わし，彼の仕事はそれでおしまいだった．筋肉組織の治癒は自動的なものだからである．厳密にいえば，外科医として，あるいは一種の『大工』として彼は正しかった．もっとも彼も『手術後の理学療法』について，まるで純粋に医学的な，あるいは機械的なことのように，しぶしぶ処方を書くということはしたが．

　実際，理学療法には機械的なところがあった，いやある．筋肉には運動が必要なのだ．運動しなければ，力と緊張がうしなわれてしまうからだ．運動は必要かつ有効である．しかし，それだけでは十分ではない．なぜなら，複雑な運動や行為はもちろん，立ったり歩いたりすることは筋肉だけの問題ではないからだ（私の場合のように，主要な傷害の箇所がたとえ筋肉だったとしてもである）．リハビリテーションをするということは，行動すること，行為をすることである．だから行為の特徴に焦点をあてておこなわなければならない．……中略……
リハビリテーションは，ある意味で『発生反復』，第二の幼年時代ともいえよう．確かに，子供時代のように学ぶ必要があるし，とつぜんつぎの段階へとすすむ点も同じである．下の段階ではその上を想像することはできない．生理機能，少なくともより高次の生理機能は，経験と行為に依存している，いや記憶にとどめられているからである．だから，経験と行為が可能にならなければ，神経系，生命体は成熟することも，癒えることもないだろう．理学療法士や教師の基本的な役割は，経験と行為を可能にすることである」

　サックスは自らの左足の傷害に対するリハビリテーションの体験から，このような記述を残している．これが患者からみた「生」のリハビリテーションの印象であろう．この記述から教えられることは，身体運動は大工仕事のように部分をつなぎ合わせて生まれるのではないこと，複雑な運動は末梢器官である骨や筋のみで生まれるのではないこと，リハビリテーションは運動や行為を学ぶプロセスであること，行為は高次機能と結びついていること，身体を伴う経験や行為がなければ神経系，とりわけ脳は成熟しないこと，そしてリハビリテーションのセラピストの仕事は，行為や経験を教えることであり，それは人形を診る医学でなく，人間を診る医学に立脚したものでなければならないことである．

人類の祖先であるホモ・エレクトス（homo erectus）は「直立するヒト」，ホモ・サピエンス（homo sapiens）は「考えるヒト」を意味するが，猿人と原人の中間に位置するホモ・ハビリス（homo habilis）は「器用なヒト」の意であり，手を使って石器（道具）をつくり，それを用いて生活を営んでいたという記述がある．ハビリスとは人間にふさわしいという意味でも用いられ，それは適応，有能，役立つ，生きるなどの意味も含有し，リハビリテーション（re-habilitation）の語源となっている．すなわち，環境と相互作用しながら，道具を用いて行為することそのものが，人間らしさをつくるものであり，リハビリテーションとは再び（re）その状態へ回復（本来あるべき姿への回復）することを指すことになる．ホモ・ハビリスの当時の脳骨格モデルから，道具の使用に伴い脳の容積が増え，前頭部に膨らみが確認されている．このように，人類の祖先は環境に適応するために身体を使い，道具を創造し，そしてそれを操作しながら，身体運動の巧緻性を「脳―身体―環境」の相互作用の視点から磨いてきた．

　本書の2人の著者は，別々で出席した第17回国際姿勢歩行学会（2005年にフランス・マルセイユで開催）でたまたま席が隣になった．その時，意気投合したかどうかは不明だが，その後，いくつかのメールのやりとりを通じて本書の執筆に至った．いくぶん，生きてきた経験が違うため相違があるかもしれないが，その2人が共通認識として述べてきたことは，環境における知覚・認知と身体運動の不可分性である．

　本書で取り上げた認知・神経科学的知見はごく一部であるが，この後，さまざまな書籍から科学的知見を貪欲に取り入れ，それらの知見をリハビリテーションの臨床に応用し，その結果に対して常に思考循環，あるいは一喜一憂し，創造的な臨床を生み出し続けていくことが，21世紀になってすでに8年が経過したが，あえて21世紀のセラピストの臨床的態度であるといいたい．どうか本書から得た知見を基に臨床応用の可能性を巡らせていただければ，2人の若き（？）著者にとってはこの上ない喜びである．

　本書は旧来の運動学の補完的な書であると同時に，それに対するささやかな挑戦である．

2008年10月吉日
森岡　　周

索引

欧文

action recognition　8
CPG　186
fMRI　24, 25, 61, 157, 174, 179, 182

あ

アウェアネス　19, 35, 50, 56, 63, 69, 113
明るさの恒常性　37
アクション・スリップ　71
アクティブタッチ　215
アフォーダンス　83
意識　2, 52, 68, 150
意識経験　2, 19, 113, 162
意識の 3 階層　19, 20, 69
位置覚　25, 28
一次運動野　4, 9, 24, 31, 152, 215, 239
一次視覚野　63, 66
一人称的イメージ　9, 112
一人称的運動イメージ　231
位置の恒常性　11
運動イメージ　9, 112, 209, 230, 231
運動学　150
運動学習　3, 10, 194, 219, 226
運動感覚　166
運動関連領域　24, 35
運動錯覚　21, 24, 152
運動スキーマ　176, 231
運動前野　24, 29, 114, 166, 171, 174, 187, 206, 231
運動ニューロン　79
運動認知　3
運動の自由度　79, 150, 165, 220, 225, 230
運動野　187
運動誘発電位　181
遠位空間　124, 125, 133, 136
遠心性コピー　11, 105, 161, 171, 204, 218, 228
オプティック・フロー　89, 92, 98, 99, 105, 142
オペラント条件づけ　198

か

可塑的変化　27
片麻痺　28, 30
カニッツァ図形　54, 59
感覚　2
感覚野　187
眼球運動　5, 11, 43, 95
環境　5, 12, 78, 79, 83
環境依存障害　69
環境中心的な参照枠　122
観察　8
記憶　183, 220
記憶痕跡　208, 210
記憶誘導型の運動　184
機能的核磁気共鳴装置　24
逆モデル　230
強化学習　226, 239
教師あり学習　228, 239
教師なし学習　232, 239
共同運動　184

近位空間　124, 125, 133, 136, 144
筋紡錘　20, 21, 152
空間的注意　40, 44, 56, 94
空間の表象　132, 142
経頭蓋磁気刺激　180
顕在的注意　43, 96
幻肢　27, 114
幻肢痛　27, 30
後頭葉　63
誤差検出モデル　205
誤差修正モデル　205
固視　94, 103
古典的条件づけ　197, 227
古典的な運動制御モデル　79
固有受容感覚　27, 28, 151

さ

再生スキーマ　209
再認スキーマ　209
錯視　58, 64, 66, 163
サッカード　94
参照枠　120
三人称的イメージ　9, 112
視覚　20, 28, 30, 35, 70, 116, 127, 166, 171, 183, 186
視覚的注意　40, 44, 50
視覚野　156, 161, 169, 234
視覚誘導型の運動制御　166
自己意識　19, 28, 69
自己組織化　81, 162, 185, 188, 200, 211, 214, 232
自己中心的な参照枠　121
事象関連電位　56
視線　5, 43, 139
視線行動　93
失認　117
シナジー　184

シナプス可塑性　220, 225
社会性認知　11
充填　35
自由度　111
主観的輪郭　54
主体と客体の相互作用　202
受動的注意　43
順モデル　230
障害物回避　99, 134, 136, 143, 186
上肢動作　5, 101, 168
上頭頂小葉　114
小脳　105, 166, 186, 215, 225, 228, 231, 234
触消失　126, 128
触覚　28, 70, 114, 117, 127
除脳ネコ　82, 186
神経可塑性　152, 186
神経心理学　57
身体意識　19, 21, 34
身体イメージ　111, 157, 169, 184
身体失認　27, 157
身体図式　35, 39, 110, 124, 128, 136
身体性認知　12, 214
身体地図　239
身体と環境の相互作用　85
心的回転　166, 171
スキーマ　205
スキーマ理論　209
生態心理学　5, 12, 78
線運動錯視　44
潜在的情報処理　57, 69
潜在的注意　43, 96
潜在的な知覚　55, 56, 60
選択的注意　40, 216
前庭感覚　20, 33
前頭葉　69, 176, 194, 203
線分二等分課題　119, 125, 126
創発　215

側頭葉　33, 67, 194
側頭連合野　161

た

体外離脱　32
帯状回運動皮質　24
体性感覚　20, 24, 28, 33, 59, 64, 116, 166, 171, 186
体性感覚受容器　20
体性感覚野　24, 35, 152, 156, 215, 234
ダイナミカルシステム・アプローチ　83
ダイナミカルシステムズ・アプローチ　215
ダイナミック・タッチ　88
大脳基底核　167, 186, 226, 234
体部位再現性　27
チェンジ・ブラインドネス　48
知覚　2
知覚運動制御　4
知覚―運動の円環性　203
知覚経験　2
知覚痕跡　208, 211
知覚情報処理　2
知覚的調整　90
知覚動作サイクル　203
知覚と運動の乖離　63
知覚と運動の循環論　78
知覚と運動の不可分性　86
知覚と行為の循環論　5
注意　9, 26, 40, 150, 151, 183
注意障害説　53, 54
注意の瞬き　50, 56
中枢パターン発生器　186
聴覚野　234
長期増強　223
長期抑圧　223
陳述的記憶　194
手続き記憶　194
道具　116, 176, 179, 183, 230
道具の使用　39
動作の認識　8, 11
到達運動　169
頭頂野　53
頭頂葉　33, 67, 70, 157, 169, 171, 176, 178, 183, 184, 194, 231
頭頂連合野　157, 166

な

内的言語化　171, 176
内部モデル　152, 196, 230
ニューラルネットワーク　222
認知　2, 3
認知科学　6, 9, 12, 35, 91, 214
認知地図　202
脳幹　215
能動的注意　43

は

背側経路　67, 156, 161
バイモーダル・ニューロン　29, 114, 118, 157
半側空間無視　53, 54, 57, 62, 119, 122, 124
半側身体失認　28
反応時間　10, 41, 60, 65, 120
非注意性盲目　46, 56
ピノキオ錯覚　23, 35, 114
描画法　111
表象　110, 124, 144
フィードバック　86, 100, 151, 186, 196, 204, 211, 220, 228, 234

フィードバック誤差学習　229
フィードバック情報　186
フィードフォワード　100, 196, 234
フィードフォワード制御　206
腹側経路　67, 161
物体中心的な参照枠　122
不変項　87, 88
プライミング効果　60, 61
閉回路理論　208, 230
並列分散処理　162
歩行　5, 64, 83, 96, 99, 105, 134, 183, 185
歩行運動イメージ　187
補足運動野　24, 167, 184, 187, 206, 231
ホムンクルス　239

■■■■■■■■■■　ま　■■■■■■■■■■

マスキング　57, 62

ミューラー・リアー図形　58, 59, 64
ミラー・セラピー　30
ミラーニューロン　11
ミラーニューロン・システム　8, 175, 178, 203
メタ認知　3, 50
盲視　63, 66
盲点　35
模倣　8, 70, 157, 171, 178, 196, 203

■■■■■■■■■■　や　■■■■■■■■■■

予測的な動作修正　136

■■■■■■■■■■　ら　■■■■■■■■■■

リーチング　64
リハビリテーション　8, 14, 18, 30, 86, 91, 93, 187, 202, 231
両手協応動作　32

著者略歴

樋口　貴広（ひぐち　たかひろ）

1973 年	長崎県に生まれる
1996 年	東北大学文学部卒業
1998 年	東北大学文学研究科博士前期課程修了　修士（文学）
2001 年	東北大学文学研究科博士後期課程修了　博士（文学）
2001 年	東北大学文学研究科　講師（研究機関研究員）
2002 年	横浜国立大学エコテクノロジー・システム・ラボラトリー　講師（研究機関研究員）
2003 年	日本学術振興会特別研究員
2004 年	University of Waterloo (Canada) 客員博士研究員
2006 年	首都大学東京人間健康科学研究科　助教
2008 年	首都大学東京人間健康科学研究科　准教授

代表著書（共著）

1. 日本スポーツ心理学会（編）：最新スポーツ心理学—その軌跡と展望. 大修館書店, 2004
2. Lee AV (ed)：Psychology of Coping. Nova Science, New York, 2005
3. 麓　信義（編）：運動行動の学習と制御—動作制御へのインターディシプリナリー・アプローチ. 杏林書院, 2006
4. 日本スポーツ心理学会（編）：スポーツ心理学事典. 大修館書店, 2008

森岡　周（もりおか　しゅう）

1971 年	高知県に生まれる
1992 年	高知医療学院理学療法学科　卒業
1992 年	医療法人近森会　近森リハビリテーション病院　理学療法士
1995 年	高知医療学院理学療法学科　専任講師
1997 年	Centre Hospitalier Sainte-Anne (France, Paris) 留学
2001 年	高知大学大学院教育学研究科修士課程修了　修士（教育学）
2004 年	高知医科大学大学院医学系研究科神経科学系専攻博士課程修了　博士（医学）
2004 年	畿央大学健康科学部理学療法学科　専任講師
2005 年	畿央大学健康科学部理学療法学科　助教授
2007 年	畿央大学健康科学部理学療法学科　教授　畿央大学大学院健康科学研究科　主任・教授

代表著書

1. リハビリテーションのための脳・神経科学入門. 協同医書出版社, 2005
2. リハビリテーションのための認知神経科学入門. 協同医書出版社, 2006
3. 脳を学ぶ〜「ひと」がわかる生物学. 協同医書出版社, 2007

身体運動学—知覚・認知からのメッセージ
（しんたいうんどうがく—ちかく・にんち からのメッセージ）

発　行	2008 年 11 月 30 日　第 1 版第 1 刷 2017 年 4 月 25 日　第 1 版第 6 刷Ⓒ
著　者	樋口貴広・森岡　周
発行者	青山　智
発行所	株式会社 三輪書店 〒113-0033 東京都文京区本郷 6-17-9 ☎03-3816-7796　FAX03-3816-7756 http://www.miwapubl.com
印刷所	三報社印刷株式会社

本書の内容の無断複写・複製・転載は、著作権・出版権の侵害となることがありますのでご注意ください。

ISBN 978-4-89590-319-6　C 3047

JCOPY ＜(社)出版者著作権管理機構 委託出版物＞

本書の無断複製は著作権法上での例外を除き禁じられています．複製される場合は，そのつど事前に，(社)出版者著作権管理機構（電話 03-3513-6969, FAX 03-3513-6979, e-mail: info@jcopy.or.jp）の許諾を得てください．

■ 知覚・認知からアプローチする新時代の運動学の決定版

運動支援の心理学
知覚・認知を活かす

樋口 貴広（首都大学東京人間健康科学研究科）

　本書は先に『身体運動学―知覚・認知からのメッセージ』（三輪書店）において、身体運動の実現には知覚・認知的な要因が不可欠であることを最新の知見に基づき分かりやすく解説した著者が、今回は知覚・認知を運動支援の実践のなかで具体的にどのように活かせば良いのかを豊富なデータに基づきその方策を示す。リハビリテーションに携わるセラピストはもちろんのこと、運動支援に携わるスポーツトレーナーにも必読のテキストである。

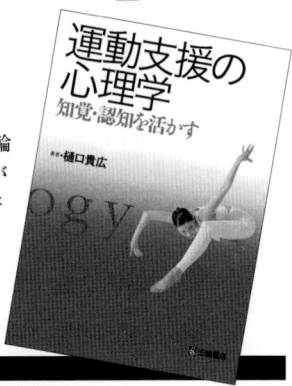

■ 主な内容 ■

第1章　感覚・知覚
　第1節　視覚
　　錯視：眼の錯覚
　　入力情報の限界を埋める情報処理
　　文脈の考慮
　　視覚から何を学ぶか
　第2節　身体感覚
　　身体感覚の諸問題
　　情報の統合の結果としての身体感覚
　　脳は矛盾を嫌う
　　ミラーセラピー
　　運動支援との接点

第2章　視覚と運動
　第1節　身体運動に利用される視覚情報
　　身体運動のための潜在的視覚情報処理
　　視環境の変化に対する適応と運動反応
　　環境と身体との相対関係の知覚
　第2節　視線と身体運動―歩行の観点から
　　視線行動の基礎
　　視線に基づく歩行の予期的制御
　　視線は歩行の先導役
　　視線への介入

第3章　注意
　第1節　選択的注意
　　選択的注意の基礎
　　選択的注意と意識
　　注意の観点から見たリハビリテーション対象者の諸問題

　第2節　分割的注意
　　分割的注意の基礎
　　分割的注意と高齢者の転倒
　　運動の要素を取り入れた分割的注意の評価
　　身体内外への注意

第4章　運動のイメージと観察
　第1節　運動のイメージ
　　運動イメージの基礎
　　メンタルプラクティス：運動イメージを用いた運動学習
　　メンタルローテーション
　第2節　運動の観察
　　運動の観察の基礎
　　観察と運動学習

第5章　運動の学習
　第1節　運動学習の考え方
　　運動の学習をどのように捉えるか
　　脳の可塑性
　第2節　効果的な運動学習を目指して
　　練習のスケジュール
　　学習の特殊性

第6章　コミュニケーション
　第1節　コミュニケーションの心理学
　　運動支援とコミュニケーション
　　対象者の恐怖・不安の状態を探る
　第2節　対話コミュニケーション
　　共感するこころ・やる気を引き出す力
　　コーチング

● 定価（本体3,200円+税）A5　頁260　2013年　ISBN 978-4-89590-443-8

お求めの三輪書店の出版物が小売書店にない場合は、その書店にご注文ください。お急ぎの場合は直接小社へ。

〒113-0033　東京都文京区本郷6-17-9 本郷綱ビル

三輪書店

編集☎03-3816-7796　℻03-3816-7756
販売☎03-6801-8357　℻03-6801-8352
ホームページ：http://www.miwapubl.com